Elisabeth Most · Norbert Kaiser
Verbandlehre

Ein Leitfaden für Arzthelferinnen, Krankenschwestern und Krankenpfleger

mit 90 Prüfungsfragen

283 Abbildungen in 454 Einzeldarstellungen

17 Tabellen

2., überarbeitete Auflage

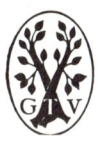

Georg Thieme Verlag Stuttgart 1978

Elisabeth MOST, Operationsschwester; Lehrbeauftragte für den praktischen Fachkundeunterricht der Arzthelferinnen an der Kreisberufsschule Rendsburg; ständige Mitarbeiterin der Zeitschrift „Die Helferin des Arztes"; Segeberger Landstr. 55, Kiel-Wellsee

Norbert KAISER, Dr. med., Leitender Arzt der Abteilung für Unfallchirurgie der Chirurgischen Klinik des St. Bernward-Krankenhauses, Hildesheim

1. Auflage 1973

CIP-Kurztitelaufnahme der Deutschen Bibliothek

Most, Elisabeth:
Verbandlehre : e. Leitf. für Arzthelferinnen, Krankenschwestern u. Krankenpfleger ; mit 90 Prüfungsfragen / Elisabeth Most ; Norbert Kaiser. – 2., überarb. Aufl. – Stuttgart : Thieme, 1978.
ISBN 3-13-500202-0

NE: Kaiser, Norbert:

Geschützte Warennamen (Warenzeichen) werden *nicht* besonders kenntlich gemacht. Aus dem Fehlen eines solchen Hinweises kann also nicht geschlossen werden, daß es sich um einen freien Warennamen handele.
Alle Rechte, insbesondere das Recht der Vervielfältigung und Verbreitung sowie der Übersetzung, vorbehalten. Kein Teil des Werkes darf in irgendeiner Form (durch Photokopie, Mikrofilm oder ein anderes Verfahren) ohne schriftliche Genehmigung des Verlages reproduziert oder unter Verwendung elektronischer Systeme verarbeitet, vervielfältigt oder verbreitet werden.

© 1973, 1978 Georg Thieme Verlag, Herdweg 63, Postfach 732,
D-7000 Stuttgart 1, Printed in Germany
Druck: Druckhaus Dörr, Inhaber Adam Götz, Ludwigsburg

ISBN 3 13 500202 0

Vorwort zur 2. Auflage

Seit dem Abschluß der Arbeiten am Manuskript zur 1. Auflage im Sommer 1972 sind viele neue Verbandstoffe auf dem Markt erschienen, so daß in der jetzt vorliegenden 2. Auflage einige Abschnitte ausführlicher dargestellt und andere neu hinzugefügt werden mußten. Dabei war es nicht möglich, alle Warennamen der einzelnen Arten aufzuführen. Die Nennung erfolgt, außer in den Tabellen, in alphabetischer Reihenfolge, sie gibt keine Auskunft über Qualität und Marktanteil der einzelnen Produkte und ist lediglich als Orientierungshilfe gedacht.

Verbesserungsvorschläge aus unserer Leserschaft wurden berücksichtigt, soweit sie sachlich berechtigt und zu verwirklichen waren. Kritiken veranlaßten uns, die Klarheit des Textes zu überprüfen. – Für weitere Anregungen aufgrund der Erfahrungen aus der praktischen Arbeit sind wir dankbar.

Zusätzlich wurde ein Fragenkatalog zur Selbstprüfung aufgenommen.

Danken möchten wir Herrn Dr. h.c. G. HAUFF und Herrn Dr. D. BREMKAMP für ihre Unterstützung bei der Planung, sowie allen Mitarbeiterinnen und Mitarbeitern des Georg Thieme Verlages, die durch Hinweise, Ratschläge und Koordinierung an der Fertigstellung dieser Auflage mitgewirkt haben.

Kiel/Hildesheim, im März 1978

Elisabeth Most
Norbert Kaiser

Vorwort zur 1. Auflage

Dieses Taschenbuch ist entstanden aus der Lehrtätigkeit in der Fachklasse der Arzthelferinnen an der Kreisberufsschule Rendsburg, an der Kinderkrankenschwesternschule der Universitätskinderklinik Kiel und der Krankenpflegeschule des St. Bernward-Krankenhauses Hildesheim.

Auch der tägliche Umgang in der Praxis und Klinik mit bereits ausgebildeten Arzthelferinnen, Krankenschwestern und Krankenpflegern zeigt, daß nicht alle modernen Verbandverfahren bekannt sind, oder daß bewährte Verfahren nicht sicher genug beherrscht werden.

Die sogenannten klassischen Bindenverbände aus einzelnen Touren werden nur dann erwähnt, wenn ihre Anwendung noch einige Berechtigung aufweist. Die meisten Verbände dieser Art sind durch die Entwicklung der modernen Schlauchverbände überholt.

Verbände, die nur in ganz besonderen Fällen von Spezialisten angelegt werden, werden nicht aufgeführt.

In einem besonderen Kapitel sind die Vorbereitungen und der Aufbau zur Anwendung von Bewegungsschienen, Drahtextensionen und Lochstabgeräten dargestellt. Dieser Abschnitt geht etwas über den eigentlichen Rahmen einer Verbandlehre hinaus, er schließt sich ihr aber sinnvoll an, da der gleiche Personenkreis angesprochen und zur Hilfeleistung auch dafür herangezogen wird.

Der Arzt ist heute aus Gründen der Überlastung auf selbständige, kenntnisreiche Mitarbeit seiner Helfer angewiesen. Allerdings sollte er die angelegten Verbände, Gipse, Schienenlagerungen und Extensionen abschließend inspizieren.

Dieses kleine Buch möge allen Mitarbeitern, die dem Arzt beim Verbinden, Gipsen und Anlegen von Schienen oder Aufbauen von Extensionen helfen, ein Ratgeber sein.

Unser Dank gilt Herrn KNÖRIG, St. Bernward-Krankenhaus Hildesheim, für die unermüdliche Mitarbeit bei der Gestaltung des Buches und den Herren Dr. med. h.c. G. HAUFF und Dr. D. BREMKAMP vom Georg Thieme Verlag, die uns die Erstellung dieses Taschenbuches ermöglichten und es optimal ausgestattet haben, sowie dem Zeichner Herrn P. HALLER, der unsere Skizzen zu druckreifen Abbildungen ausgestaltet hat.

Kiel und Hildesheim, im August 1973

Elisabeth Most
Norbert Kaiser

Inhaltsverzeichnis

Vorworte V

MATERIAL 1

1. Kurzer geschichtlicher Überblick (von E. Most) 1

2. Rohstoffe – Grundstoffe (von E. Most) 3
2.1. Einleitung 3
2.2. Naturprodukte 3
2.2.1. Lein 3
2.2.2. Baumwolle 3
2.2.3. Zellstoff 5
2.2.4. Zellwolle 5
2.3. Vliesstoffe 6
2.4. Synthetische Fasern 6
2.5. Verschiedene Grundstoffe 7

3. Die Fertigware und ihre Handelsformen (von E. Most) 8
3.1. Einleitung 8
3.2. Verbandmull (VM) 10
3.2.1. Röntgenkontrastmull 10
3.2.2. Verwendung des Mulls 11
3.3. Gestricke 11
3.4. Wundauflagen 11
3.4.1. Kompressen 12
3.4.2. Imprägnierte Verbandstoffe 18
3.5. Binden 19
3.5.1. Mullbinden (MB) 19
3.5.2. Mullbinden zur Tamponade (MT) 21
3.5.3. Steifgazebinden 21
3.5.4. Cambric-Binden 22
3.5.5. Trikotschlauchbinden (TB) 22
3.5.6. Elastische Binden (Idealbinden) (E) nach DIN 61 632 .. 22
3.5.7. Elastische Pflasterbinden 24
3.5.8. Gipsbinden 27
3.5.9. Gipslack 31
3.5.10. Gipsspurenentferner 31
3.5.11. Zinkleimbinden 31
3.5.12. Papierbinden 32
3.5.13. Übungsbinden 32
3.6. Verbandpäckchen 32
3.6.1. Verbandpäckchen DIN 13 151 K, M, G 35
3.6.2. Brandwundentücher DIN 13 152 A, B 35
3.6.3. Brandwundenverbandpäckchen DIN 13 153 BR 35
3.6.4. Lohmann Metalline-Verbandtuch und Verbandpäckchen 36

3.6.5.	Verbandpäckchen Bundeswehr TL 6510-002	36
3.6.6.	Verbandkompresse Bundeswehr TL 6510-003	36
3.6.7.	Brandwunden-Verbandpäckchen TL 6510-007	36
3.7.	Pflaster	37
3.7.1.	Aus der Geschichte der Pflasterentstehung	37
3.7.2.	Verbandpflaster	38
3.7.3.	Wundverbände	40
3.7.4.	Spezialpflaster	41
3.8.	Schlauchverband	43
3.9.	Netzverband	44
3.10.	Saugmaterial	44
3.11.	Polstermaterial	44
3.11.1.	Polsterwatte	44
3.11.2.	Synthetische Polsterwatte	45
3.11.3.	Polsterfilz	45
3.11.4.	Schaumgummi	46
3.11.5.	Schaumstoff	47
3.12.	Schienen	49
3.12.1.	Cramer-Schienen	51
3.12.2.	Abduktionsschienen	51
3.12.3.	Beinlagerungsschienen	51

4. Herstellung von Wundauflagen (von E. Most) 55

4.1.	Tupfer	55
4.1.1.	Zellstofftupfer	55
4.1.2.	Mulltupfer	56
4.2.	Kompressen	58
4.2.1.	Feuchte Kompressen	58
4.3.	Watteträger	59
4.4.	Tamponade	60

5. Sterilisation der Verbandstoffe (von E. Most) 61

6. Einmalverbandstoffe (Industrieware) (von E. Most) 64

TECHNIK 65

7. Vorbemerkungen zur Verbandtechnik (von E. Most) 65

8. Wundabdeckung (von N. Kaiser) 66

8.1.	Allgemeines zur Wundabdeckung	66
8.2.	Die Wundabdeckung im einzelnen	67
8.2.1.	Mull- und Mullzellstoffkompressen	67
8.2.2.	Wundabdeckung durch Plastikfilm	71
8.2.3.	Wundschnellverbände	72
8.2.4.	Strips	73
8.2.5.	Wasserdichte Verbandstoffe	74
8.2.6.	Pflasterstreifen zum nahtlosen Wundverschluß	75

9. Verbände mit dem Dreiecktuch (von E. Most) 76

9.1. Verwendung des Dreiecktuches 76
9.1.1. Verbandknoten 77
9.2. Armtragetuch (Mitella) 77
9.3. Doppelseitiger Brustverband 78
9.4. Tuchverband für die ganze Hand 78

10. Bindenverbände 80

10.1. Allgemeine Regeln (von E. Most) 80
10.2. Grundformen 84
10.2.1. Daumenverband 88
10.2.2. Fingerverband........................... 88
10.2.3. Zehenverbände 89
10.2.4. Verbände am Kopf 89
10.2.5. Traditionelle Schulverbände (von N. Kaiser)............ 94
10.3. Spezielle elastische Bindenverbände 94
10.3.1. Desault-Verband 94
10.3.2. Unterschenkelkompressionsverband 96
10.3.3. Lokale Kompressionsverbände 98

11. Elastische Pflasterverbände (von N. Kaiser) 101

12. Schlauchverbände (von E. Most) 106

12.1. Allgemeine Einführung 106
12.2. Schlauchverbandtechnik..................... 107
12.2.1. Beginn des Verbandes mit Applikator 107
12.2.2. Beginn des Verbandes ohne Applikator 109
12.2.3. Spannen – Drehen – Schließen – Verankern 109
12.2.4. Befestigung 111
12.3. Schlauchverbände (Fertigware)................. 112
12.4. Abnahme der Schlauchverbände 113
12.5. Spezielle Schlauchverbände................... 114
12.5.1. Armverband 114
12.5.2. Armschienenverband....................... 117
12.5.3. Fäustling ohne Applikator 118
12.5.4. Fußverband ohne Applikator 119
12.5.5. Kopfverband 120
12.5.6. Kleiner Nackenverband 122
12.5.7. Ohrenverband 124
12.5.8. Großer Nackenverband 124
12.5.9. Kinnschleuder........................... 125
12.5.10. Gesichtsmaske 127
12.5.11. Achselhöhlenverband 127
12.5.12. Mammaverband 129
12.5.13. Desault-Verband 132
12.5.14. Höschenverband 134
12.5.15. Rumpfverband 136
12.6. Netzverband 136
12.6.1. Netzverband an den Fingern 138

12.6.2.	Handverband	139
12.6.3.	Ellenbogenverband	140
12.6.4.	Fußverband	140
12.6.5.	Hüftverband	141
12.6.6.	Weitere Anwendungsmöglichkeiten	142

13. Gipsverbände . . . 143

13.1.	Allgemeines (von N. Kaiser)	143
13.2.	Gipstechnik und Zubehör (von E. Most)	144
13.2.1.	Gipstechnik	144
13.2.2.	Der Patient	147
13.2.3.	Gipsinstrumente	149
13.2.4.	Gipsbrei	151
13.3.	Der zirkuläre und der aufgeschnittene, zirkuläre Gipsverband	152
13.4.	Spezielle Gipsverbände (von N. Kaiser)	153
13.4.1.	Halsgips	153
13.4.2.	Schulter-Arm-Gipsverband (Abduktionsgips)	155
13.4.3.	Oberarmgips	159
13.4.4.	Oberarmhängegips	161
13.4.5.	Dorsale Unterarmgipsschiene	163
13.4.6.	Dorsale oder volare Finger-Hand-Unterarmgipsschiene	164
13.4.7.	Gipsverbände beim Bruch des Kahnbeines	167
13.4.8.	Gipse bei Brüchen der Mittelhandknochen	168
13.4.9.	Fingergipse	170
13.4.10.	Becken-Bein-Gipsverband	172
13.4.11.	Oberschenkelgips	180
13.4.12.	Unterschenkelgips	182
13.4.13.	Gipsschuh	182
13.4.14.	Gips beim Großzehengrundgliedbruch	183
13.4.15.	U-Schiene	184
13.4.16.	Gehgips	185
13.4.17.	Gipshülse	187
13.4.18.	Knüppelgips	188
13.4.19.	Brückengipse	189
13.5.	Gipsschalen	190
13.6.	Gipsbett	191
13.7.	Gipskorsett	193

14. Schienenverbände (von E. Most) . . . 198

14.1.	Vorbereitung der Schienen	198
14.2.	Fingerschienenverband	200
14.3.	Armschienenverbände	201
14.3.1.	Infusionsschutzschiene	201
14.3.2.	Abduktionsschiene	202
14.4.	Schienenverbände am Bein	203
14.4.1.	Lagerung auf Volkmann-Schienen	204
14.4.2.	Lagerung auf Braunschen Schienen	204
14.4.3.	Lagerung auf Schaumgummi- oder Schaumstoffschienen	205
14.5.	Notschienung mit Plastikschnellbandagen	205
14.6.	Luftgefüllte Plastikbandagen als Schutzkissen	206

Inhaltsverzeichnis XI

15. Vorbereitungen zur Anwendung von Bewegungsschienen (von N. Kaiser) ... 207

16. Zug- oder Streckverbände (von N. Kaiser) ... 212

- 16.1. Heftpflasterextension ... 213
- 16.2. Schlauchzugverband ... 216
- 16.3. Stumpfextension nach Amputationen ... 222
- 16.4. Gamaschenzugverband ... 223
- 16.5. Beckenkompressionsverband ... 224
- 16.6. Kopfextension ... 226
- 16.7. Finger- und Zehenextension ... 228
- 16.8. Drahtextension ... 229
- 16.9. Lochstabgeräte ... 236

17. Immobilisierende Zwangsverbände (von E. Most) ... 247

18. Sonderverbände (von N. Kaiser) ... 249

- 18.1. Zinkleimverband ... 249
- 18.2. Feuchte Verbände ... 251
- 18.3. Verbände bei Verbrennungen ... 251
- 18.4. Verbände nach Hauttransplantationen ... 252
- 18.5. Verbände bei Wundrupturen ... 253
- 18.6. Verbände und Unterlagen beim Dekubitus ... 255
- 18.7. Nabelbruchpflaster ... 256
- 18.8. Dachziegelverband ... 259
- 18.9. Schanzsche Halskrawatte ... 260
- 18.10. Rucksackverband ... 261
- 18.11. Kragen-Manschetten-Verband ... 263
- 18.12. Verband bei der Oberarmfraktur des Neugeborenen ... 264
- 18.13. Faustverband bei Fingersteife ... 265
- 18.14. Fingertüten-Schutzverband ... 266
- 18.15. Anlegen einer Blutleere ... 267
- 18.16. Verschlüsse für einen Anus praeternaturalis ... 269
- 18.17. Befestigung von Drains ... 274
- 18.18. Befestigung eines Blasenkatheters ... 276
- 18.19. Befestigung eines Venenkatheters ... 280

19. Fehler und Gefahren in der Verbandtechnik (von M. Knörig) ... 283

20. Abnahme der Verbände (von N. Kaiser) ... 297

Fragen zur Selbstprüfung in der Verbandlehre ... 302

Lösungen der Fragen ... 313

Literatur ... 314

Sachverzeichnis ... 316

Firmenverzeichnis ... 323

MATERIAL

E. Most

1. Kurzer geschichtlicher Überblick

Der Ägyptologe Georg Ebers (1837–1898), der sich 1865 in Jena habilitierte und 1870 Professor in Leipzig wurde, bekam 1873 in Luxor von einem Araber eine umfangreiche Papyrusrolle zum Kauf angeboten. Diese Papyrusrolle, so behauptete der Araber, habe er bei Ausgrabungen im Jahre 1862 in Theben zwischen den Beinen einer Mumie gefunden. Die Rolle war 20,23 Meter lang, die einleitenden Worte lauteten: „Hier beginnt das Buch über die Herstellung von Medizin für alle Teile des menschlichen Körpers, ...". Diese Worte veranlaßten Ebers, die Rolle zu erwerben, die seit der Übersetzung durch ihn unter der Bezeichnung „Papyrus Ebers" in der Fachliteratur bekannt ist. Der Papyrus Ebers soll etwa um 1555 v.Chr. entstanden sein, man nimmt an, daß er eine Abschrift eines noch viel älteren „medizinischen Fachbuches" darstellt. Der Papyrus Ebers aber erwähnt bereits den Verbandstoff. – Auch Zeichnungen auf Keramikschalen aus der Zeit v.Chr. lassen die Technik des Verbindens erkennen.

Man verwendete hauptsächlich die *Scharpie*, die aus mehrfach gewaschener Leinwand hergestellt wurde, und zwar zupfte man die Fäden heraus, deshalb wurde dieser Verbandstoff dann auch mit „Zupflinnen" bezeichnet. Aber auch geschabte Scharpie war üblich, die jedoch nur als Füllmaterial und Tampons verwendet wurde. Zur Wundabdeckung wurden die gezupften Fäden ungeordnet auf die Wunde gelegt. Erst in den großen Verbandlehren von Heinrich Bass(ius) (1722) und I.G. Bernstein (1798) wurde beschrieben, daß die Fäden möglichst gekämmt, zusammengelegt und nach der Größe der Wunde geformt werden müssen. Auch hatte man die Fäden gebündelt und zur Docke zusammengewickelt verwendet. In der Verbandlehre von Bass wird ausdrücklich darauf hingewiesen, daß nur saubere, gewaschene Leinwand für die Herstellung von Scharpie verwendet werden darf, sie durfte dabei weder neu noch zu alt sein.

Im Orient wurde die Webkunst entwickelt, hierdurch ergab sich die Möglichkeit, Leinwandbinden, die wahrscheinlich ebenso häufig bei der Einbalsamierung der Toten wie bei der Versorgung von Verletzungen verwendet wurden, herzustellen. Nicht nur die Mumienfunde, sondern auch die Zeichnungen auf keramischen Gefäßen und Schalen beweisen die Verwendung der Leinwandbinden in der Vor- und Frühzeit. Erst in der Mitte des 19. Jahrhunderts wurde die Baumwolle langsam mit zur Herstellung der Verbandstoffe herangezogen.

Kurzer geschichtlicher Überblick

Im Gegensatz zu den Leinwandbinden, die verhältnismäßig fest und daher weniger anschmiegsam waren, ergab die Verwendung der gesponnenen Baumwolle ein wesentlich lockereres Gewebe, so daß sich zwar keine neue, aber eine immerhin elegantere und geschmeidigere Technik entwickelte. Mit der Erfindung der Verbandwatte, die aus entfetteter Baumwolle hergestellt wurde und an der der deutsche Professor Dr. Viktor von Bruns maßgeblich beteiligt war, begann eigentlich das Zeitalter der „neuen Verbandstoffe".

Die erste Verbandwattefabrik*) der Welt wurde um 1870 in Schaffhausen am Rhein gegründet, sie stellte Verbandwatte her und brachte sie unter dem Namen „Dr. v. Bruns' Charpie-Baumwolle" in den Handel. Schon 1872 nahm in Deutschland die Paul-Hartmann-AG, Heidenheim, die Watteherstellung auf. Doch das Fabrikationsprogramm wurde bald auch auf andere, neu entwickelte Verbandstoffe ausgedehnt. Es entstanden bald weitere Verbandstofffabriken, die heute ein riesiges, aber noch übersehbares Sortiment anbieten.

Dank des technischen Fortschritts ist die Industrie heute nicht nur auf die verhältnismäßig teure Baumwolle als Rohprodukt angewiesen, sondern in der Lage, durch Verwendung von Zellwolle und synthetischen Fasern preiswerte Verbandstoffe in ausgezeichneter Qualität herzustellen.

Die früher noch als billige Ersatzstoffe angebotenen Polstermaterialien, wie z.B. Holzwolle, Werg, Hanf, Jute oder Moos, gehören der Vergangenheit an. Die zur Wundbehandlung verwendeten Pflanzenblätter, Baumbaste, Spinnweben usw. sind heute ebenfalls für eine moderne aseptische Wundbehandlung nicht mehr denkbar.

Die Geschichte der Verbandstoffe ist interessant und vielschichtig, im Rahmen dieses Buches ist es aber nicht möglich, alle Daten zu bringen, im Abschnitt Material werden an gegebenen Stellen kurze Hinweise eingefügt.

---

*) jetzt: „Internationale Verbandstoff-Fabrik Schaffhausen", Neuhausen am Rheinfall.

2. Rohstoffe — Grundstoffe

2.1. Einleitung

Die Verbandstoffe und -materialien können entweder aus Naturprodukten oder synthetischen Erzeugnissen hergestellt werden.

2.2. Naturprodukte

2.2.1. Lein

Das älteste Verbandstoff-Rohmaterial dürfte Lein (Flachs) gewesen sein, denn schon in der Zeit v. Chr. verstand man zu verbinden. Flachs wird im Feldanbau erzeugt, bis zur Erntezeit erreicht der einzelne Halm eine Höhe von ca. 60 cm; Flachs wird nicht geschnitten, sondern gezogen. Durch die derbe Struktur des Rohmaterials waren Leinwandbinden verhältnismäßig feste Binden, das neue Gewebe saug- und hautunfreundlich. Erst mehrfach gewaschene Leinwandbinden waren in der Heilkunde gut verwendbar. — Die Herstellung der Leinwandbinden war kostspielig.

2.2.2. Baumwolle

Seitdem es Mitte des 19. Jahrhunderts möglich wurde, die Baumwolle zu verspinnen und zu verweben, bietet sich ein preiswerteres Rohmaterial für das Verbandmaterial an. Als Baumwolle bezeichnet man den Schopf von Wollhaaren, der aus der reifen Kapsel der Baumwollpflanze quillt. Die Baumwollpflanze gehört in die Gruppe der Malvengewächse, die Hauptanbaugebiete sind Ägypten, Brasilien, China, Indien, Mittel- und Südamerika, USA und UdSSR. Die kraut- und strauchartigen Pflanzen benötigen zum guten Gedeihen feuchtwarmes Klima. Die Aussaat erfolgt im Frühjahr, nach ca. 4–5 Monaten wird die Ernte eingeholt, die Kapseln werden entweder von Hand gepflückt oder mit Maschinen gesammelt. Die Ausbeute an Fasern beträgt nur ein Viertel bis ein Drittel der Kapselernte. Die einzelne Baumwollfaser kann 10–50 mm lang und 10–40 μm breit sein. Die Qualität der Baumwolle wird nach der Länge der Faser (Stapellänge), der Reinheit, dem Reifegrad, der Farbe und Feinheit beurteilt; eine besonders gute Baumwolle ist die ägyptische Mako. Zu Ballen gepreßt wird die Baumwolle per Schiff exportiert und erst in den Abnehmerländern verarbeitet.

Abb. 2.1 zeigt den Verarbeitungsweg der Baumwolle, die oft noch mit Zellwolle vermischt wird. Nachdem die Ballen geöffnet worden sind, wird die Rohbaumwolle zunächst mechanisch von Staub, Kapselresten und sonstigen Verunreinigungen befreit, die Ballenware wird im mehrstufigen Arbeitsgang zerzupft, dabei erfolgt auch die Sortierung der verschieden langen Fasern. Je nach Verwendungszweck durchläuft die Faser einen längeren oder kürzeren Verarbei-

Rohstoffe – Grundstoffe

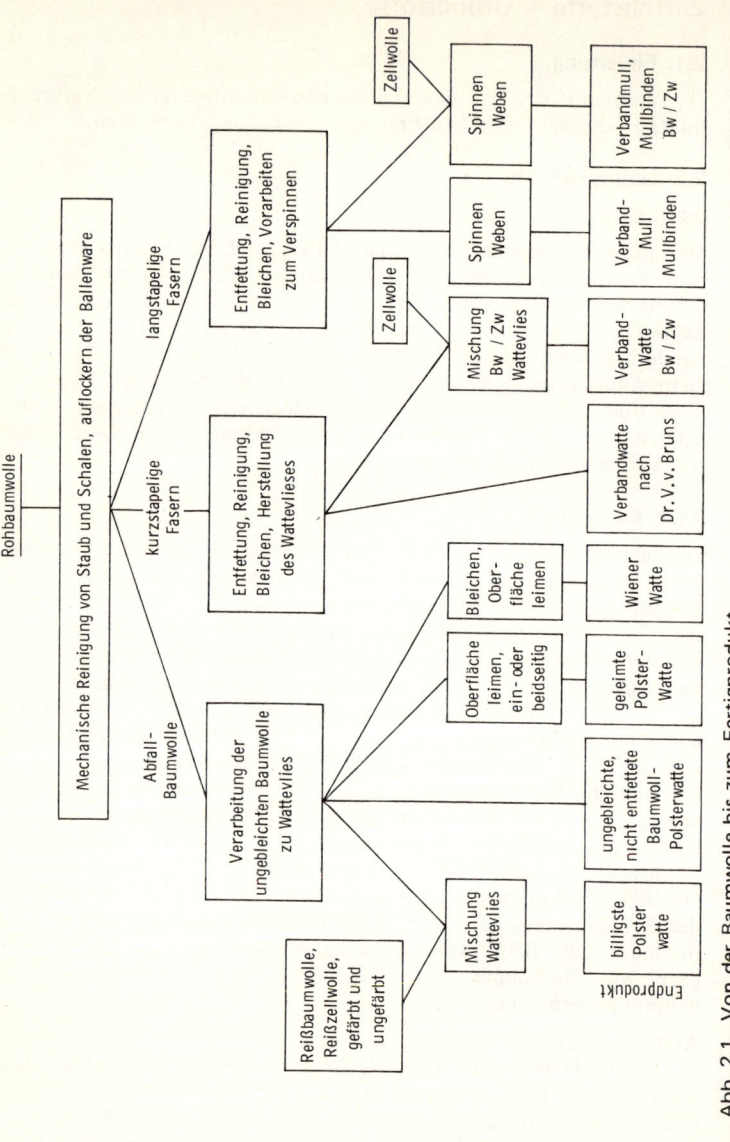

Abb. 2.1 Von der Baumwolle bis zum Fertigprodukt

tungsprozeß, bis sie endlich auf einer Walzenkrempel zu einem gleichmäßig dünnen Watteflor verarbeitet wird. Im Watteflor liegen die einzelnen Fasern ungefähr nebeneinander, es wird aber keine feste Verbindung der Fasern untereinander hergestellt. Die Walzenkrempel produziert nicht nur den dünnen Watteflor, sondern legt auch gleich mehrere Lagen übereinander, so daß ein Wattevlies entsteht, das dann noch für die Endverpackung geschnitten und gerollt wird oder die Zick-Zack-Form für kleinere Packungen erhält. Nur die Verbandwatte aus reiner Baumwolle darf die Zusatzbezeichnung „nach Dr. v. Bruns" (dem Erfinder der Watte) tragen.

Wird die Baumwolle (Kurzbezeichnung Bw) mit der Chemiefaser Zellwolle (ZW) vermischt, so ergibt diese Kombination eine sehr gute medizinische Watte, da die Zellwolle sehr schnell Wasser aufsaugt, während die Baumwolle das bessere Wasserhaltevermögen und die bessere Polsterwirkung besitzt. Die Zellwolle wird bereits rein und saugfähig aus den Zellwollfabriken geliefert, so daß sie nicht mehr den aufwendigen Verarbeitungsweg der Baumwolle gehen muß, sondern vor der Herstellung des Wattevlieses mit dieser vermischt werden kann.

2.2.3. Zellstoff

Ein weiterer Rohstoff für die Herstellung von Verbandstoffen ist der Zellstoff. Verwendet wird die Zellulose von Fichten-, Kiefern-, Buchen-, Birken- und Pappelholz. Die technische Verarbeitung richtet sich nach dem Rohmaterial; es gibt verschiedene Verfahren, die hier nicht beschrieben werden können. Die Zellstoffasern, die am Ende des komplizierten Verarbeitungsverfahrens zur Verfügung stehen, haben im Gegensatz zur Baumwolle eine Faserlänge von 2,6–4,4 mm und eine Breite zwischen 25 und 75 μm bei Nadelhölzern und bei Laubhölzern eine Länge von 0,7–1,7 mm und eine Breite von 14–40 μm.

Zellstoff saugt sehr schnell auf und hat ein großes Wasserhaltevermögen, er zerfließt und zerreißt sehr leicht und ist nicht alterungsbeständig. Die Saugfähigkeit des Zellstoffes wird durch Dampfsterilisation stark herabgesetzt.

2.2.4. Zellwolle (Viskosezellwolle)

Sie wird zwar aus der Zellulose des Fichten-, Kiefern-, Buchen- und Pappelholzes hergestellt, ist aber keine Naturfaser mehr, da die Fasern so kurz sind, daß sie sich nicht verspinnen lassen. Deshalb müssen die kurzen Zellulosefasern chemisch behandelt werden, so daß man hier von einer Chemiefaser sprechen muß. In einem komplizierten chemischen Verfahren produziert man zunächst Endlosfäden, die zusammengefaßt werden. Ein so entstandenes Fadenkabel wird entsprechend dem Verwendungszweck zerschnitten, für Verbandstoffe bevorzugt man z.B. Stapellängen von 30–40 mm. Die nun entstandenen Zellwollflocken werden weiter aufbereitet, bis sie, als Ballen verpackt, an die Verbandstoffabriken abgegeben werden können, die sie dann mit der Baumwolle vermischen oder allein für die Herstellung von Watte und Verbandmull verwenden.

2.3. Vliesstoffe

Der Name „Vliesstoff" ist erst seit einigen Jahren in unserem Wortschatz zu finden. Es handelt sich hier um einen Stoff, der sich von den üblichen Geweben und Gestricken deutlich unterscheidet, denn das verwendete Material wird weder gesponnen noch gewebt oder gestrickt. Am ehesten ist er mit dem Filz, der aus tierischer Wolle hergestellt wird, zu vergleichen. Für die Wundbehandlung konnte Filz allerdings nicht verwendet werden, da das Grundmaterial ungeeignet und mit feuchter Hitze nicht sterilisierbar ist.

Vliesstoffe gehören zur Gruppe der Faserverbundstoffe, das sind Stoffe, in denen einzelne Baumwoll- und Zellwollfasern durch Klebstoffe oder durch chemische Anlösung der einzelnen Fasern miteinander verbunden werden, so daß ein verhältnismäßig stabiler Stoff entsteht. Für medizinische Zwecke verwendet man nur klebemittelfreie Vliesstoffe, die aus Zellwoll- und Baumwollfasern hergestellt werden. Aufgrund der intensiven Bearbeitung des Materials bekommt der Vliesstoff eine ausgesprochen gute Saugfähigkeit mit, so daß er als Verbandstoff Sekrete sehr gut aufnimmt, daneben aber auch ein gutes Haltevermögen für Flüssigkeiten besitzt, wobei nicht die Gefahr des Zerreißens, wie z.B. beim Zellstoff, besteht. Er ist sehr weich, in der Eigenschaft ähnelt er sehr der Watte, im Gegensatz zu dieser ist er aber flusenlos. Das Einsatzgebiet des Vliesstoffes ist dank der Preisgestaltung groß, er wird vielfach anstelle von Mull verwendet.

2.4. Synthetische Fasern

Neben den Natur- und Chemiefasern werden auch synthetische Fasern verwendet, wenn auch nicht in dem Umfang wie diese. Für bestimmte Verbandstoffe verwendet man Polyamidfäden, die unter den Namen „Nylon" und „Perlon" bekannt sind. Die Kunststoffe sind saugunfreundlich, deshalb kommt Polyamidgewebe zwar als direkte Wundabdeckung, nicht aber als aufsaugendes Material in Betracht. Neben dem begrenzten Anwendungsgebiet steht außerdem noch die Kostenfrage im Vordergrund, die dazu zwingt, diesen Verbandstoff nur dann zu verwenden, wenn eine Heilanzeige hierfür vorliegt.

Der Kunststoffverbandstoff ist z.Z. nicht in der Lage, die Baumwoll- und Zellwollverbandstoffe zu verdrängen.

2.5. Verschiedene Grundstoffe

Neben den bisher beschriebenen Roh- und Grundstoffen kennt man in der Verbandtechnik noch einige Naturprodukte mehr, die hier nur kurz erwähnt werden sollen, da sie nur für spezielle Verbände in Frage kommen, und zwar wird noch Gips, der ein kristallines Gestein ist und in der Natur als schwefelsaures Kalzium vorkommt, verwendet. Ferner gebraucht man u.a. das Oxid des Metalls Zink (Zn) zur Herstellung von Zinkleimbinden, und das Metall Aluminium (Al) für die Anfertigung von Schienen.

Für normale Pflasterklebemassen wird Natur- und synthetischer Kautschuk neben Harzen und einigen speziellen Weichmachern verwendet.

Das Naturprodukt Holz wird in seiner gewachsenen, aber zurechtgeschnittenen Form sehr selten noch für Stollen oder Rollen bei Gehgipsen benutzt. Nicht mehr sehr häufig findet man Holzschienen, da diese wegen ihrer Starrheit der Körperform nicht angepaßt werden können. Der Holzspatel ist deshalb auch keine Fingerschiene.

3. Die Fertigware und ihre Handelsformen

3.1. Einleitung

Die wichtigsten und allgemein gebräuchlichsten Verbandstoffe sind vom Fachnormenausschuß Textil- und Textilmaschinenindustrie im Deutschen Normenausschuß (DNA) genormt worden. Die Normung bedeutet für die Praxis, daß die Qualität und Quantität, d.h. also die Beschaffenheit und die Abmessungen eines bestimmten Verbandstoffes, innerhalb der festgelegten Richtlinien liegen müssen. Ob ein Verbandstoff dem Normblatt entspricht oder nicht, ist leicht von der Verpackung ablesbar. Die Firmen geben den Fertigwaren, die ihr Haus verlassen, auf der Verpackung das Kurzzeichen als Güteausweis mit, daneben muß aber auch die Firmenbezeichnung, ein eingetragenes Schutzzeichen oder eine andere Bezeichnung, aus der man die Herkunft der Ware erkennen kann, vorhanden sein. Ist der Verbandstoff anders als im Normblatt festgelegt wurde, zusammengesetzt, so darf das DIN-(Deutsches Institut für Normung)Kurzzeichen nicht verwendet werden. Tab. 3.1 gibt einen kurzen Überblick, hinter dem Kurzzeichen für das Material erscheint bei den Binden und dem Mull jeweils noch eine Zahl für die Breite, so daß auch diese ablesbar ist. Der ganze DIN-Schlüssel hat dann z.B. bei einer 20fädigen, 12 cm breiten Zellwoll-Baumwollbinde folgende Angaben: MB 20–12 DIN 61631 ZW/Bw.

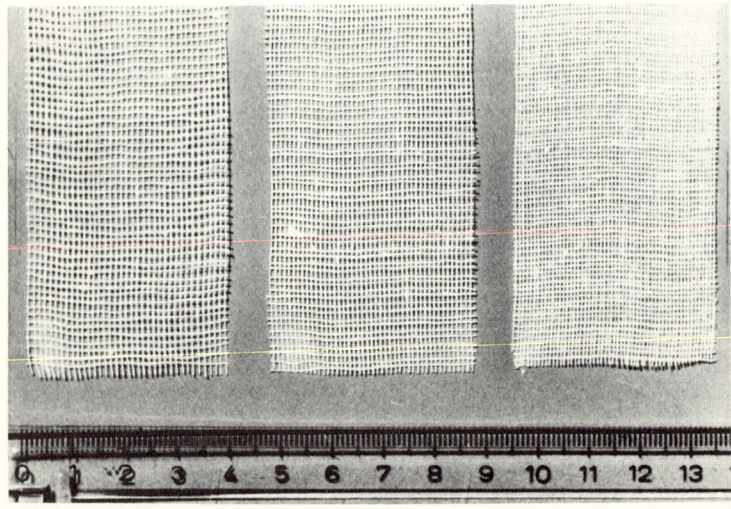

Abb. 3.1 17-, 20- und 24fädiger Mull (aus: JANCKE, E., H. STOWASSER: Leitfaden der Verbandstoffkunde. Hundt, Hattingen 1962)

Die Qualität des Verbandmulls, der Mullbinden und der Mullbinden zur Tamponade wird in der Fadendichte angegeben, und zwar handelt es sich dabei um Mindestfadenzahlen je cm² (Tab. 3.2 u. Abb. 3.1). Neben diesen drei häufigsten Fadendichten wird noch, wenn auch in kleineren Mengen, 13-, 28- und 32fädiger Mull hergestellt.

Tabelle 3.1 DIN-Normen der Verbandstoffe

Verbandmaterial	Kurz-zeichen	Breite	DIN-Normblatt	Kurzzeichen für verwendete Rohstoffe
Verbandgewebe				
Verbandmull 17fädig	VM 17/	....	61630	Bw; ZW
Verbandmull 20fädig	VM 20/	....	61630	Bw; ZW
Verbandmull 24fädig	VM 24/	....	61630	Bw; ZW
Mullbinden mit Webkanten				
Mullbinden 20fädig	MB 20/	....	61631	ZW/Bw; ZW/ZW
Mullbinden 24fädig	MB 24/	....	61631	ZW/Bw; ZW/ZW
Mullbinden zur Tamponade 24fädig	MT	....	61631	Bw/Bw
Elastische Binden	E	....	61632	
Trikotschlauchbinden	TB		61633	
Watten für medizinische Zwecke				
Augenwatte	A		61640	(Bw, nicht auf der Packung angegeben)
Verbandwatte	V		61640	Bw; Bw/ZW; ZW
Saugwatte	S		61640	Bw; Bw/ZW; ZW
Verbandzellstoffwatten				
hochgebleicht			19310 A	
gebleicht			19310 B	
ungebleicht			19310 C	

Abkürzungen: Bw = Baumwolle, ZW = Zellwolle

Tabelle 3.2 Durchschnittliche Mindestfadenzahlen je cm^2

Verbandmull Mullbinden Mullbinden zur Tamponade	Durchschnittliche Fadendichte in der Kette je cm	Fadendichte im Schuß je cm
17fädig	9,5	6,6
20fädig	11,5	7,5
24fädig	13,5	9,4

(aus: JANCKE, E., H. STOWASSER, Leitfaden der Verbandstoffkunde. Hundt, Hattingen 1962)

3.2. Verbandmull (VM)

Der Verbandmull, in der Krankenhaussprache als „Mull" bezeichnet, kann 17-, 20- und 24fädig sein; als Rohstoff verwendet man entweder Baumwolle oder Zellwolle. Er wird in den Breiten von 80, 100 und 120 cm hergestellt. Der gebräuchlichste Mull im Krankenhaus ist 20fädig und 80 cm breit. Die Industrie hält für das Krankenhaus den Mull als Meterware bereit. Jeweils 40 Meter bilden eine Einheit und werden in Zickzacklagen zu je 1 Meter gestapelt.

Für die ärztliche Praxis und in den Apotheken gibt es kleinere Abpackungen, die 1/4, 1/2, 1, 2, 5 und 10 m Mull enthalten. Hier wird der 80 cm breite Mull schmal zusammengefaltet und in Zickzacklagen eingeschachtelt. In einigen Längen ist dieser Mull auch sterilisiert lieferbar.

3.2.1. Röntgenkontrastmull

Der Verbandmull nach der Norm VM DIN 61630 Bw ist auch mit Röntgenkontrastfäden erhältlich. Das Röntgenkontrastmittel wird schon vor dem Verspinnen der Viskosezellwolle beigegeben, und zwar wird der Masse Bariumsulfat zugesetzt. Um den Kontrastfaden im Verbandmull sichtbar zu machen, ist er blau eingefärbt. Das Bariumsulfat gibt im Röntgenbild einen charakteristischen Schatten, der sich deutlich von Organschatten unterscheiden läßt. Der Mull wird im Stück von 40 Metern, 17-, 20- und 24fädig bei einer Breite von 100 cm, 20fädig auch noch 80 cm breit angeboten. Die allgemeine Bezeichnung lautet: Verbandmull mit Röntgenkonstrastfäden. Warennamen: *OP-Kompressen* (19), *Telatrast* (12).

3.2.2. Verwendung des Mulls

Verbandmull wird auf den Krankenstationen, in der Ambulanz und anderen Funktionsabteilungen, im Operationssaal und in der ärztlichen Praxis zur Herstellung von Tupfern und Kompressen sowie zum Auslegen der Instrumenten- und Spritzenkästen verwendet. Bevorzugt wird der 20fädige und 80 cm breite Mull. Für den Operationssaal stellt man außerdem die sogenannten ,,Bauch-" und ,,Abstopftücher" aus Mull her; dafür nimmt man gern 24fädigen Mull. Neben dem einfachen Mull wird man hier auch den mit Röntgenkontrastfäden markierten Mull verarbeiten.

3.3. Gestricke

Handelt es sich bei den Verbandgeweben um Material, das entsprechend groß- oder kleinflächig zugeschnitten werden kann, so verwendet man die Gestricke in der Verbandtechnik nur als Schlauchmaterial. Das Gestrick ist also rundgestrickt und dann in der Breite nicht mehr veränderlich, bzw. nur noch im Rahmen der mitgegebenen Dehnbarkeit. Die Strickware wird aus Baumwolle hergestellt, und zwar benutzt man für die Trikotschlauchbinde ungebleichte Baumwolle, während man für die Schlauchverbände gebleichte nimmt, die zudem im Faden dünner als bei den Trikotschlauchbinden ist. Das Schlauchgewirk ist nicht genormt und deshalb nicht in Tab. 3.1 aufgeführt.

3.4. Wundauflagen

Ein idealer Wundverband soll die Wunde vor Verunreinigungen schützen und den Heilverlauf fördern, deshalb muß eine Wundauflage so beschaffen sein, daß sie allen Anforderungen gerecht wird, sie müßte also 1. hautfreundlich und nicht wundverklebend, 2. saugfähig, 3. anschmiegsam, 4. sterilisierbar und 5. billig sein.

Eine offene, frische Wunde verklebt mit dem Verbandstoff, wenn dieser so beschaffen ist, daß er Feuchtigkeit aufsaugen kann. Verbandmull aus Baumwolle und Zellwolle saugt die Feuchtigkeit auf und bekommt so engen Kontakt zur Wunde. Bei einem Verbandwechsel wird die Wunde dann wieder aufgerissen, d.h. der Heilungsprozeß wird unterbrochen, weil der Schorf zerstört worden ist. Mull ist als Wundabdeckung und Saugmaterial geeignet, aber ,,wundunfreundlich".

Verbandwatte eignet sich nicht für die direkte Wundabdeckung, da die Fasern sofort mit der Wunde verkleben und dann nur sehr schwer zu entfernen sind. Sie ist aber saugfähig, anschmiegsam und sterilisierbar, so daß sie als Saugmaterial hinterlegt werden kann.

Auch der Zellstoff darf nur als Saugmaterial benutzt und nie direkt auf eine offene Wunde gelegt werden. Zellstoff gehört zu den billigsten Verbandstoffen.

Die Wundauflagen sollen den Heilprozeß fördern, deshalb ist neben den wundfreundlichen Aspekten auch die Frage der Sterilisierbarkeit wichtig, denn ein unsteriler Verbandstoff bedeutet für eine aseptische Wunde eine große Gefahr. Aber auch septische Wunden dürfen nicht mit unsterilen Wundauflagen bedeckt werden.

Die Verbandstoffe sterilisiert man im Krankenhaus und in der Praxis im Dampfsterilisator (Autoklaven) bei Temperaturen zwischen 120° und 140°C. Hier muß man jetzt wissen, daß die sterilisierten Verbandstoffe (Mull, Watte, Zellstoff) eine etwas geringere Saugfähigkeit haben. Es ist strengstens verboten, Verbandstoffe im Heißluftsterilisator, gleichgültig bei welcher Temperatur, zu sterilisieren, sie werden durch dieses Verfahren zerstört.

Es gibt eine große Zahl von Spezialverbandstoffen, die unter dem Sammelbegriff „wundfreundliche Verbandstoffe" zusammengefaßt sind. Sie alle haben die Eigenschaft gemeinsam, den Verbandwechsel schonend zu gestalten. Sie sind so unterschiedlich in ihrer Zusammensetzung, daß erst bei der Beschreibung der einzelnen Fabrikate auf den Werkstoff eingegangen werden soll.

Zu beachten ist bei den wundfreundlichen Verbandstoffen, daß sie nicht in jedem Fall im Autoklaven sterilisierbar sind. Es werden deshalb bei den einzelnen Fabrikaten diesbezügliche Hinweise gegeben.

3.4.1. Kompressen

Die Bezeichnung „Kompresse" für Wundauflagen ist allgemein üblich, ursprünglich bedeutete in der Heilkunde das Wort Kompresse: nasser Umschlag; kalt, warm oder als Dampfkompresse. Die wörtliche Entstehung ist aber auf „comprimere" = zusammendrücken zurückzuführen. Im allgemeinen komprimiert man mit einer Kompresse nicht, sondern schützt die Wunde vor Verunreinigungen von außen, bei einer stark blutenden Wunde kann man jedoch mehrere Kompressen übereinanderlegen und dann mit einer Binde oder einem Pflasterverband einen Druckverband anlegen.

3.4.1. 1. Mullkompressen

Die Mullkompressen stellt man selbst aus der Meterware her. Man verwendet den üblichen Verbandmull. Die Kompressen werden stets so gelegt, daß die Schnittkanten sicher eingeschlagen liegen und nicht auf die Wunde kommen können. Die an den Schnittkanten befindlichen kurzen Fäden müssen schon vor dem Legen abgenommen werden. Auf den fertigen Kompressen dürfen keine losen Fäden liegen bleiben, sie könnten in die Wunde geraten. Es ist bei der Herstellung von Verbandstoffen stets darauf zu achten, daß alle losen Fäden sofort entfernt werden.

Die nur aus Mull hergestellten Kompressen werden im allgemeinen 8fach gelegt, d.h. durch die richtige Faltung liegt der Mull bei der fertigen Kompresse 8lagig. Bei einer stark sezernierenden Wunde reicht die Saugfähigkeit einer Mullkompresse nicht aus, man muß den Verband dann mit weiteren Kompressen oder anderem Saugmaterial verstärken.

Von der Industrie werden gebrauchsfertige Kompressen, 8fach gelegt, aus 17- und 20fädigem Mull angeboten. Tab. 3.3 gibt eine Übersicht über die gebräuchlichsten Formate. Der Fachhandel gibt aber Auskunft über weitere Fertigkompressen.

Tabelle 3.3 Gebrauchsfertige Mullkompressen (Industrieware)

Kompressengröße (8fach gelegt, 17fädig)	Sterilkompressenpackungen (je Beutel 2 Stück)		
5 x 5 cm	10	50	100
7,5 x 7,5 cm	10	50	100
10 x 10	10	50	100
10 x 20	10	50	100

Kompressengröße (8fach gelegt, 20fädig)	Sterilkompressenpackungen (je Beutel 2 Stück)			Krankenhauspackung unsteril	
10 x 10	10	25	100	500	1000
15 x 15	10	25		500	1000
20 x 20	10	25	100	500	1000

3.4.1. 2. Zellstoffmullkompressen

Als preiswerte Wundauflage bietet sich die Zellstoff-Mull-Kompresse an. Hier wird hochgebleichter Zellstoff mit einer Mullauflage versehen. Der Zellstoff, der meistens 18lagig verwendet wird, dient als Saugmaterial, während die Mullschicht die Wunde abdeckt. Die einseitige Mullauflage wird am Rande oder mehrfach auf die Zellstofflage gesteppt. Der Mull kann 17- oder 20fädig, schnitt- oder webkantig sein. Als dritte Kombination gibt es die nahtlose Kompresse, hier wird ein Mullschlauch über den Zellstoff gezogen, so daß eine Steppung nicht erforderlich ist. Diese Kompresse hat also eine allseitige Umhüllung.

Die Zellstoffmullkompressen mit Randsteppung können nur in der Länge unterschiedlich zugeschnitten werden, während die mehrfach

gesteppten auch in der Breite verkleinert werden können, da man bei geschickter Schnittführung wieder 2 gesteppte Ränder erhält. Die Zellstoffmullkompressen bezieht man fertig von der Industrie, sie sind in den Breiten von 6, 8, 10, 15, 28 und 30 cm erhältlich. In vorgeschnittenen Längen werden sie außerdem steril angeboten. Für die Arztpraxis sind Kleinpackungen mit 1 und 2 m Inhalt vorrätig; die Kompressen sind zur besseren Entnahme zickzacklagig verpackt. Die Krankenhauspackungen sind 10 m lang. Bekannte Warennamen für Zellstoffmullkompressen:
Duka-Zellstoffmullkompressen (8), *Fil-Zellin* (12), *Zemuko* (19).

3.4.1. 3. Vliesstoffkompressen bzw. -tupfer

In zunehmendem Maße werden Vliesstoffkompressen, die an Stelle der reinen Mullkompressen und -tupfer treten, verwendet. Es handelt sich um Vliesstoffe, die aus Baumwolle, Zellwolle und synthetischen Fasern hergestellt werden und je nach Fabrikat Gewebecharakter haben oder glattflächig sind. Die Formate der Einmalkompressen sind unterschiedlich, zum Teil sind sie 8fach gelegt und können so auch als Tupfer verwendet werden. Die Vliesstoffe können im Autoklaven sterilisiert werden, sie sind nur zum einmaligen Gebrauch bestimmt.
Warennamen: *Litex 20* (6), *Sofnet* (15), *Viscotex* (19).

3.4.1. 4. Verbandkompressen mit Vliesstoffumhüllung

Diese Verbandkompressen bestehen aus einer oberflächenglatten Umhüllung aus Vliesstoff (hergestellt aus Zellwolle) und mehreren Lagen hochgebleichtem Zellstoff oder haben eine Verbandwattefüllung, oder das Saugmaterial ist ein Nadelvliesstoff. Sie werden in verschiedenen Größen, sterilisiert und unsteril, angeboten. Wegen der unterschiedlichsten Abmessungen ist hier eine Zusammenstellung der Formate nicht möglich, der Fachhandel gibt Auskunft.

Die Kompressen können im Autoklaven sterilisiert werden; sie sind für die einmalige Verwendung bestimmt.

Kompressen mit Zellstoffeinlage: *Still-Zellin* (12).
Kompressen mit Verbandwattefüllung: *PAD-Kompressen* (19), *Johnson's Verbandkompresse* (15), *Regal* (15).
Bei den Kompressen von Johnson & Johnson hat der Vliesstoff jedoch Netz- oder Mullcharakter.
Kompressen mit Nadelvliesstoffeinlage: *Lohmann Verbandkompressen* (19).

3.4.1. 5. Synthesefaser-Vliesstoff-Verbandkompressen

Synthesefaser-Vliesstoffe verkleben kaum mit der Wunde, die Faser nimmt keine Feuchtigkeit auf, der Stoff ist für diese aber durchlässig, so daß der hinterlegte Zellstoff, die Saugwatte oder der Nadelvliesstoff die Wundsekrete aufnehmen können. Synthesefaser-Vliesstoff ist sehr weich und hat eine glatte Oberfläche; er kann im Autoklaven sterilisiert werden.

Unter dem Warennamen *Zevelko* (19) erhält man ein Wundverbandmaterial, bei dem Verbandzellstoff mit Synthesefaser-Vliesstoff umhüllt ist. In den Breiten von 6, 8, 10 cm ist es als Rolle mit 10 m Länge oder in Kleinpackungen mit 1 m Länge zu erhalten. *Zevelko* kann im Autoklaven bei 120°C und 134°C sterilisiert werden.

Sterilisierte Kompressen, einzeln verpackt, gibt es in verschiedenen Größen und Verpackungseinheiten. Auskunft erteilt der Fachhandel.

Warennamen:
Außenkompresse (6) ist eine Zellstoffkompresse mit allseitiger Polyester-Vliesstoffumhüllung.
Komprevit (12) ist eine Verbandwattekompresse mit Polyamid-Viskose-Verbandvliesstoff-Ummantelung. Gegebenenfalls kann diese Kompresse im Autoklaven nachsterilisiert werden.
Zetuvit (12) besteht aus einer „Pulp"-Füllung mit Zellstoffhülle und Polyamid-Viskose-Verbandvliesstoff-Umhüllung. Die Wundauflage hat versiegelte bzw. verprägte Schnittkanten. Die Kompresse kann im Autoklaven nachsterilisiert werden.

Mit „Pulp" bezeichnet man Zellstoffflocken, die sehr weich und sehr saugfähig sind. Sie werden vermehrt in der Krankenpflege eingesetzt. Wird Pulpmaterial verwendet, so muß es immer allseitig eingehüllt sein, die Kompressen sollen nicht zerschnitten werden.

Kompressen, die für die Wundversorgung verwendet werden, sind stets nur einmal gebrauchsfähig. Es kann vorkommen, daß eine sterilisierte Kompresse der Packung entnommen wurde und dann nicht mehr benötigt wird. Diese Kompressen können dann erneut (nach-) sterilisiert werden.

3.4.1. 6. Polyamidgewebekompressen

Die Synthesefaser Polyamid ist viel bekannter unter den Namen „Nylon" und „Perlon". Das Polyamidgewebe ist äußerst dünn, nur gering dehnbar, sehr weich und kann wegen der glatten Beschaffenheit des Spinnfadens weder Feuchtigkeit aufsaugen noch mit der Wunde verkleben. Das Gewebe ist porös, Sekrete können von bedeckendem sterilen Zell- oder Vliesstoff ungehindert aufgesaugt werden, so daß die Trockenlegung der Wunde beschleunigt wird. Man kann eine Wunde zunächst nur mit einem Gewebeschleier abdecken und dann steriles Saugmaterial darüberlegen. Bei einem Verbandwechsel ist es dann nicht immer notwendig, diesen Schleier zu entfernen, sondern man erneuert nur das Saugmaterial. Der durchsichtige Schleier gestattet eine Beobachtung der Wunde. Das Polyamidgewebe ist unter dem Warennamen *Solvaline* (19), und zwar allein als Solvaline-Schleier und in Kombination mit Nadelvliesstoff als Solvaline-Kompresse bekannt. Solvaline kann in der für Verbandstoffe üblichen Weise bei 120°C im Autoklaven sterilisiert werden.

Solvaline-Schleier sind in der vorgeschnittenen Größe von 20 x 40 cm erhältlich, Solvaline-Kompressen in den Breiten von 6, 8 und 10 cm in Rollen von 10 m Länge üblich. Ferner gibt es noch sterilisierte Kompressen in der Größe von 8 x 8 cm und 10 x 10 cm, wobei jede Sterilkompresse einzeln im Pergaminbeutel verpackt ist.

3.4.1. 7. Metallisierte Vliesstoffe und Kompressen

Sehr dünne Silber- und Aluminiumfolien kennt man schon recht lange für die Wundbehandlung. Da diese Folien keine Feuchtigkeit aufsaugen und durchlassen, so war und ist deren Anwendungsbereich begrenzt (s. auch S. 252).

Seit 1958 gibt es metallisierte Verbandstoffe, die sehr porös sind. Hier wird im Spezialverfahren Vliesstoff mit Aluminium bedampft, und zwar derart, daß eine glatte Oberfläche als Wundabdeckung entsteht. Bei der Bedampfung werden die einzelnen Vliesstoffasern mit Aluminium umhüllt, die Oberfläche bleibt dadurch porös. Zur besseren Ableitung der Sekrete wird die Aluminiumoberfläche leicht perforiert, so daß die Vliesstoffkompresse die Feuchtigkeit noch besser aufnehmen kann.

Unter dem Warennamen *Metalline* (19) sind die Verbandstoffe erhältlich. Es gibt Metalline-Kompressen in der Größe von 8 x 10 cm und 10 x 12 cm auch sterilisiert, außerdem als 5 m Rolle, 10 cm breit. Ferner gibt es luft- und wasserdicht verpackte, sterilisierte Metalline-Verbandpäckchen und sterile, luft- und wasserdicht verpackte Metalline-Verbandtücher in der Größe von 60 x 80 cm und 80 x 120 cm. Für die Pflege von Patienten mit ausgedehnten Verbrennungen eignen sich besonders gut die Metalline-Bettücher (Größe 73 x 250 cm), die ebenfalls sterilisiert geliefert werden. Metalline-Bettuch wird außerdem in unsterilen 10 Meter langen Rollen angeboten.

Metalline kann im Autoklaven bei 120°C 20 Minuten sterilisiert werden, höhere Temperaturen beeinträchtigen das Material.

Das Metall Aluminium hemmt das Bakterienwachstum, so daß diese Verbandstoffgruppe antiseptische Eigenschaften besitzt.

3.4.1. 8. Atraumatisches Wundtextil

Zu den wundfreundlichen Kompressen gehört ein Textil, das aus verschieden starken Zellwollgarnen hergestellt wird. Es ist weder ein echtes Gestrick noch ein echtes Gewebe, die Kette wird aus verhältnismäßig kräftigen Garnen gespannt, quer zur Kette verläuft das Gestrick aus feinen Garnen, das Textil ist maschenfest und kann beliebig zugeschnitten werden. Es läßt sich in den für Verbandstoffe üblichen Verfahren sterilisieren. Es ist in Längsrichtung starr und in Querrichtung mäßig dehnbar. Bei Kontakt mit Feuchtigkeit bewegt sich das Textil und hebt sich ab, so daß es wie eine Haube über der Wunde liegt, Sekrete können jedoch noch aufgesaugt werden. Dieser Abhebeeffekt kann nur erreicht werden, wenn der Verbandstoff nicht zu fest fixiert wird.

Unter dem Warennamen *Novalind* (11) wird dieser wundfreundliche Verbandstoff angeboten, erhältlich sind die Breiten 8, 10, 12 und 50 cm, in Längen von 1, 2 und 10 m, ferner vorgeschnittene Kompressen, die einzeln steril verpackt sind, in den Größen 8 x 8, 10 x 10, 12 x 12, 12 x 24 cm.

3.4.1. 9. Vliesstoffe (Allzwecktücher)

Diese Vliesstoffe sollen nicht direkt auf offene Wunden gelegt werden, da sie mit dieser verkleben können, als saugendes Material sind sie aber unentbehrlich geworden.

Als steriles Einmaltuch, Handtuch, Serviette und in Spezialausführungen als Ersatz für Stecklaken oder Bettlaken wird es außerdem gern benutzt.

Vliesstoffe werden als dünne Lagen angeboten, sie sind aber so stabil, daß sie unter normaler Belastung weder bei Trockenheit noch bei starker Durchnässung zerreißen. Sie können mehrlagig als feuchte Kompresse verwendet werden. Vliesstoffe sind alterungsbeständig, sie können im Autoklaven bei 120°C und 134°C sterilisiert werden. Wiederholte Sterilisation beeinträchtigt die Saugfähigkeit und das Wasserhaltevermögen nicht. Die Vliesstoffe werden für die Arztpraxis in praxisgerechten Mengen, für Krankenhäuser in Großpackungen und Rollen mit unterschiedlichen Breiten angeboten. Die Warennamen lauten *Bonline* (15), *Molinea* (12), *Regal* (15), *Viscotex* (19).

3.4.1. 10. Schlitzkompressen (Abb. 3.2)

Unter diesem Namen werden wundfreundliche Verbandkompressen in verschiedenen Größen angeboten. Sie sind bereits eingeschnitten und weisen im Zentrum eine kleinere oder größere Aussparung mit zusätzlichen, sternförmigen Schlitzen auf, oder sie haben eine Y-Einkerbung. Die Schlitzkompressen können als erste Wundabdeckung bei liegenden Venenkathetern, Tracheal-, Infusionskanülen, Drains und Tamponaden verwendet werden. Ferner eignen sie sich zur Abdeckung der Inzisionspunkte bei Drahtextensionen, hier sollte man jedoch stets 2 Kompressen aufeinanderlegen.

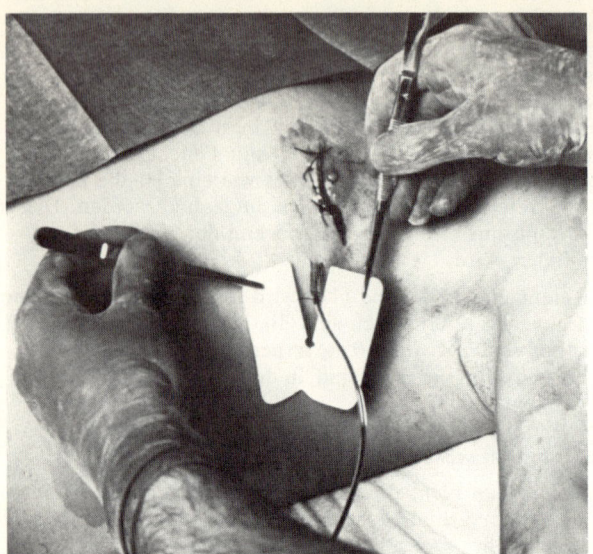

Abb. 3.2 Schlitzkompresse (Foto: Lohmann GmbH & Co. KG, Neuwied)

Da die Kompressen bereits vor der Sterilisation eingeschnitten und ausgestanzt werden, erhält man eine größtmögliche Gewähr dafür, daß die Kompressen zum Zeitpunkt der Verwendung steril sind. Sie sind daher, vom Standpunkt der Aseptik aus betrachtet, den herkömmlichen, von Hand eingeschnittenen Schlitzkompressen überlegen.

Handelsformen: in Spezialbeutel verpackt, sterilisiert.
Warennamen und Größe:
Metalline Drainkompresse (19), 6 x 7 cm groß, Lochdurchmesser von 4,5 mm bis 11 mm für Charriere 9−30;
Metalline Tracheokompresse (19), 8 x 9 cm groß, Lochdurchmesser von 12 mm bis 19 mm für Charriere 31−50;
Mesoft Sterile Schlitzkompressen (24), 9 x 9 cm groß, Y-Einkerbung.

3.4.2. Imprägnierte Verbandstoffe

Eine besondere Gruppe bilden die mit Medikamenten imprägnierten Verbandstoffe, die als Kompressen oder Tamponade verwendet werden.

3.4.2. 1. Gefettete Kompressen

In vorgeschnittenen Formaten sind mit Fett durchtränkte einschichtige Kompressen erhältlich, das Gewebe besteht aus Gittertüll oder lockerem, 12-, 17- oder 20fädigem Baumwollmull. Als fettende Substanz wird meistens feinste weiße oder gelbe Vaseline verwendet, dieser können Medikamente zugesetzt worden sein (Perubalsam, Sulfonamide, Antibiotika, Anästhetika). Die gefetteten Kompressen werden stets sterilisiert in Folien-Einzelpackungen oder Aluminium- oder Blechdosen mit 10–20 Lagen (mit und ohne Papierzwischenlage) geliefert. Da diese Verbandstoffe nicht genormt sind, werden sie in unterschiedlichen Größen angeboten.

Gefettete Kompressen *ohne* Medikamentenzusatz heißen z.B. *Adaptic* (15).

Gefettete Kompressen *mit* Medikamentenzusatz heißen z.B. *Branolind* (12), *Cura-Tüll* (19), *Fuzidine-Gaze* (18), *Sofratüll* (29), *Tulle-Gras-Lumière* (13).

Eine kleine Gruppe bilden noch die mit antiseptischen und blutgerinnungsfördernden Medikamenten imprägnierten Verbandstoffe. Sie haben keine sehr große Bedeutung mehr. In die Gruppe der antiseptischen Verbandstoffe gehört die Jodoform-Gaze, die gelegentlich noch verwendet wird.

Resorbierbare Verbandstoffe (Watte, Mull) aus neutralisierten Oxyzellulosen wirken blutstillend und werden in 3–4 Tagen vom Gewebe aufgesaugt (*Tabotamp* [10], *Sorbacel* [12]).

3.5. Binden

Schon vor ein paar tausend Jahren kannte man die Kunst des Verbindens. Diese Kunst ist trotz der Fortschritte in der Medizin bis heute erhalten geblieben. Die Grundverbände sind nicht wesentlich verändert worden, lediglich das Bindenmaterial, das anfangs aus Leinen hergestellt wurde, wird dank des technischen Fortschritts ständig weiterentwickelt, so daß heute sehr verschiedenartige Binden zur Auswahl stehen. Ein Verbot gilt jedoch für alle Binden: Sie dürfen nicht direkt auf offene Wunden gewickelt werden.

3.5.1. Mullbinden (MB)

Die Mullbinde (MB) ist das bekannteste Material zur Befestigung eines Verbandes, sie dient nicht als Wundauflage. Mullbinden werden aus Zellwolle (Kette und Schuß), oder Zellwolle (Kette) und Baumwolle (Schuß) hergestellt, sie sind 20- und 24fädig und haben Webkanten. Die Binden sind 4 m lang und 4, 6, 8, 10, 12 und 15 cm breit. Die Breitenangabe ist in der Kurzbezeichnung nach der Angabe der Fadendichte eingerückt.

Mullbinden können im Autoklaven sterilisiert werden. Mullbinden, die über die Apotheke für die Arztpraxis bezogen werden, sind meistens in Zellglas eingehüllt. Auf der Hülle wird das Kurzzeichen mit dazugehörigen Zahlen angegeben, bei Großpackungen für Krankenhäuser findet man diese Angaben auf dem Karton.

3.5.1. 1. Elastische Mullbinden

Auch die elastischen Mullbinden werden aus Baum- und Zellwolle hergestellt. Im Gegensatz zur genormten Mullbinde (MB) sind hier die Kettfäden gekräuselt, sie ermöglichen einen sanften Zug. Dadurch lassen sich die Verbände gut anlegen, Umschlagtouren sind fast nicht mehr erforderlich. Das Gewebe ist luftdurchlässig. Die Binden sind gedehnt ca. 4 m lang und in den Breiten von 6, 8, 10 und 12 cm erhältlich. Sie können im Autoklaven sterilisiert werden.

Warennamen: *Mollelast* (19), *Pehalast* (12).

3.5.1. 2. Elastische Fixierbinden

Hier handelt es sich um Bandgewebe, die in der Dehnbarkeit den elastischen und in der Gewebedichte den Mullbinden ähneln. Für die Kette dieses Bindentyps verwendet man gekräuselte synthetische Fäden. Sie sind sehr elastisch. Verwendet werden sie zum Anwickeln von Kompressen, und zwar dann, wenn ein Verband fest sitzen, die Bewegungsfähigkeit aber nicht zu stark behindert werden soll, oder wenn ein Verband sich mit einer normalen Mullbinde nicht gut modellieren läßt (z.B. am Unterschenkel oder an der Ferse). Auch zum Anwickeln von Fingerschienen sind sie gut geeignet. Sie werden unter leichtem Zug angewickelt, für Druckverbände können diese Binden auch unter stärkerem Zug verwendet werden.

Die Warennamen lauten: *Elastomull* (2), *Lastotel* (12), *Rondoflex* (36), *Secutex* (6), *Transelast* (19). Sie sind hautfarben bzw. weiß in Breiten von 4, 6, 8, 10 und 12 cm erhältlich, gedehnt 4 m lang und in der für Verbandstoffe üblichen Weise im Autoklaven sterilisierbar. Sie sind wasch- und kochbar, sollen aber nicht gebügelt werden.

Bei Neugeborenen kann die Transelastbinde auch als Nabelbinde verwendet werden, sie ist für diesen Zweck in 2 m Länge (gedehnt) erhältlich.

3.5.1. 3. Haftende Fixierbinden

Verwandt mit der elastischen Fixierbinde ist die haftende Binde. Auch sie ist eine elastische Fixierbinde, aber im Gegensatz zu dieser mit einer Latexemulsion imprägniert, und zwar so, daß sie nur auf sich selbst, aber weder auf der Haut noch an den Haaren haften kann. Trotz der Imprägnierung ist die Binde luftdurchlässig. Sie eignet sich besonders gut für schwierig anzulegende Verbände (z.B. am Kopf). Der Verband kann verhältnismäßig dünn angelegt werden, da ein Verrutschen der Bindentouren durch die Aufeinanderhaftung verhindert wird. Eine Endbefestigung ist nicht unbedingt erforderlich, doch sollte man dann einen kleinen Pflasterstreifen aufkleben, wenn der Verband im Bereich von ungeschützten Körperstellen liegt.

Die haftelastischen Fixierbinden sind hautfarben in den Breiten von 4, 6, 8, 10 und 12 cm und ca. 4 m Länge (gedehnt) erhältlich. Die Warennamen lauten: *Gazofix* (2), *Haftelast* (19).

3.5.2. Mullbinden zur Tamponade (MT)

Mullbinden zur Tamponade (MT) werden nur aus Baumwolle hergestellt. Sie sind 24fädig, 1, 2 und 3 cm breit und 5 m lang. Sie werden einzeln verpackt sterilisiert in Schlitzkartons geliefert. Diese Packungen sind aber nach dem Öffnen und einer Teilentnahme nicht mehr steril. Tamponade ist in Paketen auch unsteril erhältlich. Man achte deshalb darauf, ob die Verpackung den Vermerk „sterilisiert" trägt. Neben der sterilen Tamponade gibt es noch solche, die mit Medikamenten imprägniert ist (*Clauden, Jodoform, Vioform*).

Einfache Tamponade kann im Autoklaven sterilisiert werden. Es bleibt nicht aus, daß sie wiederholt nachsterilisiert werden muß, da die Rolle 5 m lang ist und nicht immer gleich verbraucht werden kann. Nach mehrfachem Sterilisieren bekommt die Tamponade eine leicht bräunliche Verfärbung. Diese Tamponade sollte dann ausgesondert werden. Das Gewebe wird durch Hitzeeinwirkung sehr brüchig und zerreißt sehr leicht, so daß dieses veränderte Gewebe eine Gefahrenquelle für den Patienten bedeutet.

3.5.2. 1. Schlauchgaze (Tamponade)

Schlauchgaze ist eine spezialgewebte Tamponade, die 5 und 8 cm breit sein kann. Auch sie wird in Längen von 5 m angeboten. Sie wird aus Baumwolle als nahtloser Schlauch gewebt, so daß sie nicht ausfasern kann. Schlauchgaze wird sterilisiert und auch imprägniert mit antiseptischen Zusätzen oder mit blutstillenden Medikamenten geliefert. Die Schlauchgaze ohne Imprägnierung kann im Autoklaven in der für Verbandstoffe üblichen Weise sterilisiert werden.

3.5.3. Steifgazebinden

Steifgazebinden (sogenannte Stärkebinden) benötigt man zur Verstärkung von Verbänden mit ruhigstellenden Aufgaben. Die Steifgazebinden werden mit Reis- oder Kartoffelstärke appretiert, sie sind 20fädig und haben Schnittkanten, d.h. die Seiten der Binden haben keine Webkanten wie die Mullbinden, sondern diese Binden werden aus Breitbahnen geschnitten. Die Schnittkanten sind bei den Binden zur Verhinderung von Schnürfurchen notwendig. Die Binde muß feucht angewickelt werden, sie wird deshalb kurz in warmes Wasser getaucht und leicht ausgedrückt. Sie darf nicht unter fließendem Wasser erweicht werden, da dann die Stärke ausgespült wird. Die Binde trocknet nach dem Anwickeln langsam und bekommt dann ihre Steife wieder.

Steifgazebinden gibt es in den Breiten von 4, 6, 8, 10, 12 und 15 cm und sind 4 m lang. Sie werden nur unsteril verwendet.

3.5.4. Cambric-Binden

Der Name Cambric ist von dem französischen Städtenamen *Cambrai* abgeleitet worden, die gelegentlich anzutreffende Schreibweise „Kambrik" ist deshalb nicht richtig. Die Cambric-Binde ist eigentlich Vorläuferin der Mullbinde, ihr Gewebe ist dichter und fester, wobei zwar der Kettfaden nur die Stärke des Verbandmullkettfadens hat, dafür aber der Schußfaden stärker und das Gewebe 25- oder 32fädig ist. Für Kompressionsverbände verwendet man sie zuweilen noch, doch aus wirtschaftlichen Gründen ist sie nicht mehr häufig anzutreffen.

3.5.5. Trikotschlauchbinden (TB)

Trikotschlauchbinden werden aus ungebleichtem 100%igem Baumwollgarn auf Rundstrickmaschinen gewirkt. Sie sind in Längsrichtung kaum und in Querrichtung mäßig dehnbar. Sie werden als Unterzüge bei Gipsverbänden und als Überzüge bei Amputationsstümpfen verwendet. Trikotschlauchmaterial kann im Autoklaven sterilisiert werden. Die handelsüblichen Breiten sind: 6, 8, 10, 12, 15, 20, 25, 30, 35 und 40 cm. Sie sind in Kleinpackungen mit 4 m Inhalt oder als Rollenware zu haben.

3.5.6. Elastische Binden (Idealbinden) (E) nach DIN 61632

1897 brachte E. Bender die erste elastische Binde heraus. Er nannte sie „Idealbinde", seitdem wird dieser Name stellvertretend für diese Bindengruppe verwendet. Durch die besondere Webart und die Verwendung von Kreppzwirnen in der Kette wird die Binde in der Längsrichtung elastisch. Sie ist mit Web- und Schlingkanten in den Breiten von 4, 6, 8, 10, 12, 15, 20, 25 und 30 cm erhältlich. Die Länge beträgt gedehnt ca. 5 m, ungedehnt ca. 2,5 m, die Dehnfähigkeit ca. 90%. Für die Kettfäden der Idealbinden verwendet man reine ungebleichte Baumwolle, für die Schußfäden kann man Mischgarne nehmen, die aus ungebleichter Baumwolle und Zellwolle hergestellt sind. Idealbinden sind koch- und sterilisierbar, sie sollen aber nicht gemangelt werden.

Die Idealbinde findet Verwendung als Stütz- und Gelenkverband, Kompressions- und Entlastungsverband sowie in kurzer Ausführung

Binden 23

als Nabelbinde. Bei wiederholtem Anlegen der Binde gibt die Elastizität langsam nach, so daß sie weniger dehnbar wird. Durch Waschen in warmem Wasser oder Auskochen können die Kreppfäden wieder ihre Spannung zurückbekommen, die Binde ist bei richtiger Pflege mehrfach verwendbar.

3.5.6. 1. Idealbinden (nichtgenormt)

Die nichtgenormten Idealbinden werden aus verschiedenen Garnen hergestellt. Die Mischung entspricht nicht den DIN-Vorschriften, so daß die Fertigware nicht mit dem DIN-Kennzeichen ausgeboten werden darf. Die Dehnbarkeit dieser Binden, ca. 90%, liegt im Bereich der genormten elastischen Binden. Durch die Verwendung von gekräuselten Polyamid- und umsponnenen Polyurethanfasern behalten diese Binden eine gute Dauerelastizität. Verwendet werden sie für Stütz-, Gelenk-, Kompressions- und Entlastungsverbände. Die Binden sind in weißer und hautfarbener Ausführung erhältlich. Sie sind gedehnt ca. 5 m lang und in den Breiten von 6, 8, 10, 12 und 15 cm erhältlich, allerdings mit der Einschränkung, daß nicht jedes Fabrikat alle hier aufgeführten Breiten aufweist. Der Fachhandel gibt Auskunft.

Einige Warennamen: *Universalbinde bmp* (2), *Roselastic* (8), *Uniflex* (2).

3.5.6. 2. Nichtgenormte Kompressionsbinden

Diese Gruppe umfaßt verschiedene elastische Binden, die sich aufgrund der verwendeten Werkstoffe deutlich von den genormten Idealbinden unterscheiden.

Der Ausdruck „Gummifadenbinden" stammt aus dem Bereich der praktischen Arbeit im Krankenhaus und in der ärztlichen Praxis. Die Bezeichnung ist eine Orientierungshilfe; denn sowohl die Idealbinden als auch die Polyurethan-Kettfadenbinden sind elastische Binden, wobei die letztgenannte Gruppe eine Dehnfähigkeit bis zu 200% haben kann (Idealbinden = 90%). Die größere Dehnfähigkeit wird bei einigen Binden noch durch Gummikettfäden erreicht. Ursprünglich wurden für die Herstellung vieler dieser Binden umsponnene oder nichtumsponnene Gummifäden zusammen mit Baumwollfäden für die Kette verwendet. Bei der Herstellung der Gummikettfadenbinden werden die Gummikettfäden vorgedehnt, so daß sie sich nach dem Entspannen auf ca. 1/3 der Länge zurückziehen. Die Gummifäden der Binden sind nicht alterungsbeständig, durch Kochen und Sterilisation kann der Gummi noch schneller zerstört werden und Salben, Fette und Schweiß beschleunigen außerdem den Abbau des Gummis.

Polyurethan- und Polyamidfäden sind seit einigen Jahren vielfach an die Stelle des Gummikettfadens getreten. Die Kunststoffäden sind hochelastisch, sie werden mit Baumwolle oder einer synthetischen Faser umsponnen. Auch diese Binden werden mit vorgespannten Kettfäden gewebt, der Schlußfaden besteht aus Baumwolle. Die Binden sind koch- und sterilisierbar, unempfindlich gegen Fette, Salben und Schweiß. Polyurethankettfadenbinden unterliegen kaum einem Alterungsprozeß.

Eine weniger elastische Kunststoffkettfadenbinde wird aus gekräuselten Polyamidfäden hergestellt. Die Binden sind bis ca. 70–90% dehnbar, sie können in Feinwaschmitteln gekocht, sollen aber nicht gewrungen werden; zum Trocknen hängt man sie in möglichst kurzen Schlingen auf oder breitet sie auf einem Tuch flach aus, jedoch nicht auf der Heizung oder in der direkten Sonne.

Die dauerelastischen Binden, gleich ob sie Kunststoff- oder Gummikettfäden haben, dürfen nicht zerschnitten werden, da die hochelastischen Kettfäden an den Bindenenden verankert sind; durch einen Schnitt wird die Verankerung aber wirkungslos. Auch das heiße Bügeleisen setzt der Gebrauchsfähigkeit der Binden ein Ende. Man kann alle Typen der elastischen Binden zwar auf der Bindenwickelmaschine (Abb. 10.5 c, d) wieder aufwickeln, es empfiehlt sich aber, sie nicht zu stark zu spannen, da sonst die Dehnfähigkeit vermindert wird.

In Tab. 3.4 sind die Warennamen der Binden und deren Eigenschaften aufgeführt. Die Binden mit dem ,,langen Zug" und dem ,,mittleren Zug" finden ein weites Anwendungsgebiet, und zwar hauptsächlich für Kompressions-, Stütz- und Entlastungsverbände. Die Stärke der Kompression ist durch das Angebot von mindestens 2 Ausführungen je Fabrikat individuell dosierbar. Die kleinere Gruppe der Binden mit dem ,,kurzen Zug" findet Anwendung bei Stütz- und Sportverbänden sowie bei der Behandlung von Beinleiden. Durch den nur kurzen Zug erzielt man eine stärkere Kompression bei weniger nachgiebigem Verband. – Bei gewaschenen Binden kann man den Bindentyp durch eine Dehnprobe ermitteln, außerdem unterscheiden sie sich im Gewebe.

3.5.7. Elastische Pflasterbinden

Soll ein Stütz- oder Entlastungsverband nicht verrutschen und einige Zeit liegenbleiben, so werden die elastischen Pflasterbinden verwendet. Bei diesen handelt es sich um elastisches Gewebe, das zusätzlich mit einer Pflastermasse versehen ist. Die Pflasterbinden können *längs-*, *quer-* und *längsquer*elastisch sein. *Längs*elastische Pflasterbinden werden für Kompressionsverbände, *quer*elastische bei Gelenkverletzungen und eingerissenen oder zerrissenen Bändern, für Pflasterextensionen und außerdem bei Rippenfrakturen benötigt. Die *längs-*

Binden 25

Tabelle 3.4 Nicht genormte Kompressionsbinden

Warenname (Ziffer = Hersteller)	elastischer Wirkstoff in der Kette	Zugwirkung	maximale Dehnung in % ca.	Länge der gedehnten Binde in m, ca.	Breite der Binde in cm	Bemerkungen (nach Angaben der Hersteller)*
Eloflex (2)	Gummifäden	langer Zug	200	7,0	–, 8, 10, 12 –	kochbar, autoklavierbar
Eloflex Gelenkbinde (2)	Gummifäden	langer Zug	200	3,5	6, 8, 10 – –	kochbar, autoklavierbar
Diakon (34), extra stark (rohweiß)	Gummifäden	langer Zug	200	5,0	–, 8 – – –	bei Bedarf kochbar
Diakon (34), kräftig und fein	Gummifäden	langer Zug	200	7,0	6, 8, 10 – –	bei Bedarf kochbar
Diakon (34), Gelenkverband, stark, kräftig, fein	Gummifäden	langer Zug	200	3,5	–, 8 – – –	bei Bedarf kochbar
Lastodur (12), straff	Polyurethan	langer Zug	180	7,0	6, 8, 10, 12, 20	kochbar, autoklavierbar
Lastodur (12), weich	Polyurethan	langer Zug	180	7,0	6, 8, 10, 12 –	kochbar, autoklavierbar
Lastodur (12), Gelenkverband	Polyurethan	langer Zug	180	3,5	6, 8, 10 – –	kochbar, autoklavierbar
Elodur fein und kräftig (2)	Polyurethan	langer Zug	170	7,0	6, 8, 10, 12 –	kochbar, autoklavierbar
Elodur kräftig, Gelenkbinde (2)	Polyurethan	langer Zug	170	3,5	6, 8, 10, 12 –	kochbar, autoklavierbar
Lohmann (19), Dauerbinde, kräftig	Polyurethan	langer Zug	170	7,0	6, 8, 10, 12, 20	kochbar, autoklavierbar
Lohmann (19), Dauerbinde, fein	Polyurethan	langer Zug	170	7,0	6, 8, 10, 12 –	kochbar, autoklavierbar
Lohmann (19), Gelenkverband, kräftig und fein	Polyurethan	langer Zug	170	3,5	6, 8, 10, 12 –	kochbar, autoklavierbar
Rosidalbinde (19), fein	Polyamid	mittlerer Zug	130–140	5,0	6, 8, 10 – –	bei Bedarf kochbar
Rosidalbinde (19), kräftig	Baumwolle	mittlerer Zug	100	5,0	6, 8, 10, 12 –	kochbar, autoklavierbar
Comprilastic (2)	Polyurethan	mittlerer Zug	100	7,0	–, 8, 10, 12 –	kochbar, autoklavierbar
Eloflex Lycra (2)	Polyurethan	mittlerer Zug	120	6,0	–, 8, 10, 12 –	kochbar, autoklavierbar
Eloflex Lycra Gelenkbinde (2)	Polyurethan	mittlerer Zug	120	3,0	6, 8 – – –	kochbar, autoklavierbar
Lastobind (12)	Polyamid	kurzer Zug	60–70	5,0	6, 8, 10, 12 –	kochbar, autoklavierbar
Durelast (19)	Polyamid	kurzer Zug	60–70	5,0	6, 8, 10, 12 –	bei Bedarf kochbar, bei 120°C sterilisierbar
Rhena Varidress (14), spezial und normal	Polyamid	kurzer Zug	45	5,0	6, 8, 10, 12 –	kochbar

* In der Regel wird aus Gründen der Haltbarkeit und Farbbeständigkeit (bei hautfarbenen Binden) Feinwäsche empfohlen.

Tabelle 3.5 Elastische Pflasterbinden

Warenname (Ziffer = Hersteller)	Richtung der Elastizität	Breite in cm	Länge in m	Bemerkungen
Elastoplast (2)	längselastisch	6, 8, 10	1, 2 1/2	Polyacrylatkleber; luftdurchlässig
Acrylastic (2)	längselastisch	6, 8, 10	1, 2 1/2	Polyacrylatkleber; luftdurchlässig
Bindoplast (3)	längselastisch	6, 8, 10	1, 2 1/2	
Idealplast (12)	längselastisch	6, 8, 10	– 2 1/2	
Porelast (19)	längselastisch	6, 8, 10	1, 2 1/2	Kunststoffkleber; luftdurchlässig
Saniplast (30)	längselastisch	6, 8, 10	– 2 1/2	
Extraplast (35)	längselastisch	6, 8, 10	1, 2 1/2	Ganz-, Halb- und Streifenstrich
Panelast (19)	längs-querelastisch	6, 8, 10	– 2 1/2	luftdurchlässig
Tricoplast (2)	längs-querelastisch	6, 8, 10	1, 2 1/2	Polyacrylatkleber; luftdurchlässig
Porodress (19)	querelastisch	6, 8, 10	– 2 1/2	Kunststoffkleber; luftdurchlässig

*quer*elastischen Pflasterbinden besitzen beide Eigenschaften der zuvor Genannten, sie werden vorwiegend für Kompressionsverbände, aber auch als Sportverbände verwendet.

Die Pflasterbinden sind im allgemeinen luftdurchlässig, weil das elastische Gewebe entweder einen streifenförmigen oder einen porösen Klebemassenaufstrich erhält. Eine Vollstrich-Pflasterbinde ist luftundurchlässig, so daß sich unter dem Verband feuchte Kammern bilden können, wenn der Verband längere Zeit liegenbleibt. – Das erste luftdurchlässige Pflaster wurde 1941 von der Firma Lohmann entwickelt, als Erkennungszeichen wurde die Silbe „Poro" im Warenzeichen verwendet.

Die Pflasterbinden müssen sorgfältig verwahrt werden, sie dürfen nicht ohne Pergaminpapier aufgehoben werden, da die Klebemasse sonst eintrocknet. Pflasterbinden, deren Klebemasse aus Zinkoxidkautschuk hergestellt ist, sind nicht alterungsbeständig, die Klebekraft wird langsam herabgesetzt, so daß die Vorratshaltung dem Bedarf angepaßt werden muß. Pflasterbinden, deren Kleber auf Polyacrylaten oder anderen Kunststoffen hergestellt werden, sind alterungsbeständiger, außerdem ist die Klebemasse hautfreundlicher, da sie luft- und feuchtigkeitsdurchlässig ist. Polyacrylatkleber sind für Röntgenstrahlen durchlässig, Zinkoxidkautschukkleber werfen Schatten. Tab. 3.5 gibt einen Überblick über erhältliche Pflasterbinden.

3.5.8. Gipsbinden (Abb. 3.3 a–b)

3.5.8. 1. Gips allgemein

Soll die völlige Ruhigstellung eines Körperteils erreicht werden, so wird man im allgemeinen einen Gipsverband anlegen. Gips wird als weißes oder graues Gestein in der Natur gefunden und meistens im Tagebau abgebaut. Das Mineral Gips stellt eine Verbindung von einem Molekül Kalziumsulfat und zwei Molekülen Wasser dar:

$CaSO_4 \cdot 2 H_2O$ (Doppelhydrat)

Der Rohgips wird zermahlen und im Drehofen oder im Gipskocher bei über 100°C erhitzt. Durch den als Brennen bezeichneten Prozeß wird dem Material so viel Wasser entzogen, daß auf 2 Moleküle Kalziumsulfat nur noch 1 Molekül Wasser entfällt:

$2 CaSO_4 \cdot H_2O$ oder
$CaSO_4 \cdot 1/2 H_2O$ (Halbhydrat)

Das so entstandene Halbhydrat wird auch gebrannter Gips genannt. Dieses Material ist in der Lage, durch Wasseraufnahme Doppelhydrat zurückzubilden, dabei erhärtet der gebrannte Gips unter Wärmebildung zu einer festen Masse, der Gips bindet ab. Die bei diesem Abbindeprozeß sich verfilzenden Kristalle führen zu der Festigkeit des fertigen Gipsverbandes.

Die Fertigware und ihre Handelsformen

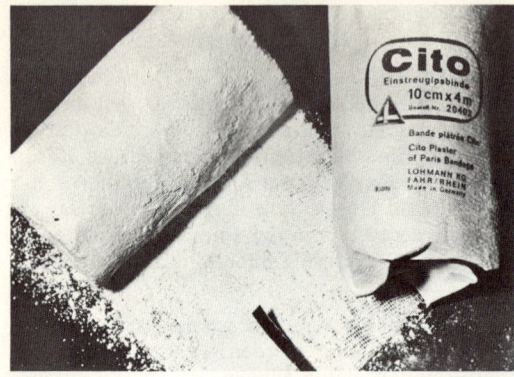

Abb. 3.3a
Einstreu-
Gipsbinde

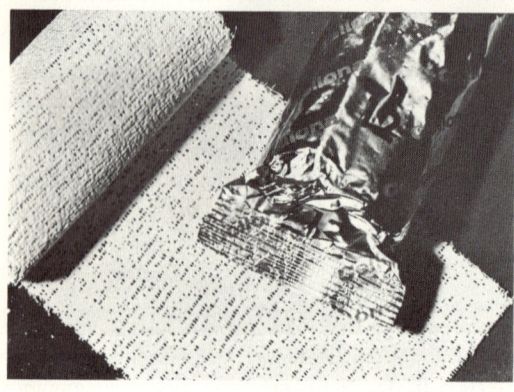

Abb. 3.3b
Fixierte
Gipsbinde

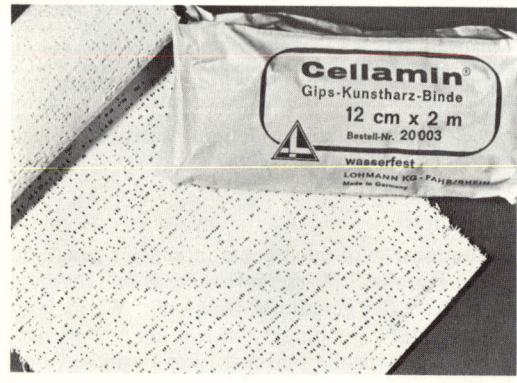

Abb. 3.3c
Gips-Kunst-
harz-Binde

Die Eigenschaften einer Gipsbinde lassen sich durch die Auswahl der einzelnen Gipssorten, die sich durch Herkunft, Brennart und Brenndauer unterscheiden, vorbestimmen. Für die medizinische Anwendung ist eine möglichst chemisch reine Gipsqualität anzustreben. Der in Gipsbinden verarbeitete gebrannte Gips (Halbhydrat!) zieht Wasser an. Die Gipsbinden müssen deshalb trocken und in ihrer Originalverpackung aufbewahrt werden. Unverpackte Gipsbinden werden schon durch die Luftfeuchtigkeit, die z.b. im Gipsraum besonders hoch ist, in kurzer Zeit unbrauchbar.

3.5.8. 2. Einstreu-Gipsbinden

Durch Aufstreuen von gebranntem Alabastergips auf schnittkantige 17- oder 20fädige Mullbinden entstehen die sogenannten „Einstreu"-Gipsbinden. Damit der Gips nicht herausfallen kann, wird jede Binde in Filterpapier eingeschlagen, mit diesem später auch ins Wasser getaucht, und zwar so lange, bis keine Luftblasen mehr aufsteigen.

Um eine schnelle und sichere Durchfeuchtung zu erreichen, werden alle Gipsbindensorten stets auf Pappröllchen aufgewickelt, außerdem wird dadurch die Tauchzeit der Binde verkürzt. Für Einstreu-Gipsbinden beträgt die Tauchzeit ca. 1 1/2 Minuten, die Arbeitszeit 3–5 Minuten, die Abbindezeit ca. 5–6 Minuten. Warennamen der Einstreu-Gipsbinden: *Alba* (12), *Cito* (19), *Plastra*-Rekord (12).

3.5.8. 3. Fixierte Gipsbinden

Vorzugsweise verwendet man in der Praxis und im Krankenhaus die sogenannten fixierten Gipsbinden. Bei diesen werden im gebräuchlichsten Verfahren verschiedene Gipssorten mit einem Zusatz von Bindemitteln auf die schnittkantigen Binden aufgetragen. Die fixierten Gipsbinden werden nicht in Filterpapier eingeschlagen, sondern sind in feuchtigkeitsundurchlässigen Folien oder Pergaminpapier verpackt. Sie werden vor dem Tauchen ausgewickelt. Die fixierte Gipsbinde staubt nicht und verliert kaum Gips beim Eintauchen in das Wasser. Bekannte fixierte Gipsbinden heißen: *Biplatrix* (2), *Cellona* (19), *Plastrona* (12), *Plastrona-superschnell* (12), *Platrix* (2).

Durch spezielle Herstellungsverfahren können Gipsbinden auf verschiedene offene Zeiten (s. S. 146) eingestellt und indikationsbezogen eingesetzt werden. Die sogenannten Schnellgipsbinden, mit einer offenen Zeit von ca. 2 Minuten, eignen sich z.B. besonders zur Stabilisierung nach dem Reponieren, oder für Gipsverbände bei „zappeligen" Kindern. Zum Typ Schnellgipsbinden gehören die *Biplatrix* (2), die zartblau eingefärbt ist, *Cellona* (19) und *Plastrona-superschnell* (12).

Sollen orthopädische Gipsverbände angelegt werden, ist oftmals eine längere offene Zeit erwünscht. Die *Platrix*-Hartgipsbinde, die zartrosa eingefärbt ist, weist eine offene Zeit von 3 1/2 Minuten auf.

3.5.8. 4. Wasserfeste Gips-Kunstharzbinden (Abb. 3.3 c)

Gipsverbände weichen, wenn sie mit Wasser in Berührung kommen, langsam auf. Für wasserfeste Hartverbände haben sich die Gips-Kunstharzbinden bewährt. Die Binden enthalten neben Spezialgips wasserlösliches Kunstharz und einen Katalysator, so daß nach dem Tauchen das Kunstharz kondensiert. Die Verbände sind wasserfest, trotzdem luftdurchlässig, so daß nicht die Gefahr besteht, daß sich feuchte Kammern bilden. Kunstharzbinden sind sehr feuchtigkeitsempfindlich, sie werden deshalb schon spezialverpackt geliefert. Sie müssen alsbald verbraucht werden, wenn sie ausgepackt sind, da die Luftfeuchtigkeit sie innerhalb kurzer Zeit zum Abbinden bringen würde. Die Tauchzeit beträgt 1−2 Sekunden, die Arbeitszeit 3−5 Minuten, die Abbindezeit 20−30 Minuten. Kunstharzbinden sind unter dem Namen *Cellamin* (19) bekannt.

Da die Gips-Kunstharzbinden geringe Spuren Formaldehyd enthalten, ist das Einfetten der Hände oder Überziehen von Gummihandschuhen zu empfehlen.

Die Binden für die Hartverbände sind in verschiedenen Längen und Breiten erhältlich:

Gipsbinden

Einstreu-Gipsbinden	Länge:	3, 4 m
Fixierte Gipsbinden	Länge:	2, 3, 4 m
Kunstharzbinden	Länge:	2 m
Breiten (alle Typen gleich):		6, 8, 10, 12, 15, 20 cm

Longuetten

Fixierte Gipsbinden	Länge:	1 m und 20 m, 4fach gelegt
Biplatrix/Platrix	Länge:	25 m, 4fach gelegt
	Breite:	10, 12, 15, 20 cm

Breitlonguetten

Fixierte Gipsbinden	Länge:	5 m
	Breite:	40, 60, 80 cm
Gips-Kunstharzbinden	Länge:	5 m
	Breite:	60 cm

3.5.8. 5. Kunstharzverbände

Unter den Namen *Light Cast*, *Hexelite* und *Neofract* sind in der letzten Zeit Verbandsysteme auf dem Markt, die zwar den Vorteil des geringeren Gewichtes gegenüber dem herkömmlichen Gipsverband haben, jedoch in erheblichem Maße Indikationsbeschränkungen unterliegen. Bedingt durch die hohen Kosten für das Ausgangsmaterial und die Verarbeitung ist die Wirtschaftlichkeit dieser Verbände in Frage gestellt.

3.5.9. Gipslack

Gipslack ist eine klartrocknende Kunststoffemulsion zur Imprägnierung von Gipsverbänden. Dieser Lack schützt die Gipsverbände vor schädigenden Einflüssen. Die Imprägnierung verhindert das Brüchig- und Sprödewerden der Gipsverbände durch die Einwirkung von Wasser (z.B. beim Waschen der Patienten), Streusalz (z.B. beim Gehgips im Winter) oder Urin (z.B. bei einem Beckengips). Die imprägnierten Gipsverbände behalten ihre Stabilität bis zur vorgesehenen Abnahme. Die Ware wird unter dem Namen Cellona-Gipslack (19) und Gipslack (2) angeboten.

3.5.10. Gipsspurenentferner

Zur Entfernung von Gipsresten an den Händen der Gipspfleger, auf der Haut der Patienten oder auf den Instrumenten ist ein spezielles Gipslösegel entwickelt worden. Es wird wie flüssige Seife angewendet, ist hautpflegend und wirkt antiseptisch. Der Warenname lautet: *Novex* (2).

Novex darf nicht in das Tauchwasser, das zur Verarbeitung der Gipsbinden dient, gegeben werden. Der Gips bindet dann nicht mehr ab.

Ferner ist ein Händepflegemittel, das auch Gipsreste auf der Haut löst, erhältlich. Um die Gipsreste zu entfernen, wird die Creme dünn aufgetragen, mit wenigen Waschbewegungen unter warmem Wasser lassen sich die angetrockneten Gipsreste lösen und dann abspülen. Die Creme ist gleichzeitig ein Hautschutz- und -pflegemittel. Warenname: *Cellona-Creme* (19).

3.5.11. Zinkleimbinden

Zur Nachbehandlung von Unterschenkelfrakturen oder bei der Behandlung von sogenannten Beinleiden finden Zinkleimbinden Verwendung. Es handelt sich um Mull- oder elastische Binden, die mit Zinkleim getränkt sind. Zinkleim wird hergestellt aus Zinkoxid, Gelatine, Glyzerin und Wasser. Die Binden kommen gebrauchsfertig in feuchter und trockener Ausführung in den Handel. Die trockene Zinkleimbinde ist allerdings auch feucht, aber im Gegensatz zur feuchten Binde trocknet diese wesentlich schneller und gibt einen härteren Verband. Diese Binden werden deshalb bei der ambulanten Behandlung der Patienten bevorzugt angewendet. Um ein Verkleben der Strümpfe zu verhindern, zieht man über den fertigen Zinkleimverband nach dem Trocknen einen hautfarbenen Schlauchverband.

Die Mull-Zinkleimbinden sind 5, 7 und 10 m lang und 10 cm breit, die elastischen Zinkleimbinden sind 8 cm breit und gedehnt 5 m lang. Die Warennamen lauten: *Ulcovarin* (8), *Varicex* (19), *Varix* (12).

Man kann Zinkleimbinden auch selbst herstellen. Dazu benötigt man die Zinkleimmasse, die der Apotheker in Porzellankruken liefert, ein Wasserbad, um darin die Kruke mit dem Inhalt zu erwärmen, einen breiten, flachen Pinsel, Schlauchverband oder ausgewaschene bzw. schnittkantige Mullbinden. Man streicht direkt auf die Haut eine dünne Schicht Zinkleim und wickelt darüber die Mullbinde in einfacher Lage oder zieht eine Lage Schlauchverband darüber. Dann streicht man wieder warme Zinkleimmasse auf und legt eine Lage Mullbinden oder Schlauchverband darüber. Diese Arbeitsweise wiederholt man noch ca. ein- bis zweimal, so daß insgesamt 3–4 Schichten entstehen.

Eine andere Methode besteht darin, daß man zunächst eine Lage Schlauchverband oder eine Mullbinde anlegt und darauf die Zinkleimmasse streicht. Eine dritte Methode wäre dann noch das Eintauchen der gewaschenen Mullbinde in die Zinkleimmasse. Da hierbei aber sehr viel Zinkleim nutzlos abtropft, ist diese Methode nicht zu empfehlen.

3.5.12. Papierbinden

Sie werden aus gebleichtem Kreppapier hergestellt und zum Anwickeln von Polsterwatte unter Gipsverbänden verwendet. Die Binden sind 4 m lang und in den Breiten von 4, 6, 8, 10, 12 und 15 cm erhältlich.

3.5.13. Übungsbinden

Für den praktischen Unterricht in der Verbandlehre stehen Übungsbinden, die meistens aus Zellwolle gefertigt werden, zur Verfügung. Sie sind dichter gewebt als die üblichen Mullbinden und haben an den Kanten rote Kettfäden. Durch die Markierung kann man genauer den Verlauf der einzelnen Bindentouren erkennen. Die Binden sind 4, 6, 8, 10 und 12 cm breit und stets 4 m lang.

3.6. Verbandpäckchen

Friedrich von Esmarch hatte als Feldarzt an dem Gefecht vor Bau 1848 und an den Feldzügen von 1864, 1866 und 1870 teilgenommen und zahlreiche Verwundete zu versorgen. Dabei wurde ihm bewußt, daß die Notversorgung der Verwundeten unzureichend war. Er setzte sich dafür ein, daß die Soldaten immer ein Verbandpäckchen bei sich tragen sollten. Seine Bemühungen um die Einführung des Verbandpäckchens wurden erheblich angefeindet. Aber er kümmerte sich nicht nur um die Erste-Hilfe-Ausstattung der Soldaten. Angeregt durch das Beispiel der englischen Johanniterritter, richtete er Samariterschulen ein und bildete Männer und Frauen in der Ersten Hilfe aus. Sein Ziel war es, so Helfer, die im Frieden und

Krieg bei der Pflege und Behandlung Verletzter mitwirken sollten, heranzubilden.

Fast 100 Jahre später gehört das Verbandpäckchen zur Ausstattung der vorgeschriebenen Kraftwagenverbandkästen, der stationären Verbandschränke am Arbeitsplatz und der Reiseapotheken. Es ist selbstverständlich auch Bestandteil der Erste-Hilfe-Ausrüstungen der Rettungsstationen und -wagen an Autostraßen und der Unfallmeldestellen an den allgemeinen Verkehrswegen.

Da die Verbandpäckchen für die Notversorgung bei Unfällen verwendet werden und jeder Laie in der Lage sein muß, schnell ein Verbandpäckchen zu öffnen und anzulegen, so hat der Deutsche Normenausschuß in Zusammenarbeit mit dem Deutschen Roten Kreuz und dem Hauptverband der gewerblichen Berufsgenossenschaften, Zentralstelle für Unfallverhütung e.V., einheitliche Vorschriften für die Abmessung des Materials, gleiche Faltungen der Wundabdeckungen und Binden, Markierungspunkte, Verpackung und Beschriftung festgelegt und in dem Normblatt DIN 13 151 die für das Verbandpäckchen, im Normblatt DIN 13 152 die für die Brandwundentücher und im Normblatt DIN 13 153 die für die Brandwundenverbandpäckchen veröffentlicht.

Tab. 3.6 zeigt, welche Vorschriften für das Verbandmaterial bestehen, Abweichungen bei den nach DIN hergestellten Verbandpäckchen sind nicht erlaubt. Das Verbandmaterial soll gemäß den Vorschriften der Normblätter „keimfrei" sein. Es wird deshalb mit der Innenhülle, die doppelt das Verbandmaterial umhüllt (die Innenhülle ist ein bakteriendichtes Zellulose- oder Tauenpapier), in strömendem Wasserdampf von 120°C sterilisiert. Erst dann wird die Außenhülle, die staub-, luft- und wasserdicht sein und aus knitterfestem, verkleb- oder verschweißbarem Material bestehen muß, übergezogen und fest verschlossen. Sie muß an einem der fest verklebten oder verschweißten Ränder eine Einkerbung oder einen Einschnitt zum schnellen Öffnen der Außenhülle haben.

Die DIN-Normblätter und auch die „Technischen Lieferbedingungen (TL)" des Bundesamtes für Wehrtechnik und Beschaffung schreiben für Verbandpäckchen vor, daß die Außenhüllen so beschaffen sein müssen, „daß die Gewähr für Keimfreiheit auch nach monatelanger Aufbewahrung und unter Einwirkung von Wärme und Feuchtigkeit gegeben ist". Es wird also „Keimfreiheit" verlangt, der diesbezügliche Aufdruck, „sterilisiert", auf der sichtbaren Außenseite der Papierumhüllung bei den in Kunststoffolie eingeschweißten Verbandpäckchen angebracht. Bundeswehrverbandpäckchen sind entsprechend der Vorschrift sterilisiert ohne auf der Außenhülle diesen Vermerk zu tragen. Die Verbandpäckchen sind vorschriftsmäßig sterilisiert, d.h. keimfrei gemacht, und verpackt, es kann jedoch nicht das im

Die Fertigware und ihre Handelsformen

Tabelle 3.6 Verbandpäckchen (sterilisiert) für die Erste Hilfe

Bezeichnung	DIN Kurzzeichen	Kompressengröße Breite/Länge mm	Mullbinde Breite / Länge mm	Material für die Wundabdeckung	Farbe des Aufdrucks (Außenverpackung)
Verbandpäckchen	13 151 K (klein) 13 151 M (mittelgroß) 13 151 G (groß)	60/ 80 80/100 100/120	60/3000 80/4000 100/4000	Verbandwattevlies mit allseitiger Mullumhüllung	schwarz
Brandwunden-Verbandtücher	13 152 A (klein) 13 152 B (groß)	600/800 800/1200	— —	Zellwollgewebe in Leinwandbindung, stärkefrei und nicht mit Blaumitteln oder optischen Weißtönern behandelt	rot
Brandwunden-Verbandpäckchen	13 153 BR	350/450	1 x 60/3000 1 x 60/650 blau		
Lohmann Metalline Verbandtuch (klein)	—	600/800	mit Bindebändern	wundseitige Lage Metalline, 2 Lagen Viscotex und Decklage wasserabweisend imprägniert	silber/ grün/weiß
Lohmann Metalline Verbandtuch (groß)	—	800/1200			
Lohmann Metalline Verbandpäckchen	—	350/450	1 x 60/3000 1 x 60/650 blau		
Verbandpäckchen „Bundeswehr"	TL 6510-002	2 x 100/120	100/6000 (olivgrün) + 2 Sicherheitsnadeln	Verbandwattevlies mit allseitiger Mullumhüllung	schwarz auf olivfarbener Außenhülle
Verbandkompresse „Bundeswehr"	TL 6510-003	250/300	2 x 100/6000 + 2 Sicherheitsnadeln		
Brandwunden-Verbandpäckchen „Bundeswehr"	TL 6510-007	600/800	2 Haltebänder 30/1600 mm (gelboliv)	wundseitige Vliesstofflage mit Reinaluminium bedampft, 2 Lagen Vliesstoff als Saugschicht, Decklage (4. Schicht) gelboliv, wasserabweisend imprägniert	

Normblatt vorgesehene Wort „keimfrei" verwendet werden, da dann die Firmen garantieren müssen, daß der Inhalt *immer* „keimfrei" bleibt, hier ist die Industrie überfordert, denn gegen mutwillige Beschädigungen ist das beste Verpackungsmaterial nicht gefeit.
Aus Tab. 3.6 sind schon die Maße und die Beschaffenheit der Wundabdeckungen ersichtlich. Folgende Eigenheiten der einzelnen Typen sind zu beachten:

3.6.1. Verbandpäckchen DIN 13 151 K, M, G

Die Mullumhüllung der Wundabdeckung ist mit einem unschädlichen roten Farbstoff getränkt, die Kompresse ist auf die Mullbinde aufgenäht. In entsprechendem Abstand von der Kompresse sind blaue Punkte auf der Binde angebracht. Die Entfernung der Kompresse von dem kürzeren Ende der Mullbinde beträgt beim Typ K 7,5 cm, beim Typ M und G 10 cm. Das Verbandpäckchen wird so zusammengepreßt, daß man nach dem Öffnen der Papierumhüllung die beiden blauen Punkte fassen und die Kompresse auseinanderziehen kann. Die Kompresse wird dabei nicht berührt, die rote Seite kommt auf die Wunde.

3.6.2. Brandwundentücher DIN 13 152, A, B

Das Brandwundentuch A ist 5fach und das Brandwundentuch B 6fach gefaltet. An zwei Enden einer Breitseite sind zum Entfalten des Tuches deutlich aus dem gefalteten Tuch herausragende blaue Schlaufen angenäht, da das sterilisierte Tuch nicht mit den Fingern berührt werden soll.

3.6.3. Brandwundenverbandpäckchen DIN 13 153 BR

Zum Befestigen der Brandwundenkompresse ist die lange Mullbinde mit 2 Nähten auf einer Breitseite der Kompresse aufgenäht, die kurze Mullbinde ist mit einem unschädlichen Farbstoff blau gefärbt und an der entgegengesetzten Breitseite der Kompresse mit 2 Nähten aufgesteppt. Die Kompresse ist in der Mitte der Längsseite so gefaltet, daß das blaue Mullbindenstück und die aufgesteppte Mullbinde (der langen Binde) aufeinanderliegen. Die beiden Enden des blau eingefärbten Mullbindenstückes werden in das Bindenende und den Bindenkopf der Mullbinde eingeschlagen. Auf der nichtgefärbten Mullbinde sind in entsprechendem Abstand von der Kompresse 2 blaue Punkte angebracht, sie liegen beim gepreßten Päckchen oben. Ein dünner, leicht durchreißbarer Faden hält das gesamte Material zusammen. Bei sachgerechtem Öffnen des Päckchens wird das sterilisierte Zellwollgewebe nicht mit den Händen berührt.

3.6.4. Lohmann Metalline-Verbandtuch und Verbandpäckchen

Diese Verbandtücher und Verbandpäckchen sind nicht genormt, da bisher nur die Firma Lohmann mit Aluminium bedampfte Wundauflagen herstellt. Die Bindebänder sind so in die Verbandtücher eingefaltet, daß man an den als kurze Schlaufen herausragenden Bändern das Tuch entfalten kann. Die Metallseite der Kompresse wird auf die Wunde gelegt. Die Außenseite der Tücher ist wasserabweisend imprägniert.

3.6.5. Verbandpäckchen Bundeswehr TL 6510-002

Das Verbandpäckchen ist für Erste-Hilfe-Leistungen bei Verletzungen bestimmt und gehört zur Ausrüstung jedes Soldaten. Die Verbandpäckchen der Bundeswehr haben 2 Wundkompressen, und zwar ist die 1. wie üblich auf die Binde in der Nähe des Bindenendes aufgenäht. Die 2. Kompresse ist rückseitig mit 2 Nesselbändern als Halterung ausgestattet. Sie liegt im fertigen Verbandpäckchen weiter zum Bindenkopf hin. An den beiden Schmalseiten der Kompresse befinden sich kurze Schlaufen zum Verschieben der Kompresse auf der Binde.

Die Außenhülle besteht bei den Bundeswehrverbandpäckchen nicht aus Kunststoff, sondern aus „auf beiden Seiten mit *verschiedenen* Kunststoffen beschichtetem Baumwollgewebe". Das Baumwollgewebe ist oliv eingefärbt. Die Gebrauchsanweisung, die sich auf der Innenhülle befindet, und einige Hinweise auf der Außenhülle sind dreisprachig vorhanden (deutsch, englisch, französisch).

3.6.6. Verbandkompresse Bundeswehr TL 6510-003

Gemäß TL 6510-003 lautet die Verwendungsvorschrift: „Die Verbandkompresse dient zur Behandlung oder Versorgung großflächiger Wunden und soll nur vom Arzt oder entsprechend ausgebildetem Personal angelegt werden; sie ist Bestandteil der Sanitätsausrüstungen in den Sanitätseinheiten".

Die Wundkompresse und die 2 Mullbinden sind weiß, die 1. Mullbinde ist durch Steppnaht mit der Kompresse verbunden, die 2. Mullbinde ist separat in Papier eingepackt und liegt im fertigen Päckchen neben der ersten Binde obenauf. — Die mitzuliefernden Sicherheitsnadeln liegen bei den Bundeswehr-Verbandpäckchen flach nebeneinander in Pergaminpapier oder Papier mit ähnlichen Eigenschaften. Sie liegen auf dem gepreßten Verbandmaterial und werden nur durch den das Päckchen umgreifenden Baumwollfaden festgehalten.

3.6.7. Brandwunden-Verbandpäckchen TL 6510-007

Gemäß TL 6510-007 lautet die Verwendungsvorschrift: „Das Brandwunden-Verbandpäckchen ist zur Versorgung von Brandwunden und großflächigen Wunden aller Art bestimmt und Bestandteil verschiedener Sanitätsausstattungen". Die wundseitige Auflage ist mit Reinaluminium bedampft, das Saugmaterial ist Vliesstoff, die wasserabweisend imprägnierte Außenseite der Wundabdeckung ist im Gegensatz zum Metalline-Verbandpäckchen gelboliv eingefärbt. Die Haltebänder sind so gefaltet, daß sie bei dem fertig gepreßten Verbandmaterial als kurze Schlaufen an einer Schmalseite heraussehen. Sie werden angefaßt und das Tuch leicht geschüttelt, so daß es sich entfalten kann. Die metallisierte Lage wird auf die Verletzung gelegt.

3.7. Pflaster

3.7.1. Aus der Geschichte der Pflasterentstehung

Unter Pflaster verstand man im Altertum die Anwendung äußerlich aufgebrachter Medikamente. Die Grundmasse setzte sich aus Wachs, Harz, Fett, Bleiseife und ähnlichen Stoffen zusammen, denen entsprechende Heilmittel beigegeben wurden. In kaltem Zustand erstarrte die Masse, das Pflaster wurde deshalb vom Apotheker meistens in Stangenform verkauft. Sollte es verwendet werden, so wurde es erwärmt, damit die dann breiige Masse auf eine Stoffunterlage — meistens Leinen und später sogenannte Salbenmulle — gestrichen werden konnte. Dies waren gestrichene Pflaster, sie mußten dann sofort auf die erkrankte Körperstelle geklebt werden, da sie sonst wieder hart und brüchig wurden.

Erst als man um 1870 in Amerika den Kautschuk mit zur Pflasterherstellung verwendete, gelang es der Firma Seabury & Johnson, ein gebrauchsfertiges Pflaster auf den Markt zu bringen, das auch bei gewöhnlicher Temperatur haftete. Die Pflastermasse war gelblichbraun, sie war nicht sehr lange haltbar und außerdem führte die Mischung leicht zu Hautreizungen.

1901 konnte der Apotheker Paul Beiersdorf in Hamburg ein neues Pflaster zum Patent anmelden. Und zwar hatte er zur Kautschukpflastermasse Zinkoxid, das reizlindernd und entzündungshemmend wirkt, hinzugefügt. Dieses Zinkoxidkautschukpflaster war das erste *weiße* Pflaster, es erhielt deshalb den Warennamen *Leukoplast*. Das Leukoplast war ein Vollstrichpflaster, d.h. die ganze Fläche des Trägerstoffes (meistens Schirting) war mit der Pflastermasse bestrichen. Dadurch wurde das Pflaster luftundurchlässig und rief gelegentlich Hautreizungen hervor; außerdem wurde die Hautatmung beeinträchtigt.

Luftdurchlässiges Pflaster brachte zum ersten Male im Jahre 1941 die Firma Lohmann in Fahr* heraus. Anstelle des luftundurchlässigen Vollstriches trat hier ein poröser Aufstrich, so daß Hautatmung möglich wurde. Dieser poröse Aufstrich war auch für die Namensgebung „Porofix" bestimmend.

*jetzt Neuwied

Zinkoxidkautschukpflaster sind nicht unbegrenzt haltbar, sie müssen trocken und vor Licht geschützt aufbewahrt werden. Feuchtigkeit, hohe Temperaturen, ultraviolette Strahlen und Kälte können die Haltbarkeit stark beeinträchtigen. Zinkoxidkautschukpflaster geben auf Röntgenbildern Schatten.

Da also diese Pflaster immer noch Nachteile aufweisen, so wird von der Industrie an der Weiterentwicklung der Pflaster intensiv gearbeitet. Man kennt z.Z. neben den oben beschriebenen Pflastern solche, bei denen die natürlichen Harze und Kautschukbestandteile durch synthetische Komponenten ersetzt wurden. Der gegenwärtige Stand der Technik ermöglicht vollsynthetische Polyacrylatklebemassen. Polyacrylkleber sind hautfreundlich, luftdurchlässig, alterungsbeständig und röntgenstrahlendurchlässig.

Die ersten Pflaster waren reine Heilpflaster, doch trat deren Bedeutung seit der Erfindung der Zinkoxidkautschukpflaster immer mehr in den Hintergrund. Als gebrauchsfertiges Heftpflaster, auch unter dem Namen ,,Verbandpflaster" bekannt, wurde es zum idealen Helfer bei der Fixierung der Verbände. Nach dem ersten Weltkrieg kombinierte man breites Heftpflaster mit schmalen Wundauflagen, es entstand der Wundschnellverband zur vereinfachten Versorgung kleinerer Verletzungen.

Das vielgestaltige heutige Angebot der Heftpflaster und Schnellverbände läßt vergessen, daß am Anfang nur eine Stange Zugpflaster zur Verfügung stand.

3.7.2. Verbandpflaster

3.7.2. 1. Zinkoxidkautschukpflaster

Das einfachste Pflaster ist das Verbandpflaster, welches lediglich zum Fixieren von Verbänden dient. Als Träger für die Klebemasse werden Textilgewebe aus Baum- und Zellwolle sowie Seide verwendet, die wasserabstoßend imprägniert, aber nicht wasserfest sind. Sie sind nicht dehnbar und können weiß oder hautfarben sein. Die Klebemasse besteht aus Natur- oder synthetischem Kautschuk, Harzen (als Kleber), Zinkoxid und sogenannten Füllstoffen. Sie wird entweder als ,,Vollstrich" oder im ,,porösen Aufstrich" auf den Trägerstoff aufgebracht. Normale Vollstrichpflaster sind luftundurchlässig und wasserdurchlässig.

3.7.2. 2. Verbandpflaster mit Polyacrylklebern

Wird die Klebemasse aus synthetischen Komponenten hergestellt, so ist sie alterungsbeständig, hautfreundlicher und für Röntgenstrahlen durchlässig. Als Trägerstoff kann man wasser- und luftundurchlässige PVC-Folie, die in beiden Richtungen leicht dehnbar ist, verwenden.

Für luft- und feuchtigkeitsdurchlässige Polyacrylkleber-Verbandpflaster verwendet man als Träger Azetatseide oder Vliesstoffe.

3.7.2. 3. Wasserfeste Verbandpflaster

Der Trägerstoff bei wasserfesten Pflastern kann aus PVC- und Polyäthylenfolien oder wasserfest imprägniertem und lackiertem Baumwoll- oder Zellwollgewebe bestehen. Wasserfeste Pflaster sind luftundurchlässig.

Tabelle 3.7 Verbandpflaster

Warenzeichen	Klebemasse	Breite in cm	Länge in m
a) *Textilträger*			
Blankoplast (3)	Kautschuk	1,25, 2,5, 5	1, 5
Blankoplast perforiert (3)	Kautschuk	5	1, 5
Dermicel (15)	Polyacrylat	1,25, 2,5, 5, 7,5	9,1
Durapore (23)	Polyacrylat	1,25, 2,5, 5, 7,5	9,1
Fixomull (2)	Polyacrylat	15	2
		5, 10, 15, 20, 30	10
Hartmannplast (12)	Kautschuk	1,25, 2,5, 5	1, 5
Leukoplast porös (2)	Kautschuk	1,25, 2,5, 5	1, 5
Leukoplast wasserfest (2)	Kautschuk	1,25, 2,5, 5	5
Leukosilk (2)	Polyacrylat	1,25, 2,5, 5	5
Polyplast (35)	Kautschuk	1,25, 2,5, 5	1, 5
Polyplast perforiert (35)	Kautschuk	1,25, 2,5, 5	1, 5
Porofix (19)	Polyacrylat	1,25, 2,5, 5	1, 5
Saniplast (30)	Kautschuk	1,25, 2,5, 5	1,5
Silkafix (19)	Polyacrylat	1,25, 2,5,	5
b) *Vliesstoffträger*			
Dermilite (15)	Polyacrylat	1,25, 2,5, 5	9,1
Leukopor (2)	Polyacrylat	1,25, 2,5, 5	5
Mefix (24)	Polyacrylat	5, 10, 15, 20, 30	10
Micropore (23)	Polyacrylat	1,25, 2,5, 5, 7,5	9,1
c) *Folienträger*			
Blenderm (23)	Polyacrylat	1,25, 2,5, 5, 7,5	9,1
Dermiclear (15)	Polyacrylat	1,25, 2,5, 5	4,55
Leukofix (2)	Polyacrylat	1,25, 2,5, 5	5
Leukoflex (2)	Polyacrylat	1,25, 2,5, 5	5
Lomafix (19)	Polyacrylat	1,25, 2,5, 5	5
Transpore (23)	Polyacrylat	1,25, 2,5, 5, 7,5	9,1
d) *Verbandpflaster für Streckverbände*			
Leukoplast für Streckverbände (2)		8	5
Polyplast für Streckverbände (35)		6, 8	5

3.7.2. 4. Breitflächige Verbandpflaster

Eine althergebrachte Methode ist die Rundumbefestigung einer Wundkompresse mit einem sterilen Mullschleier (s. S. 69). Eine einfachere neuartige Methode ist die Befestigung mit breitflächigem Pflaster. Hier handelt es sich um luftdurchlässigen, hautfreundlichen, anschmiegsamen und selbstklebenden Mull oder Vliesstoff. Der Mull bzw. Vliesstoff ist mit Schutzpapier abgedeckt, so daß ein zugeschnittenes Pflaster transportfähig bleibt. Das Pflastermaterial ist sterilisierbar, es kann daher an die Stelle des sterilen Mullschleiers treten. Bekannte Warennamen sind z.B.: *Fixomull* (2), *Mefix* (24); die Handelsformen sind in Tab. 3.7 angegeben.

3.7.2. 5. Verbandpflaster für Streckverbände

Aus besonders starkem Stoff wird das Pflaster für Streckverbände hergestellt. Dieser Stoff ist auch unter dem Namen „Segeltuch" bekannt. Die Pflastermasse ist eine Zinkoxidkautschukmasse.

3.7.3. Wundverbände

Bei diesen Verbänden handelt es sich um Kombinationen von breiten Verbandpflastern und Wundauflagen, die antiseptisch imprägniert sind. Da Mull mit den Wunden verkleben kann, besteht die Gefahr, daß bei einem Verbandwechsel die Wunde wieder aufgerissen wird. Deshalb werden in zunehmendem Maße bei Wundverbänden wundfreundliche Auflagen verwendet. Die Auflagen können entweder mit Metall oder Kunststoff beschichtet sein oder aus einem Zellwollgewebe bestehen, das aus verschieden starken Garnen hergestellt wird und sich bei Kontakt mit Blut oder Sekret von der Wunde abhebt.

Der Wundverband soll nach Möglichkeit luftdurchlässig sein, weil dadurch die Heilung gefördert wird. Ist der Trägerstoff ein Textilgewebe, so kann es starr oder elastisch sein.

Für wasserfeste Wundverbände verwendet man Plastikfolie als Träger. Bei der Meterware entstehen zwangsläufig bei den einzelnen Verbänden zwei offene Seiten. Daneben bekommt man wasserfeste Wundverbände mit zentralen Wundauflagen in verschiedenen Größen. Diese Wundverbände kleben allseitig.

Wundverbände mit Zinkoxidkautschukpflaster: Hansaplast (2), *Heilaplast* (35), *Kosmoplast* (12), *Poroplast* (19), *Saniplast* (30), *Traumaplast* (3). Handelsformen: starr oder elastisch, 4, 6, 8 cm breit; Länge: 10 cm bis 5 m. Pflaster mit zentralen Wundauflagen. Fingerkuppenpflaster, elastisch. Fingerverbände, elastisch oder wasserfest.

Wasserfeste Wundverbände: Hansaplast wasserfest (2), *Poroplast* wasserdicht (19), *Sanderplast* Folienpflaster (30), *Traumaplast* wasserfest (3). Handelsform: 4, 6, 8 cm breit; Länge 50 cm bis 5 m.

Fertigpflaster wasserfest: Hansaplast-strips (2), *Poroplast* wasserdicht (19), *Sanderplast*-Folienpflaster (30); in verschiedenen Formaten, zum Teil auch als Fingerkuppenpflaster.

Vliesstoff-Wundverbände mit Polyacrylatklebern: Curaplast (19), *Cutiplast* (2), *Hansamed* (2), *Hansapor steril* (2). Handelsform: *Cutiplast* und *Hansamed:* 4, 6, 8 cm breit; 0,5, 1 und 5 m lang.

Hansapor steril und *Curaplast* mit zentralen Wundauflagen, allseitig klebend, sterilisiert, einzeln verpackt, verschiedene Abmessungen von 6 cm bis 10 cm Breite; 10 cm bis 35 cm Länge. Die Spezialwundauflagen verkleben nicht mit der Wunde. Der Vliesstoff ist luftdurchlässig und röntgenstrahlendurchlässig. Die äußere Oberfläche selbst ist wasserabstoßend imprägniert. Außerdem zeigen die einzeln in Spezialfolie eingepackten Hansapor steril-Wundverbände durch einen roten Punkt auf der Folie an, daß sie mit Gammastrahlen sterilisiert worden sind.

Bei allen Wundverbänden werden die Wundauflagen durch abziehbare Schutzstreifen abgedeckt. Die Wundauflagen sollen vor oder während des Aufklebens nicht mit den Fingern berührt werden.

3.7.4. Spezialpflaster

3.7.4. 1. Nabelbruchpflaster

Sie werden zur konservativen Behandlung von Nabelbrüchen bei Säuglingen benötigt. Das Nabelbruchpflaster soll so beschaffen sein, daß kein Wasser beim Waschen oder Baden in die Nabelfalten gelangen kann. Es soll andererseits die recht empfindliche Säuglingshaut nicht reizen, deshalb ist nicht jedes breite Verbandpflaster geeignet. Dafür sollten spezielle Nabelbruchpflaster verwendet werden. Fertige Nabelbruchpflaster gibt es in ein- und zweiteiligen Ausführungen.

3.7.4. 2. Wundnahtpflaster

Sie sind gebrauchsfertig sterilisiert und unsteril erhältlich. Träger der Klebemasse ist entweder ein Textilgewebe, Vliesstoff oder eine Kunststoffolie. Verwendet werden diese Pflaster bei kleinen oberflächlichen Wunden, zur Unterstützung der Naht bei größeren Wunden, bei Sekundärverschlüssen und auch anstelle von Hautnähten nach Operationen.

Wundnahtpflaster aus Textilgewebe mit Zinkoxidkautschukkleber: *Porofix*-Klammerpflaster (19) (die Nahtstege sind aluminiumbeschichtet); mit Polyacrylatkleber: *Leukoclip porös* (2).
Vliesstoff-Wundnahtpflaster mit Polyacrylatkleber: *Curapont* (19), *Steri Strip* (23).
Kunststoffolien-Wundnahtpflaster mit Polyacrylatkleber: *Band-Aid-Butterfly* (15), *Leukoclip* (2).

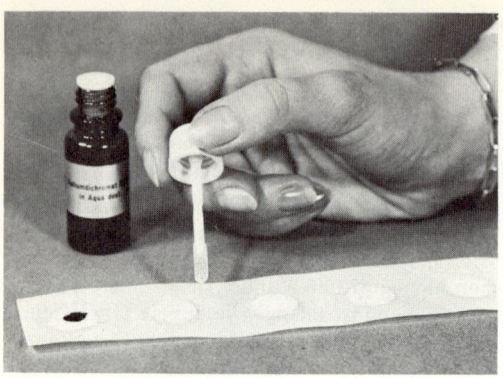

Abb. 3.4 Testpflaster (aus: Pflaster. Herstellung, Eigenschaften, Indikationen. Beiersdorf, Hamburg 1970)

3.7.4. 3. Testpflaster

Es wird lediglich zur Diagnostik benötigt. Hier handelt es sich um Verbandpflaster, das in Abständen mit Zellglas und Baumwolläppchen versehen ist (Abb. 3.4). Auf die Läppchen wird die Testsubstanz aufgetragen und dann mit dem Pflaster auf die Haut geklebt. Nach einer bestimmten Einwirkungszeit können Hautreaktionen sichtbar werden.

Testpflasterträgerstoffe: normale Zinkoxidkautschukpflaster. Warennamen: Testpflaster aus Leukoplast (2), *Porotest* (19); Testpflaster mit Polyacrylkleber: *Curatest* (19) = Vliesstoff; *Leukotest* aus Leukosilk (2) = Azetatseide.

3.7.4. 4. Pflaster zur Therapie

Es sind nur noch wenige Heilpflaster gebräuchlich. Bekannt sind die Wärmepflaster (Rheumapflaster), die bei rheumatischen Erkrankungen angewendet werden können. Hier werden der Pflastermasse durchblutungsfördernde Medikamente zugegeben. Diese Pflaster sind nur in vorgeschnittenen Größen erhältlich.
Warennamen: *ABC-Pflaster* (2), *Capsiplast* (2)

Auch die Hühneraugen- und Hornhautpflaster gehören in diese Gruppe. Die Hühneraugen- und Hornhautpflaster sollen die Verhornungen erweichen, deshalb weisen die gebrauchsfertigen Pflaster in der Mitte einen salizylsäurehaltigen Kern auf. Die größeren Pflaster sind flächenhaft mit salizylsäurehaltiger Klebemasse bestrichen und werden entsprechend der Größe der verhornten Stellen zugeschnitten.
Warennamen: *Cornina* Hornhautpflaster (2), 6 x 9 cm; *Cornina* Hühneraugenpflaster (2) = mit zentralem Kern und Filzdruckschutzring.

3.8. Schlauchverband

Das Schlauchmaterial wurde nach dem II. Weltkrieg in Amerika entwickelt und wird seit 1954/55 auch in der Bundesrepublik angeboten. Zunächst wurde das Schlauchmaterial, das gestrickt ist, unter dem Namen „tubegauz" (tg) gehandelt. Die wörtliche Übersetzung der englischen Bezeichnung ist „Schlauchmull", man hat viele Jahre diese Bezeichnung für das Schlauchmaterial verwendet. Da aber unter der Bezeichnung „Gaze" bzw. „Mull" gewebtes Verbandmaterial angeboten wird, es überdies die spezialgewebte Tamponade „Schlauchgaze" (s.S. 21) gibt, so spricht man jetzt nur noch von „Schlauchverband", wenn der moderne, gestrickte Verbandstoff gemeint ist.

Dieses Verbandmaterial wird rundgestrickt, es ist bis zur vierfachen Breite dehnbar und kann durch Ziehen in Längsrichtung wieder in die ursprüngliche Breite gebracht werden. Das Gestrick wird aus gebleichter Baumwolle bzw. Baumwolle/Zellwolle hergestellt, es ist wesentlich dünner und elastischer als Trikotschlauch, ist kochfest und autoklavierbar. Verbände lassen sich mit diesem Material sehr viel schneller und eleganter als nach der herkömmlichen Methode mit Mullbinden anlegen. Da der Schlauchverband nicht unbegrenzt dehnbar ist, so stehen für die verschiedenen Anwendungsgebiete (Finger, Arm, Bein, Kopf, Rumpf) unterschiedliche Breiten zur Verfügung.

Schlauchverband ist unter folgenden Warennamen erhältlich: *Stülpa* (12), *tg* (19), *Tricofix* (2), *Tubiton* und *Tubinette* (32).

Tubiton-Schlauch wird aus Mischgarnen (Baumwolle/Viskose) und Tubinette-Schlauch nur aus Viskose hergestellt. Tubinette ist dadurch preiswerter.

Die Schlauchverbände können mit sogenannten Applikatoren, auf die das Material aufgezogen und auf Vorrat gespeichert werden kann, angelegt werden. Jedoch steht der Anwendung des Schlauchmaterials ohne Applikator nichts im Wege. Für tg- und Tubiton/Tubinette-Schlauchverbände werden die Applikatoren von den Herstellern mit angeboten.

Die Stülpa- und Tricofix-Verbände werden ohne Applikator angelegt, d.h. in diesen Fällen wird der Schlauchverband so zusammengeschoben, daß man ihn mit den Händen und viel Fingerspitzengefühl richtig über den zu verbindenden Körperteil führen kann. Schlauchverbände sollen stets glatt (faltenfrei), nicht zu fest, aber rutschfest angelegt werden.

Die Schlauchmaterial-Größen sind nicht genormt, so daß keine einheitliche Numerierung besteht. Der besseren Übersicht wegen werden die Größen deshalb bei den Techniken beschrieben (s.S. 115).

3.9. Netzverband

Hier handelt es sich um hochelastisches, luftdurchlässiges, grobmaschiges Gewirk, das aus polyamidumsponnenen Gummifäden und gekräuselten Polyamidfäden hergestellt wird. Es ist in Querrichtung bis zur 10- bis 15fachen Breite und in Längsrichtung bis zur 2 1/2fachen Länge dehnbar, ist maschen-, also schnittfest und läßt sich wieder aufbereiten. Dieser Netzverband ist in verschiedenen Breiten erhältlich, Übersicht s.S. 137.

Netzverband ist unter folgenden Warennamen erhältlich: *Bindanetz* (6), *Elastofix* (2), *Surgifix* (32), *tg-fix Netzverband* (19).

3.10. Saugmaterial

Als Saugmaterial werden Watte, Zellstoff und Vliesstoffe verwendet. Bei der medizinischen Watte handelt es sich um aufbereitete, gereinigte Baumwolle oder Zellwolle. Die Watte ist weiß. Aus nur bester Baumwolle wird die *Augenwatte,* die in Spezialgebieten der Medizin benötigt wird, hergestellt. *Verbandwatte* kann aus Baum- oder Zellwolle oder einem Gemisch dieser beiden Stoffe hergestellt werden. Diese Mischung bietet Vorteile, denn die Zellwolle saugt sehr schnell auf, während die Baumwolle das bessere Wasserhaltevermögen aufweist. Verbandwatte wird als zusätzliches Saugmaterial und für feuchte Verbände verwendet. Watte darf nicht direkt auf eine offene Wunde gelegt werden.

Ein weiteres Saugmaterial ist der Zellstoff, dessen Rohstoff aus der Zellulose von Fichten-, Kiefern-, Buchen- und Pappelholz hergestellt wird. Wie schon erwähnt wurde, saugt Zellstoff sehr schnell auf und hält große Mengen Wasser. Allerdings zerfließt und zerreißt er sehr leicht und altert relativ schnell. Als Polstermaterial ist er nicht besonders geeignet, da er zusammengedrückt wird.

Verbandzellstoff wird in den genormten Qualitäten „hochgebleicht", „gebleicht" und „ungebleicht" angeboten, daneben gibt es noch zwei nichtgenormte Zwischenqualitäten, nämlich „extra hochgebleicht" und „halbgebleicht".

3.11. Polstermaterial

3.11.1. Polsterwatte

Die Polsterwatte wird aus ungebleichten, nicht entfetteten Baumwollabfällen hergestellt, sie kann Beimischungen aus Zellwolle und/oder gefärbter und ungefärbter Reißbaumwolle haben. Die Baumwolle wird zwar mechanisch gereinigt, die pflanzlichen Fette aber nicht entfernt, so daß diese Watte nicht saugt. Sie dient nur zum Polstern von Schienen, ferner wird sie zum Abpolstern der vorspringenden Knochen unter den Gipsverbänden benötigt. Hierfür kann man allerdings auch geleimte Watte verwenden, bei der eine oder beide Seiten einen dünnen Leimüberzug tragen, so daß sie nicht ausfasern kann. – Bei der unter dem Namen „Wiener Watte" bekannten Qualität handelt es sich auch um geleimte Watte, die aber im Gegensatz zu den anderen Polsterwatten gebleicht ist.

3.11.2. Synthetische Polsterwatte

Die synthetische Polsterwatte wird in zunehmendem Maße verwendet. Die Synthesefaser kann aus den Kunstprodukten Polyester, Polypropylen oder auch einem Polyester-Polyamidgemisch hergestellt sein. Da die Synthesefaser kaum Wasser aufnehmen kann und eine gute Bauschelastizität besitzt, so übertrifft sie, verarbeitet zum Wattevlies, die Vorzüge der Baumwollpolsterwatte.

Synthetische Wattevliese sind sehr weich, anschmiegsam und luftdurchlässig, sie saugen nicht (wie z.B. Verbandwatte) und nehmen nur geringfügig Feuchtigkeit an. Werden dickere Polsterungen benötigt, so haften die Vliese aufeinander, die einzelnen Schichten können sich dadurch nicht verschieben.

Je nach Fabrikat kann die Struktur des Vlieses unterschiedlich sein, d.h., daß ein sehr poröser Wattevlies für Sekrete gut durchlässig ist. Diese Eigenschaft ist bei einigen Spezialverbänden erwünscht. Um zu verhindern, daß beim Anlegen eines Gipsverbandes Gipsbrei in den Wattevlies eindringt, muß evtl. über die Polsterung noch eine Papierbinde gewickelt werden. Dadurch bleibt die Bauschelastizität unter dem fertigen, erhärteten Gipsverband voll erhalten. Bei den festeren Synthetikwattevliesen dringt kaum Gipsbrei ein, die zusätzliche Umwickelung mit der Papierbinde kann entfallen. Porösere Vliese sind reißbar, die festeren werden mit der Schere zu- bzw. abgeschnitten.

Die Synthetikwatte wird in Rollen von 2, 3 und 10 m angeboten. Sie kann von 4 cm bis 48 cm breit sein, genaue Auskunft erteilt der Fachhandel. Synthetikwatte ist im Autoklaven sterilisierbar.

Die Hersteller haben ihren Fabrikaten entweder Eigennamen gegeben: *Artiflex* (2), *Rolta* (12); oder sie werden als „Synthetikwatte" in Verbindung mit dem Firmennamen gehandelt: Lohmann Synthetikwatte, Mölnlycke Synthetikwatte.

3.11.3. Polsterfilz

Wenn eine flächenhafte, aber nicht zu stark auftragende Polsterung angezeigt ist, so z.B. bei orthopädischen Gipsverbänden, verwendet man Polsterfilz. Der Polsterfilz für medizinische Zwecke ist 5 mm stark und 180 cm breit, gehandelt wird er als Meterware. Es gibt 2 Qualitäten, und zwar

Polsterfilz weiß: ca. 33% Wollfasern und 67% Zellwolle, Polsterfilz grau: ca. 65% Wollfasern und 35% Zellwolle und Synthetikfasern.

Beide Qualitäten können im Dampfsterilisator sterilisiert werden. Erhältlich ist das Material unter der allgemeinen Bezeichnung Polsterfilz (19).

3.11.4. Schaumgummi

Keine Saugfähigkeit, aber um so bessere Polsterwirkung zeigen die Schaumgummiplatten, -binden und -kompressen. Schaumgummikompressen (aus Latexschaum) können aus großen Platten, die ca. 1–1,5 cm dick sein sollten, zurechtgeschnitten werden. Ferner sind auch fertige Kompressen in verschiedenen Größen erhältlich, die einseitig leicht gewölbt sind. Die gewölbte Seite wird wegen der besseren Druckwirkung zum Körper hin aufgelegt. Schaumgummi ist sehr elastisch und im Dampfsterilisator sterilisierbar. Er ist aber nicht besonders hautfreundlich, so daß diese Kompressen immer auf Mull- oder Verbandstoffkompressen gelegt werden sollen, außerdem kann man sie mit Watte oder Mull umhüllen. Die Schaumgummikompressen sind unter dem Namen *Komprex* (19) in den Größen von Nr. 00 bis Nr. 4 erhältlich (Abb. 3.5a u. Tab. 3.8).

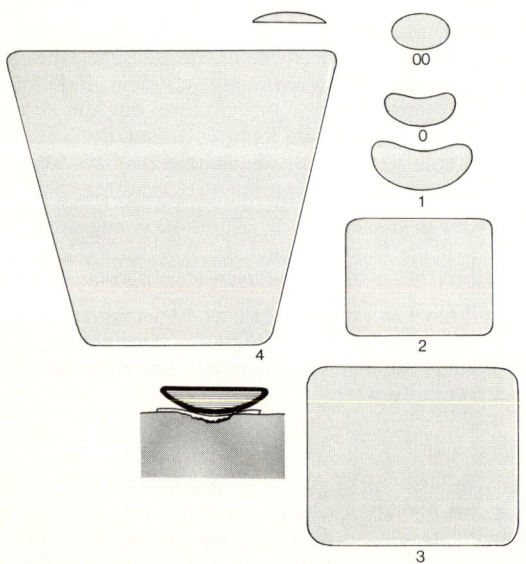

Abb. 3.5a–c a) Figuren der Schaumgummikompressen

Tabelle 3.8 Maße der **Komprex**-Schaumgummikompressen*

Größe Nr.	Länge in cm	Breite in cm	Stärke in cm
00	9,0	6,5 (oval)	1,0
0	9,0	nierenförmig	1,0
1	12,0	nierenförmig	1,5
2	17,0	13,0	1,5
3	25,0	20,0	1,0
4	33,0	$\frac{39,0}{22,0}$ (Trapez)	0,5

* Nach Angaben des Herstellers

3.11.5. Schaumstoff

Aus dem Schaumstoff Moltopren (einem Kunstprodukt) werden ebenfalls Kompressen hergestellt, die sehr luftdurchlässig und deshalb hautfreundlicher sind. Allerdings sind sie nicht so elastisch wie Schaumgummikompressen. Diese Kompressen werden aus großen Platten geschnitten, je nach gewünschtem Druck legt man 2—3 Platten übereinander. Warenname: *Autosana*-Kompressen (17).

In der Größe von 45 x 22,5 cm sind Schaumstoffplatten mit selbstklebendem Rückteil erhältlich. Sie werden unter dem Namen *Dalzofoam* (32) in den Stärken von 5, 7 und 10 mm angeboten.

Für die Kompressionsbehandlung bei Beinleiden verwendet man Schaumgummi- oder Schaumstoffbinden; dabei ist zu beachten, daß Schaumgummi elastischer, Schaumstoff aber luftdurchlässiger ist. Schaumgummibinden werden nicht direkt auf die Haut gelegt. Man umwickelt zunächst das Bein mit einer Mullbinde; noch besser geeignet ist ein Schlauchverband (einschichtig). Die Wickelung der Schaumgummibinden soll nur parallel erfolgen. Bei den Schaumstoffbinden deckt die folgende Tour stets die vorhergehende zur Hälfte. Dieser Bindentyp ist in drei Dimensionen elastisch.

Schaumgummi- und Schaumstoffbinden können gewaschen und bei 120°C im Autoklaven sterilisiert werden. Die handelsüblichen Maße sind in Tab. 3.9 aufgeführt.

Schaumstoffe finden ferner als Einmalschienenpolster Verwendung. Sie sind für Cramer-Schienen in Meterware erhältlich und sollen hier möglichst 1,5 cm stark sein, das Polster muß an beiden Schienenseiten überragen. Es stehen Breiten von 7, 8, 9, 10, 11, 13 und 15 cm zur Auswahl. Die hautfreundlichen Schaumstoffpolster werden mit einigen Verbandpflasterstreifen an der Schiene befestigt, ein Umwickeln mit Mullbinden kann entfallen.

48 Die Fertigware und ihre Handelsformen

Tabelle 3.9 Dreidimensionale Schaumgummi- und Schaumstoffbinden*

Warenname (Ziffer = Hersteller)	Breite in cm	Länge in m	Stärke in cm
Komprex-Schaumgummibinden (19)	8,0	1, 2	0,5
	8,0	1, 2	1,0
	10,0	1 —	1,0
Lastocomp-Schaumgummibinden (12)	8,0	2,5	0,3
(mit Idealbindengewebe kaschiert)	15,0	2,5	0,3
Autosana-Schaumstoffbinden (17)	8,0	2,5	0,4
	10,0	2,5	0,3
	10,0	2,5	0,4
	12,0	2,5	0,4
Autosana-Optimal (17)	8,0	3,0	0,1
(verdichteter Schaumstoff)	10,0	3,0	0,1

* Nach Angaben der Hersteller

Wiederverwendbare Schaumstoffpolster sind mit Folie (Polyäthylen) beschichtet, so daß das Polster abwaschbar ist (Abb. 3.5b). Sie sind in verschiedenen Abmessungen erhältlich. Außerdem gibt es noch als Rollenware (5 m) den abwaschbaren, folienbeschichteten *Cramer-Schienenpolsterschlauch* (16), der in der Breite von 8 cm für Schienen bis zu 6 cm Breite und in der Breite von 13,5 cm für Schienen von 8–12 cm Breite erhältlich ist (Abb. 3.5c).

Für die Spezialschienen, wie z.B. Böhler- oder Kienle-Fingerschienen, Volkmann-Schienen und deren Variationen, Braunsche Schienen und deren Abwandlungen, sind die Einmalpolster maßgerecht angefertigt und müssen stets für diese Typen (mit Größenangabe) bestellt wer-

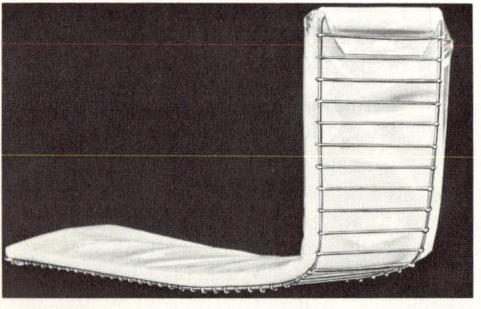

Abb. 3.5b Cramer-Schiene mit Schaumstoffpolster, das mit Folie überzogen ist (Foto: Dr. Paul Koch, Neuffen)

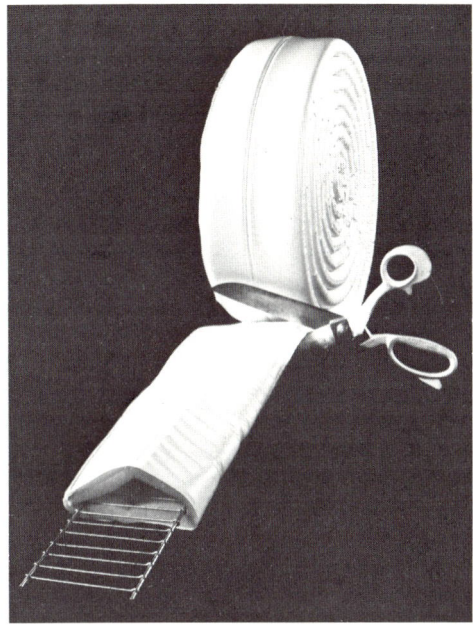

Abb. 3.5c Cramer-Schiene mit Polsterschlauch (Foto: Dr. Paul Koch, Neuffen)

den. Die Polster für den Typ Volkmann-Schiene sind zweiteilig (Fuß- und Beinpolster) und werden mit Haftstreifen zur Fixierung auf der Schiene geliefert. Außerdem werden drei Zusatzpolster je Schienenpolster zur Verstärkung unter der Ferse, in der Kniekehle und am körpernahen Schienenende geliefert. Bei allen Braunschen Schienen und deren Variationen werden zunächst nicht zu enge Mullbindenwicklungen um das Rahmengestell gelegt, auf diesen halten dann die Haftstreifen das Einmalpolster. Auch hier werden 3 Zusatzpolster (in der Fersengegend, unter der Kniekehle und am oberen Schienenende) verwendet.

Die Einmalpolster aus Schaumstoff können im Autoklaven bei 120°C sterilisiert werden.

3.12. Schienen (Abb. 3.6a)

Ist ein ruhigstellender Verband erforderlich, so wird hierfür häufig eine Schiene verwendet. Es ist nicht in jedem Fall möglich oder wünschenswert, einen Gipsverband anzulegen.

Eine einfache Schiene ist das mit Schaumgummi gepolsterte Aluminiumband, das bei Fingerverletzungen angewickelt werden kann. Das

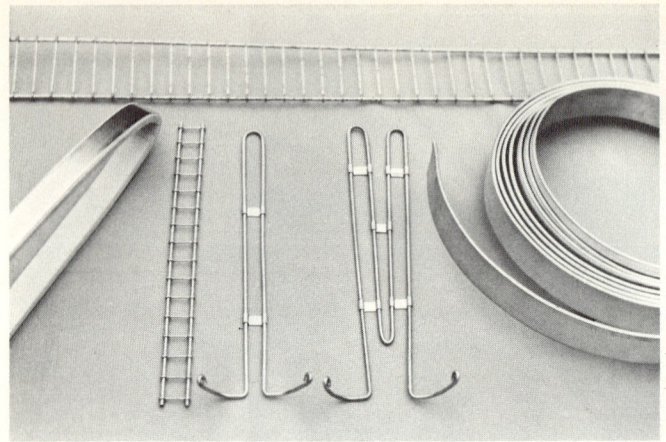

Abb. 3.6a Schienen (von links nach rechts): Aluminiumband mit Schaumgummi gepolstert, Drahtleiterschiene nach Cramer, einfache und doppelte Drahtschiene nach Böhler, Aluminiumband; oben quer: breite Drahtleiterschiene nach Cramer. (Abb. 3.6 aus: Catel, W., F.H. Dost, W. Kübler, J. Oehme: Das gesunde und das kranke Kind, 10. Aufl. Thieme, Stuttgart 1972; 11. Aufl. 1977)

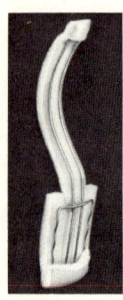

Abb. 3.6b Fingerschiene nach Kienle mit Einmalpolster (Foto: Dr. Paul Koch, Neuffen)

gepolsterte Aluminiumband kann 15 und 22 mm breit sein und ist in Rollen von 3 m Länge (16) oder als fertige Fingerschiene, die 60 cm lang ist, zu beziehen. Warenname: *Ortopedia*-Fingerschiene (27).

Einfaches Aluminiumband in verschiedenen Breiten steht für selbst anzufertigende Fingerschienen, zur Verstärkung und Abstützung bei Gipsverbänden oder Brückengipsverbänden zur Verfügung.

Ferner gibt es für die Schienung von ein oder zwei Fingern die Böhler-Schiene, eine Variante ist die Fingerschiene nach Kienle. Bei diesem Schienentyp kann man gleichzeitig das Handgelenk mit ruhigstellen (Abb. 3.6b).

3.12.1. Cramer-Schienen

Die Cramer-Schiene ist eine Drahtleiterschiene, die in verschiedenen Längen und als Meterware angeboten wird. Sie ist in flacher und gewölbter Ausführung erhältlich, und zwar in den Breiten von 2, 4, 5, 6, 8, 10, 12 und 15 cm. Sie ist sehr biegsam, so daß sie der Körperform angepaßt werden kann. Zum Zuschneiden der Meterware benötigt man einen Hebelseitenschneider (Abb. 3.7) und zum Abbiegen benutzt man ein Schränkeisen (Abb. 3.8).

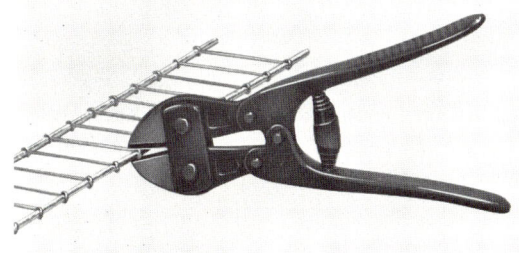

Abb. 3.7 Hebelseitenschneider zum Schneiden von Cramer-Schienen
(Foto: Dr. Paul Koch, Neuffen)

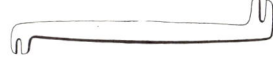

Abb. 3.8 Schränkeisen

Die Cramer-Schienen sind vielseitig zu verwenden und vorwiegend für die Ruhigstellung der oberen Extremitäten bestimmt. Bei der Notschienung finden sie allerdings auch Anwendung für die unteren Gliedmaßen. Gelegentlich fertigt man aus ihnen noch Abduktionsschienen an, die benötigt werden, wenn das Schultergelenk ruhiggestellt werden soll (s.S. 202).

3.12.2. Abduktionsschienen (Abb. 3.9)

Fertige Abduktionsschienen in verschiedenen Ausführungen werden von der Industrie angeboten.

3.12.3. Beinlagerungsschienen

3.12.3. 1. Schaumgummi-/Schaumstoffschienen (Abb. 3.10)

Gut bewährt hat sich die Beinlagerungsschiene nach Schultze (31), die ganz aus Latexschaum hergestellt ist. Ähnliche Schienen zur Ruhigstellung und/oder Hochlagerung des Beines werden aus Schaumstoff (16) hergestellt. Die Schienen werden mit Schlauchverband oder Fertigbezügen überzogen. – Die Schienen werden in unterschiedlichen Ausführungen angeboten, der Fachhandel gibt hier Auskunft.

52 Die Fertigware und ihre Handelsformen

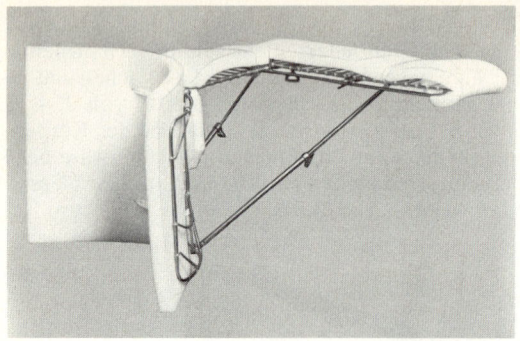

Abb. 3.9 Abduktionsschiene mit Einmalpolster (Foto: Dr. Paul Koch, Neuffen)

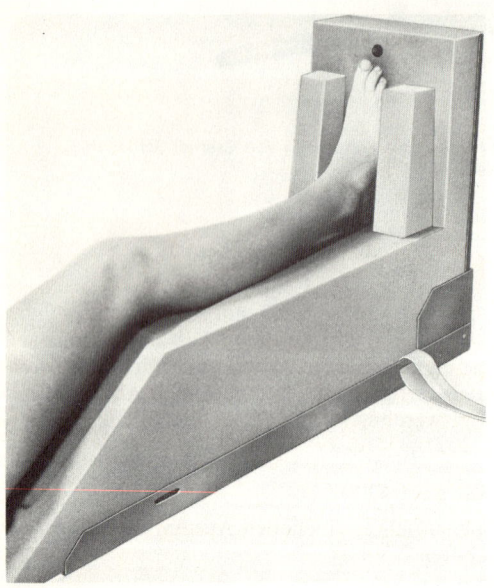

Abb. 3.10 Schaumstoffschiene zur Hochlagerung des Beines (Foto: Dr. Paul Koch, Neuffen)

Die Einsatzmöglichkeit dieses Schienentyps ist vielseitig; gegebenenfalls kann man die Schiene durch einen Stabilisierungsrahmen versteifen. Schaumstoff- und Schaumgummischienen können bei 120°C im Autoklaven sterilisiert werden.

Schienen 53

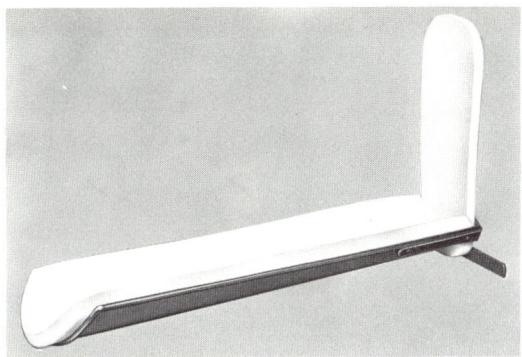

Abb. 3.11 Volkmann-Schiene mit Einmalpolster (Foto: Dr. Paul Koch, Neuffen)

3.12.3. 2. Volkmann-Schienen (Abb. 3.11)

Eine weitere Beinlagerungsschiene ist die Metallschiene nach Volkmann, die in unterschiedlichen Längen für Unter- und Oberschenkel hergestellt wird. Hier handelt es sich um eine gerade, flach gewölbte Schiene, an deren Fußende für die Ferse eine Aussparung vorhanden ist. Eine rechtwinklig angebrachte Fußplatte verhindert, daß der Fuß in Spitzfußstellung gerät. Da sie außerdem die Zehen überragen soll, wird der unerwünschte Druck der Bettdecke auf die Zehen vermieden. Ein verstellbares T-Stück, das an der Fußplatte befestigt ist, verhindert das Umkippen der Schiene; außerdem kann die Schiene dadurch am Fußende angehoben werden. – Volkmann-Schienen können im Autoklaven sterilisiert werden.

3.12.3. 3. Braunsche Schienen (Abb. 3.12)

Eine andere Beinlagerung ist auf der Schiene nach Braun möglich. Die Braunsche Schiene ist ein Rahmengestell aus Rundeisen, die Beinlagerungsfläche muß aus Bindentouren hergestellt werden, oder man verwendet Einmalpolster, die auf S. 48 beschrieben wurden.

Es gibt verschiedene Abwandlungen dieses Schienentyps; der Name „Braunsche Schiene" wird bei der täglichen Arbeit als Gattungsbegriff verwendet, denn die abgeänderten Schienen tragen alle Eigennamen, z.B. „Beinlagerungsschiene nach Koch". Bei Neubestellungen muß man gegebenenfalls im Katalog die richtige Bezeichnung ermitteln.

Die Lagerfläche für den Oberschenkel steigt immer im Winkel von 45° schräg nach oben an, die Auflagefläche für den Unterschenkel verläuft waagerecht. Das Bein kann dadurch in halbgebeugter Stel-

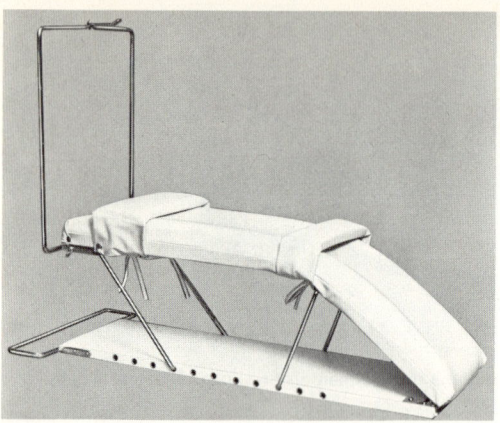

Abb. 3.12 Beinlagerungsschiene nach Braun mit Einmalpolster und 2 Zusatzpolstern für Ferse und Kniekehle (Foto: Dr. Paul Koch, Neuffen)

lung hochgelagert werden. Statt einer Fußplatte – wie bei der Volkmann-Schiene – enden diese Schienen mit einem Fußrahmen, der bespannt werden kann. Auch diese Schienen gibt es in unterschiedlichen Längen und Breiten.

Eine abgeänderte Braunsche Schiene ist die Böhler-Schiene (Abb. 3.13), die an dem Fußrahmen noch Rollenvorrichtungen für Streckverbände besitzt.

Gemeinsam haben alle Typen der Braunschen Schienen, daß sie stets auf einem Brett stehen müssen, da die Standfestigkeit sonst nicht gewährleistet ist.

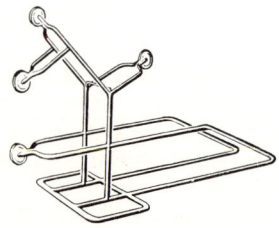

Abb. 3.13 Böhler-Schiene (aus: HELLNER, H., R. NISSEN, K. VOSSSCHULTE: Lehrbuch der Chirurgie, 6. Aufl., Thieme, Stuttgart 1970)

4. Herstellung von Wundauflagen

Für die Herstellung von Wundauflagen verwendet man die Meterware Mull, im allgemeinen 20fädig, je nach Verwendungszweck mit oder ohne Röntgenkontrastfäden. Bei der Eigenanfertigung der Wundauflagen und Tupfer ist darauf zu achten, daß alle losen Fäden an den Schnittkanten und auf dem Mull vor dem Legen bzw. Falten entfernt werden.

Ein ungeschriebenes, aber strenges Gesetz gebietet die sorgfältige Entfernung aller losen Fäden auf Verbandstoffen, Tupfern, Tamponaden und Operationstüchern. Gleichzeitig gebietet dies Gesetz, daß alle Schnittkanten der Verbandstoffe und Tupfer so sicher eingeschlagen liegen müssen, daß sie nicht direkt mit der Wunde in Berührung kommen können.

Wird Röntgenkontrastmull verwendet, so soll der Mull so zugeschnitten werden, daß der Kontrastfaden in der Mitte liegt, damit er auch bei den fertig gefalteten Verbandstoffen sichtbar bleibt.

Die Herstellung der Verbandstoffe und Tupfer in Eigenarbeit ist sehr kostspielig. Das benötigte Material muß zu Apotheken- oder Krankenhauspreisen eingekauft werden und kann dann von den Arzthelferinnen oder Krankenschwestern verarbeitet, in Verbandstoffkästen oder Trommeln gepackt und sterilisiert werden. Da das Legen der Verbandstoffe mit Sorgfalt geschehen muß, ist eine entsprechende Arbeitszeit erforderlich, die um so länger wird, je kleiner und spezieller gefaltete Verbandstoffe hergestellt werden sollen. Müssen diese Arbeiten von qualifizierten Fachkräften erledigt werden, übersteigen die Herstellungskosten den Preis der industriell hergestellten Ware um ein Vielfaches.

Das gleiche Problem entsteht, wenn Verbandmull wieder aufbereitet wird. Man kann durch Desinfektions-, Wasch- und Sterilisationsmaßnahmen Bakterien abtöten. Bakterien, Blut und Eiter lassen sich aber nur zum Teil im Waschvorgang ausspülen, es gelingt nicht mit Sicherheit, alle Verunreinigungen zu entfernen, so daß durch diese wiederverwendeten Verbandstoffe gefährliche Wundreaktionen entstehen können. Zu den Kosten der teuren Wiederaufbereitung gebrauchter Verbandstoffe kommen dann noch die Kosten eines längeren Krankenlagers hinzu – Gründe genug, Verbandstoffe nur einmal zu verwenden.

4.1. Tupfer

4.1.1. Zellstofftupfer

Nur zur Reinigung der Haut vor Injektionen verwendet man Zellstofftupfer, die man entweder selbst aus großen Zellstoffplatten schneidet oder als vorgestanzte Tupfer in Rollenware bezieht. Die industriell hergestellten Tupfer haben eine Größe von ca. 5 x 5 cm.

Warennamen: *Pur-Zellin* (12), *Zelletten* (19).

4.1.2. Mulltupfer

Mulltupfer werden aus der Meterware entsprechend der gewünschten Größe geschnitten. Ein normal großer Tupfer entsteht aus einem Quadrat von ca. 25 x 25 cm. Aus einem Mullstück von 40 m Länge und 80 cm Breite kann man ca. 480 Tupfer dieser Größe herstellen.

Sehr variationsreich sind die Tupferfiguren. Fast jedes Krankenhaus hat seine eigene ,,Hausmarke". Dabei reicht die Skala vom achtfach gelegten glatten Tupfer über Kissen-, Schling-, Krüll- und Spitztupfer bis hin zum kunstvollen fünfeckigen Sterntupfer. Hauptsächlich aber sollen alle Tupfer aufsaugen, deshalb müssen sie locker gefaltet werden.

Auch die Präpariertupfer sind sehr formenreich. Es handelt sich um sehr fest zusammengerollte oder gedrehte kleine bis kleinste Tupfer, die nur während Operationen zum Freipräparieren verwendet werden.

Abb. 4.1a–c zeigen den achtfach gelegten glatten Tupfer. Er ist nur gefaltet. Man schlägt zunächst die obere und untere Schnittkante ca. 1 1/2 bis 2 cm ein, sodann die rechte und linke Seite bis fast zur Mittellinie (unterbrochen gezeichnet [a]). Dann faltet man den Mull in Längsrichtung zusammen [b], der Tupfer liegt jetzt vierfach. Um die achtfache Mullage zu bekommen, wird nur noch eine Faltung notwendig, es entsteht ein Quadrat [c], alle Schnittkanten liegen sicher eingeschlagen.

Beim Kissentupfer (Abb. 4.2a–e) wird die Oberkante ca. 2 cm eingeschlagen und dann die linke Seite so nach rechts umgeschlagen, wie die Abb. 4.2a zeigt. Nun wird die rechte Seite bis zur Schnittkante des linken Umschlags geführt (Abb. 4.2b); der jetzt noch sehr breite Streifen wird in Längsrichtung zusammengefaltet, es entsteht die Figur c. Der schmale Streifen wird zweimal quer gefaltet (gestrichelte Linien). Das noch mit Schnittkanten versehene Ende steckt man in den Tupfer hinein (Abb. 4.2d). Abb. 4.2e zeigt den fertigen Kissentupfer.

Einen Schlingtupfer (Abb. 4.3a–d) fertigt man geschickterweise über den Fingern an. Man faltet zunächst das Mullquadrat zum Dreieck [a], legt dann den Mull so auf die linken Fingerspitzen, daß man mit der rechten Hand noch alle drei Ecken fassen und drehen kann [b], schlägt dann die eingedrehten Enden in Richtung Fingerspitzen links [c_1] und wendet dann den Mull von der linken Hand darüber [c_2]; alle Schnittkanten müssen dann sicher im Tupfer liegen [d].

Tupfer 57

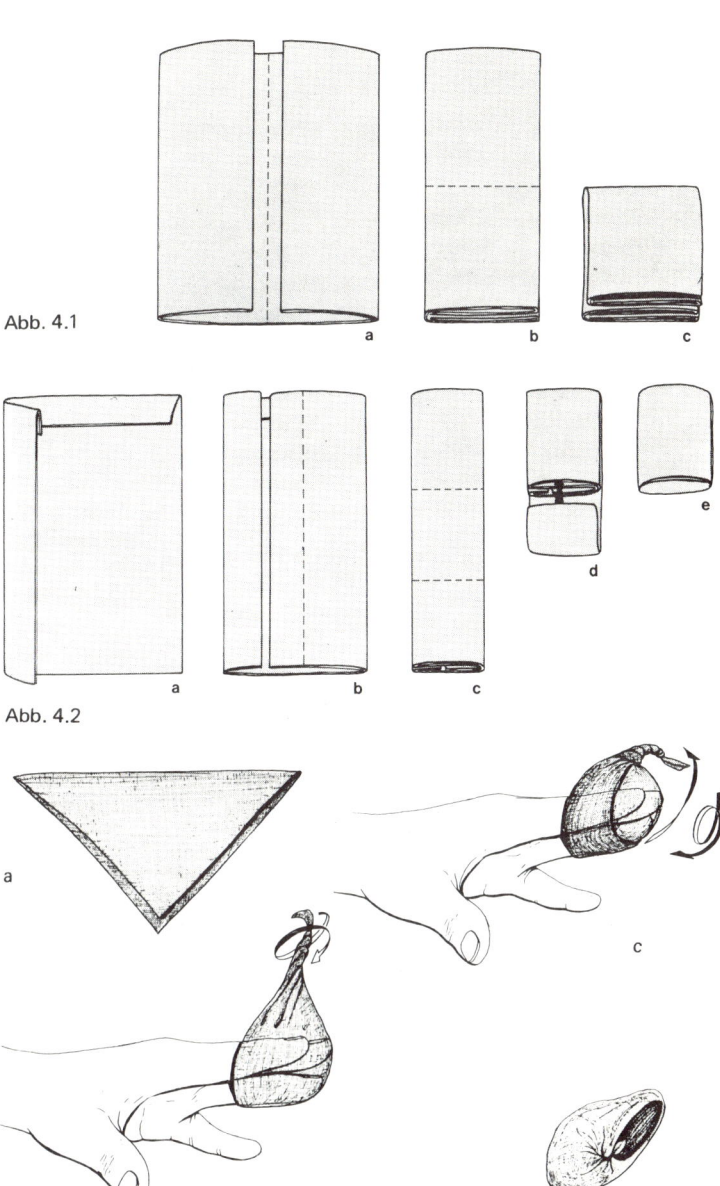

Abb. 4.1

Abb. 4.2

Abb. 4.3

58 Herstellung von Wundauflagen

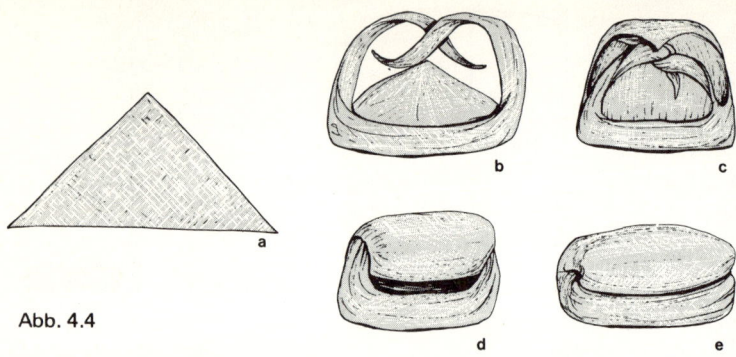

Abb. 4.4

Die Präpariertupfer sind wesentlich kleiner als die bisher beschriebenen, sie müssen zudem sehr fest sein. Abb. 4.4a–e zeigen einen Typ, der aus einem Quadrat entstanden ist. Zunächst wird aus diesem ein Dreieck gefaltet [a], sodann werden die beiden spitzen Ecken umeinander geschlungen [b]. Darüber wird der rechtwinklige Zipfel gezogen [c] und eingerollt [d]. Zum Schluß wird die Bruchkante des Dreiecks so weit über die eingerollten Zipfel gezogen, bis der ganze Tupfer fest ist [e].

4.2. Kompressen

Sollen Kompressen hergestellt werden, so können sie aus Mull gefaltet werden, und zwar sollen sie möglichst achtfach gelegt werden, da sie Wunden schützen und Sekrete aufsaugen sollen. Man schneidet entsprechend großen Verbandmull zu und faltet, wie Abb. 4.1a–c zeigen, die Kompresse zusammen.

Eine sehr weiche Kompresse kann man aus Verbandwatte herstellen, die mit einer Mullage überzogen werden muß.

Verbandkompressen in Eigenherstellung sind viel zu teuer. Nur in extremen Ausnahmefällen sollte man diese selbst anfertigen.

4.2.1. Feuchte Kompressen

Feuchte Kompressen sollen aus einem Material gefertigt werden, das ein gutes Wasserhaltevermögen besitzt, so daß sich für diese Zwecke die Verbandwatte, und zwar in Bw/ZW-Mischung anbietet. Sofern keine offenen Wunden vorliegen, kann die feuchte Watte direkt angelegt werden, bei Wunden aller Art müssen aber sterile Verbandstoffe, die dann zusätzlich mit steriler Verbandwatte hinterlegt werden können, Verwendung finden. Zellstoffmullkompressen geben wegen des geringen Wasserhaltevermögens die Feuchtigkeit sehr rasch ab, so daß diese Verbände schnell austrocknen. Feuchte Verbände werden in der Regel *ohne* wasserfeste Auflagen aufgelegt, die Feuchtigkeit soll verdunsten können. Die feuchten Kompressen können mit Binden angewickelt werden, möglicherweise kann aber z.B. ein Unterschenkel, der auf einer Braunschen Schiene gelagert ist, besser in ein Tuch eingeschlagen werden.

Für die feuchten Verbände kann man 30–50%igen Alkohol oder 1,5%ige Kochsalzlösung verwenden oder eine andere, vom Arzt angeordnete Lösung.

4.3. Watteträger

Sehr oft muß man die Watteträger selbst herstellen, die für verschiedene Aufgaben benötigt werden. Als Watteträger verwendet man dünne Holzstäbchen. Sie werden an der Spitze leicht angefeuchtet und dann kurz auf der Verbandwatte gedreht, so daß eine kleine Wattefahne anhaftet (Abb. 4.5a). Man hält dann die Watte mit den linken Fingern leicht fest und dreht mit der rechten Hand das Stäbchen (b), dabei dreht sich die Watte fest. Die Spitze des Stäbchens soll von der Watte verdeckt werden, sie darf aber nicht zu weit darüberstehen, da sie sich dann beim Gebrauch abbiegt. Die Watte hält besser, wenn die meisten Baumwollfäden des Wattevlieses quer zum Holzstäbchen liegen. Abb. c zeigt den fertigen Watteträger.

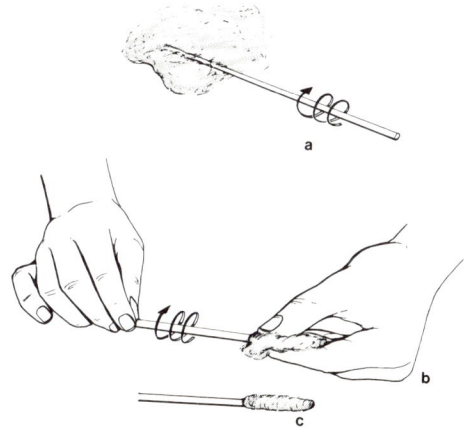

Abb. 4.5

4.4. Tamponade

Auch Tamponade kann aus Mullbinden in Eigenanfertigung hergestellt werden, was evtl. einmal erforderlich ist, wenn breite Tamponade benötigt wird. Dabei ist darauf zu achten, daß die Mullbinden nur aus Baumwolle hergestellt sein sollten, da die Binden aus Bw/ZW zwei verschiedene Eigenschaften besitzen (die Zellwolle saugt schneller auf, die Baumwolle hält länger Feuchtigkeit). Die Tamponade wird aus breiten Mullbinden gefaltet, und zwar schlägt man von beiden Webkanten die Binde so zusammen, daß sie vierfach (evtl. nur dreifach) liegt. Die Umbrüche müssen fest gefaltet werden, da die Tamponade sonst wieder auseinander fällt; sie wird nur lose aufgerollt. Besser geeignet sind die fertigen Tamponaden, die in Rollen geliefert werden.

5. Sterilisation der Verbandstoffe

Textilien aller Art können nicht in trockener, heißer Luft sterilisiert werden, da bei einer nur kurzen Einwirkungszeit oder zu niedrigen Temperatur eine Sterilität nicht zu erreichen ist und bei einer ausreichend langen Zeit und hohen Temperatur das Material zerstört wird. Der Heißluftsterilisator ist deshalb für die Sterilisation der Verbandstoffe nicht geeignet.

In der Arztpraxis und im Krankenhaus können Verbandstoffe nur im Dampfsterilisator (= Autoklav) sterilisiert werden. Im Dampfsterilisator wird mit gespanntem Dampf (feuchter Hitze), je nach Einstellung zwischen 120°C und 140°C gearbeitet. Im Autoklaven können Verbandstoffe, Watte, Zellstoff, Wäsche, Gummimaterial, Instrumente aus Glas und Metall sowie Spritzen sterilisiert werden.

Die Verbandstoffe werden in Spezialtrommeln oder Kästen gepackt, die entweder an den Seiten oder im Deckel und Boden durch Schieber verschließbare Löcher, oder im Deckel und Boden kleine Öffnungen haben, die an der Innenseite mit bakteriendichten, aber dampfdurchlässigen Filterstoffen abgedeckt sind.

Hochleistungsautoklaven arbeiten mit zwangsgesteuerter Dampfführung. Hier verwendet man Spezialtrommeln, die nicht mit Filterstoffen oder seitlichen Löchern und Schiebern ausgestattet sind, vielmehr wird der Dampf über ein eingebautes Einlaß- und Absaugsystem durch das zu sterilisierende Gut geführt. Der Dampfsterilisator arbeitet mit Überdruck, d.h. infolge des Dampfdruckes wird die feuchte Hitze durch die gegenseitig angelegten Öffnungen bzw. über den Zwangsweg in die Trommeln hinein, durch die Verbandstoffe hindurch und wieder herausgeführt. Während dieser Dampfdurchströmung werden die möglicherweise auf den Verbandstoffen haftenden Bakterien abgetötet, sie werden aber nicht entfernt. Es ist wichtig, daß die Trommeln so gleichmäßig wie möglich gepackt werden, es sollen keine unnötig großen Hohlräume entstehen, da der Dampf den Weg des geringsten Widerstandes nimmt. Andererseits sollen die Verbandstoffe nicht zu fest aufeinander gepreßt werden (z.B. Zemuko), da dann die Gefahr besteht', daß der Dampf nicht durch alle Schichten dringt.

Sollen Kompressionsbinden sterilisiert werden, so dürfen sie nicht aufgerollt sein, das Material liegt dann zu fest und es ist nicht sicher, ob der Dampf durch alle Schichten durchdringen kann. Man schichtet die Binde locker übereinander und schlägt sie in ein Tuch ein (Abb. 5.1). So verpackt kommt sie in die Verbandstofftrommel.

Die Verbandstofftrommeln werden vor der Sterilisation verriegelt, der Riegel läßt sich zusätzlich mit einem Stift oder einer Sicherheits-

Sterilisation der Verbandstoffe

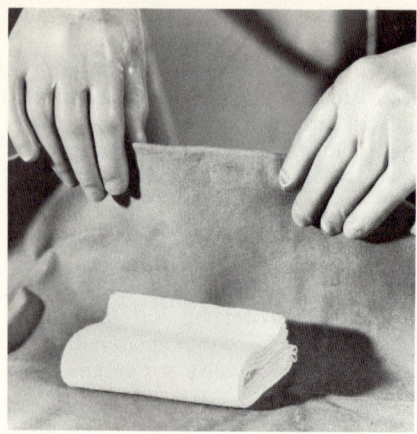

Abb. 5.1 Die zusammengelegte Kompressionsbinde wird vor der Sterilisation in ein Tuch eingeschlagen (Foto: Beiersdorf AG, Hamburg)

nadel vor unerwünschtem Öffnen sichern. Haben die Trommeln Schieber, so werden sie vorher geöffnet, gleichzeitig ist dies ein Erkennungszeichen dafür, daß der Inhalt unsteril ist. Man kann auf die Trommel noch einen Indikatorstreifen kleben, auf dem nach der Sterilisation das Wort „steril" oder ein anderes Erkennungszeichen erscheint. An diesem äußerlich aufgebrachten Teststreifen erkennt man zwar, ob die Trommel dem Dampfsterilisationsprozeß unterworfen war, er gibt aber nicht die Garantie, daß alles, was in der Trommel liegt, steril ist. Bedienungsfehler während der Sterilisation können damit nicht erfaßt werden. Die vollautomatisch arbeitenden Dampfsterilisatoren geben hier eine größere Sicherheit. In die Trommel kann man für Kontrollzwecke kleine Farbkärtchen legen, die in einzelne Segmente unterteilt sind und sich bei verschiedenen Hitzegraden verfärben, so daß man eine ausreichende oder nicht ausreichende Hitzeeinwirkung anhand der veränderten Farbfelder ersehen kann. Alle von der Industrie angebotenen Kontrollstreifen geben zwar bei richtiger Bedienung eine Auskunft über eine Hitzeeinwirkung, die Industrie übernimmt aber nicht die Garantie dafür, daß der Inhalt der Trommeln stets steril wird.

Gelegentlich sieht man, daß Verbandstoffe in Tücher eingeschlagen und dann sterilisiert werden. Hier ist zu bemerken, daß die Tücher in diesem Falle aus den bakteriendichten, aber dampfdurchlässigen Spezialstoffen hergestellt sein müssen. Einfache Leinen- oder Linontücher genügen den Anforderungen nicht. Theoretisch kann man Verbandstoffe in Pergamenttüten oder Nylonfolien verpacken, die dampfdurchlässig und bakteriendicht sind. Diese Verpackung ist aber für Verbandstoffe in der Selbstherstellung zu kostspielig, so daß man dann besser und billiger Einmalsets von der Industrie verwenden sollte.

Im Bereich der sterilen Verbände bilden die Verbandstofftrommeln, die einen größeren Vorrat beherbergen, ein großes Problem. Der Inhalt einer Trommel bleibt nur bis zum ersten Öffnen des Behälters steril. Sobald Raumluft in die Trommel eindringen kann, besteht die Möglichkeit, daß auch Bakterien hineingelangen können. Vom Standpunkt der Aseptik aus betrachtet, ergeben sich deshalb erhebliche Bedenken gegen die Verwendung von großen Verbandstofftrommeln, deren Inhalt den Bedarf für Wochen oder Monate deckt.

6. Einmalverbandstoffe (Industrieware)

Ein fast unübersehbares Sortiment findet man in der Gruppe der Einmalverbandstoffe. Diese Verbandstoffe werden bereits von der Industrie für den Endverbrauch fertig konfektioniert und sterilisiert oder unsteril in verschieden großen Packungen geliefert. Die Anfertigung der einzelnen Verbandstoffe und Tupfer ist durch keine Norm geregelt, so daß jede Fabrik ihre eigenen Muster anbietet. Dieses variationsreiche Sortiment macht es leider unmöglich, tabellarisch eine Übersicht zu geben.

Für den Praxisgebrauch, kleinere operative Eingriffe und Verbandvisiten sind sterile Kleinpackungen erhältlich. Die Verbandstoffe werden in stabilen, dampfdurchlässigen, aber bakteriendichten Papiertüten geliefert. Die Tüten sind durch spezialbeschichtete Siegelnähte fest verschlossen, der Inhalt bleibt bei sachgerechter Lagerung steril. Ist die Verpackung eingerissen oder feucht geworden, dann ist allerdings auch der Inhalt unsteril. Die von der Industrie in Einzelpackungen gelieferten Verbandstoffe tragen einen Indikatorstreifen auf der äußersten Verpackung, der Auskunft gibt, ob der Inhalt steril oder unsteril geliefert worden ist. Ein Aufdruck erklärt, welche Farbe der Indikatorstreifen nach erfolgter Sterilisation zeigen muß. Verwechslungen dürfen deshalb nicht vorkommen.

Die Verbandstoffe sind stets so verpackt, daß sie bei ordnungsgemäßem Öffnen nicht unsteril werden müssen, d.h. wenn die Papiertüte 2 Laschen zum Aufreißen hat, dann öffnet sich die Packung so, daß der sterile Inhalt mit einer sterilen Pinzette oder Kornzange entnommen werden kann. Zeigt die Packung rundum versiegelte Nähte, dann schneidet man mit einer sterilen Schere die obere Siegelnaht ab und entnimmt den Inhalt mit sterilen Faßinstrumenten.

Große Sets für Verbandwechsel oder kleinere Eingriffe sind vielfach doppelt eingepackt, die äußere Verpackung wird dann vorsichtig geöffnet, das darinnen befindliche Päckchen ist außen auch steril und kann bei aseptischen Arbeiten als Unterlage für den Instrumententisch (bei kleineren Eingriffen, Wundrevisionen u.ä.) verwendet werden.

Im Kampf gegen den Hospitalismus bieten die sterilen Einmalverbandstoffe große Vorteile. Allerdings steht in vielen Fällen die Kostenfrage noch im Vordergrund. Wird für die Anfertigung der Verbandstoffe zusätzliches Personal benötigt oder müssen deshalb vom Personal Überstunden gemacht werden, dann sind diese Eigenanfertigungen entschieden zu teuer. Am teuersten kommen allerdings die aus wiederaufbereiteten Verbandmullen, Tupfern usw. angefertigten Verbandstoffe. Bei einwandfreier Aufbereitung übersteigen diese Kosten den Neupreis der Meterware Mull. Neben hygienischen Gründen sollte also auch aus Preisgründen nur neues Material bei der Herstellung von Verbandstoffen verwendet werden.

TECHNIK

7. Vorbemerkungen zur Verbandtechnik

Verbände können aus verschiedenen Gründen angelegt werden:
1. als Schutzverband (Wundverband), wenn eine Hautverletzung, eine Hauterkrankung oder eine Operationswunde vorliegt;
2. als Stützverband, wenn ein Körperteil ruhiggestellt werden muß;
3. als Druckverband, wenn stark blutende Wunden vorhanden sind oder Ergüsse im Bereich der Gelenke vorliegen, bzw. wenn nach Operationen eine Kompression für notwendig gehalten wird;
4. als Abschnürverband, wenn es nicht möglich ist, eine arterielle Blutung durch einen Kompressionsverband zum Stillstand zu bringen oder wenn in „Blutleere" operiert werden soll.

Es sind drei Regeln zu beachten:
1. Schutz-, Stütz- und Druckverbände dürfen nicht so fest angelegt werden, daß eine blauviolette Verfärbung des distalen Körperteils auftritt (Stauung), oder gar der Körperteil weiß wird (Blutleere).
2. Die Endbefestigungen der Schutz-, Stütz- und Druckverbände dürfen nicht in der Höhe der Wunde liegen, sie müssen so sicher fixiert sein, daß sie sich nicht lockern können.
3. Offene Verletzungen, Operationswunden und offene Hauterkrankungen werden stets zunächst mit sterilen Wundabdeckungen, kleinere oberflächliche Hautdefekte mit antiseptisch wirkenden oder sterilen Wundverbandpflastern bedeckt.

Ein fachgerechter Wundverband besteht aus einer ausreichend großen Wundauflage und dem Befestigungsmaterial. Für die Befestigung kann man Verbandkleber, Verbandpflaster, Binden, Netz- oder Schlauchverband verwenden. Dieses Material wird aber nicht direkt mit offenen Wunden in Kontakt gebracht.

8. Wundabdeckung

N. Kaiser

8.1. Allgemeines zur Wundabdeckung

Jede Wunde wird steril verbunden! Dabei ist es gleichgültig, ob sie durch Naht verschlossen wurde oder offen bleibt, ob sie primär oder sekundär heilt.

Primäre Wundheilung bedeutet, daß die Wundränder aneinander liegen und ohne Komplikationen heilen.
Unter sekundärer Wundheilung versteht man die Heilung einer Wunde, deren Wundränder breit klaffen, bei der Gewebsdefekte bestehen oder bei der Eiter abgesondert wird.

Die Wundumgebung bestreicht oder besprüht man mit einem nicht reizenden Desinfektionsmittel. Wunden lassen sich durch Wundantiseptika nicht keimfrei machen. Nur oberflächlich liegende Keime werden damit vernichtet. Da „Wunddesinfektionsmittel" nicht nur Infektionserreger, sondern auch gesunde Körperzellen schädigen, sollten diese Mittel nicht in offene Wunden gebracht werden.

Auf die Wunde wird nur ein luftdurchlässiger, trockener, aseptischer Wundverband ohne schädigende Druckwirkung aufgelegt. Ein Verband soll die Wunde vor Infektion und Beschädigung von außen schützen. Die Heilung einer nicht infizierten, ungestörten Wunde läßt sich weder durch Salben, Puder oder Lösungen, noch durch irgendwelche anderen Mittel beschleunigen.

Wundverbände, die mit Salben bestrichen sind, erschweren die Aufsaugung der Wundflüssigkeit, sie rufen eine Gewebsmazeration (Aufweichung des Gewebes) hervor und begünstigen die Wundinfektion.

Feuchte Verbände werden nur in bestimmten Fällen aufgelegt, weil sich unter dem feuchtwarmen Schutz eines Verbandes Krankheitskeime besonders gut vermehren.

Schwerlösliche oder sogar unlösliche Puder gehören niemals in oder auf Wunden. Mit dem Wundsekret entstehen krustenartige Beläge, die die Wunde als Fremdkörper reizen und eine Wundinspektion erschweren.

Es ist nicht notwendig, einen trockenen Verband täglich zur Besichtigung der Wunde zu wechseln. Jeder Verbandwechsel birgt die große Gefahr einer Sekundärinfektion in sich und bedeutet für die Wunde ein mechanisches Trauma. Ein zu häufiger Verbandwechsel wird nicht selten auf Drängen des Kranken gemacht, der annimmt, daß ein frischer Verband seine Wundheilung fördere.

Sollte in den ersten Stunden nach einer Operation oder Wundversorgung etwas Blut durch den Verband nachsickern, wird nur neuer, steriler Verbandstoff bis zum ersten Verbandwechsel aufgelegt. Eine stärkere Nachblutung macht allerdings eine Wundinspektion durch den Arzt notwendig.

Der erste Verbandwechsel sollte nach 4–8 Tagen zum Entfernen der Fäden stattfinden. Liegen Zeichen einer Infektion vor, die sich in gesteigertem Schmerz und in Anschwellungen bemerkbar machen, so sollte der Verband natürlich sofort entfernt und die Wunde dem Arzt gezeigt werden. Infizierte Wunden erfordern oft mehrmals täglich einen neuen Verband. Einmal benutztes Verbandmaterial, vor allem von septischen (eitrigen) Wunden, *muß* vernichtet werden. Selbst extreme Sparmaßnahmen dürfen nicht dazu führen, infiziertes Verbandmaterial auszuwaschen und neu zu sterilisieren!

8.2. Die Wundabdeckung im einzelnen

8.2.1. Mull- und Mullzellstoffkompressen

Die am häufigsten angewandte und einfachste Wundabdeckung besteht aus sterilen Mull- und Mullzellstoffkompressen. Bei einem Verbandpäckchen wird die Schutzhülle an der mit dem Pfeil bezeichneten Stelle aufgerissen, sodann das keimfreie Mullkissen direkt auf die Wunde gelegt und fixiert. Kompressen werden im allgemeinen mit steriler Pinzette oder Kornzange aufgelegt. In Ausnahmefällen kann man den sterilen Verbandstoff mit den Fingern vorsichtig am Rand oder auf der Rückseite fassen und auf die Wunde legen. Die angefaßten Abschnitte des Verbandes dürfen natürlich nicht mehr mit der Wunde in Berührung kommen.

Die Wundauflagen werden je nach Bedarf mit den verschiedensten Pflasterstreifen befestigt. Am gefälligsten sieht ein Verband aus, wenn die Pflasterstreifen im Winkel von 90 Grad zum Verband geklebt worden sind. Besondere Umstände (Hautveränderungen, bestimmte Körperformen oder -abschnitte) können das kreuzweise oder schräge Anlegen der Streifen bedingen. Man nennt den Verband je nach Ausführung dann Streifen-, Fenster- oder Rahmenverband (Abb. 8.1 u. 8.2). Letzterer entsteht durch breitere Heftpflasterstreifen, die mit der einen Hälfte ihrer Klebefläche den Rand des Verbandes, mit ihrer anderen Hälfte die Haut fassen und damit den Verband seitlich gut abdichten. Wundauflagen an Extremitäten dürfen nie (!) mit ringförmig geschlossenen Pflasterstreifen fixiert werden (Abschnürungsgefahr! Abb. 8.3). Erfordert der Verband eine weit um die Extremität greifende Anordnung der Pflasterstreifen, so werden diese spiralig angebracht. Die einzelnen Touren der Spirale müssen untereinander genügend breiten Abstand aufweisen (Abb. 8.4).

Eine Wundabdeckung mit gleichzeitiger Kompressionswirkung wird dadurch erreicht, daß man ein kurzes Stück eines starren Heftpflasters zunächst mit einem Ende etwa 3–5 cm auf die Haut klebt.

68 Wundabdeckung

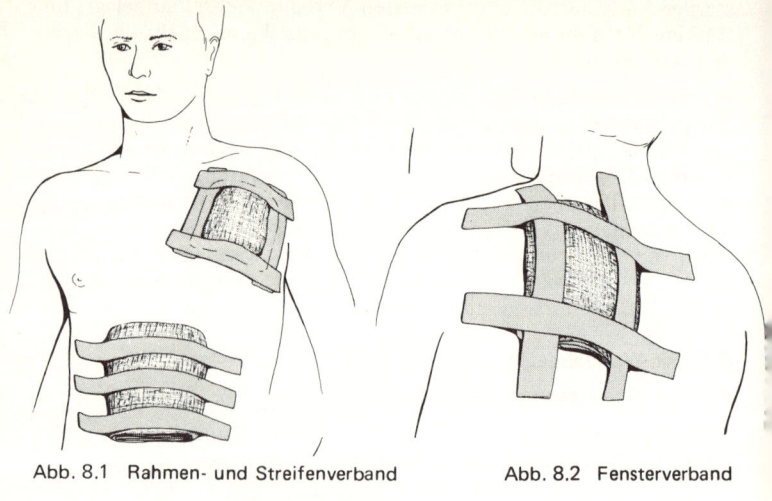

Abb. 8.1 Rahmen- und Streifenverband

Abb. 8.2 Fensterverband

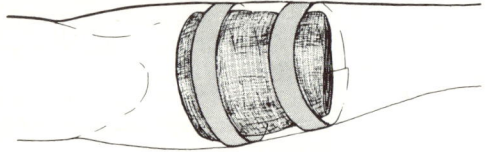

Abb. 8.3 Falsch angelegter, zirkulärer, abschnürender Heftpflasterverband

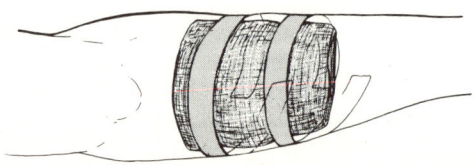

Abb. 8.4 Spiralig verlaufendes Heftpflaster ohne Abschnürungsgefahr

Dann schiebt man die Haut auf der anderen Seite des Verbandes dem bereits geklebten Stück entgegen. Nun führt man den Rest des Pflasterstreifens über die Wundabdeckung und klebt ihn auf die Haut. Dazu kann man mehrere Pflasterstreifen sternförmig oder in gleicher Richtung nebeneinander anbringen (Abb. 8.5).

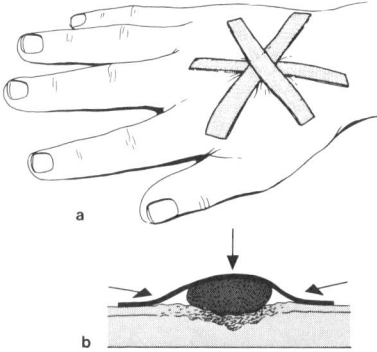

Abb. 8.5 Kompressionsverband mit Heftpflaster

Frische Verbände werden auch mit einem sogenannten Mullschleier befestigt. Dazu wird die Haut in der Nähe des Verbandstoffes mit Arasol, Mastix u.ä. bestrichen oder mit Leukospray besprüht und ein entsprechend großer Mullschleier (ausgebreiteter Tupfer) über Verband und bestrichene bzw. besprühte Haut ausgespannt und mit einem Holzspatel o.ä. angedrückt (Abb. 8.6 a). Die überstehenden Enden des Schleiers werden umgeschlagen und mit festgeklebt.

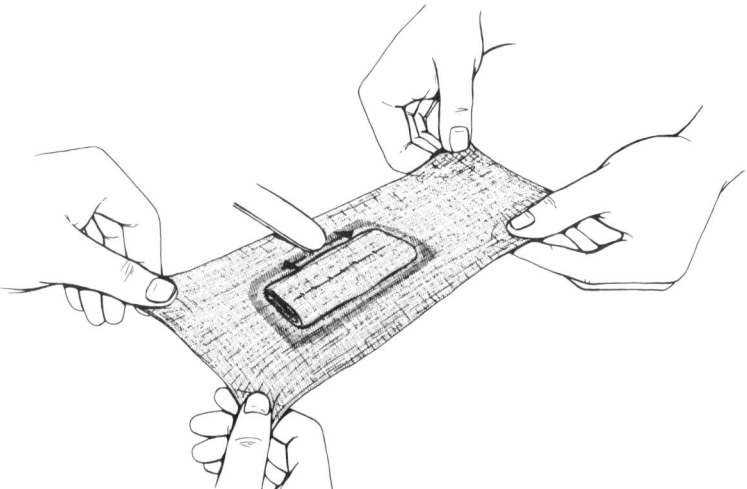

Abb. 8.6a u. b a) Befestigung eines Verbandes mit Klebemittel und Mullschleier

Einfacher ist es, einen selbstklebenden Mullschleier zu verwenden, der als Fertigware (z.B. Fixomull) in verschiedenen Breiten auf Rollen zu erhalten ist. Damit können auch großflächige Wundverbände rundherum abgedeckt und sogar an schwierig zu verbindenden Körperregionen sicher fixiert werden.

Für die postoperative Wundabdeckung stehen zusätzlich gebrauchsfertige Verbände zur Verfügung, die steril in verschiedenen Größen und in Aufreißpackungen geliefert werden. Diese Verbände kleben rundum, so daß die Wunde von allen Seiten wie bei einem Verband mit Mullschleier geschützt ist und keine Verunreinigungen unter den Verband gelangen können (Abb. 8.6b). Der Fertigverband wird an seinen Längsseiten etwas eingeschnitten, wenn er an stark gekrümmte Körperoberflächen angepaßt werden muß.

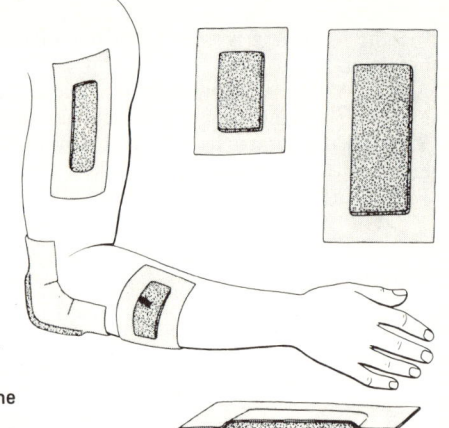

Abb. 8.6b Gebrauchsfertiger Sterilverband mit Wundauflage und allseitiger Klebefläche auf dem Trägermaterial

Verbände an Gelenken, konischen oder runden Körperteilen sowie dickere Verbände, die reichlich Wundsekret aufsaugen sollen, werden am besten mit elastischen Mull- oder Fixierbinden, Schlauch- oder Netzverbänden festgehalten (s. Kap. 12).

Kleinere, nicht sezernierende Wunden lassen sich sehr gut mit sterilem Filz bedecken. Der dünne Filz wird mit einem um den Wundrand gestrichenen Kleber befestigt. Der Verband kann damit auch an schwer zu verbindenden Körperstellen klein und unauffällig gehalten werden.

Die meisten bisher genannten Wundauflagen verkleben mehr oder weniger mit dem Wundsekret. Beim Entfernen eines verkrusteten Verbandes werden u.U. frische Granulationen und neu gebildete

Hautschichten aufgerissen, der Verbandwechsel ist schmerzhaft, die Wunde wird unnötig irritiert.

Daher sind soweit wie möglich die *nicht klebenden, wundfreundlichen Verbandstoffe* als erste Lage über der Wunde zu verwenden. Dazu gehören u.a. Novalind-, Solvaline-, Metalline-Auflagen, die eine Verklebung mit der Wunde durch verschiedene Prinzipien im Aufbau des Verbandstoffes vermeiden (s. Kap. 3).

Weitmaschige sterile Gittertülls, die mit Paraffin, Vaseline oder Fetten getränkt und z.T. zusätzlich mit verschiedenen Medikamenten (mit Antibiotika, Vitaminen, schmerzlindernden Mitteln usw.) versetzt sind, verringern ebenfalls die Verklebung des Verbandes mit der Wunde (Branolind, Curatüll, Sofratüll, Fucidine-Gaze u.a.). Die salbenfreien Zwischenräume des Gittertülls erlauben Luftzutritt und Sekretabfluß. Diese Verbandstoffe werden fast nur bei sekundär heilenden Wunden und nur nach besonderer Anweisung des Arztes angewandt (Abb. 8.7).

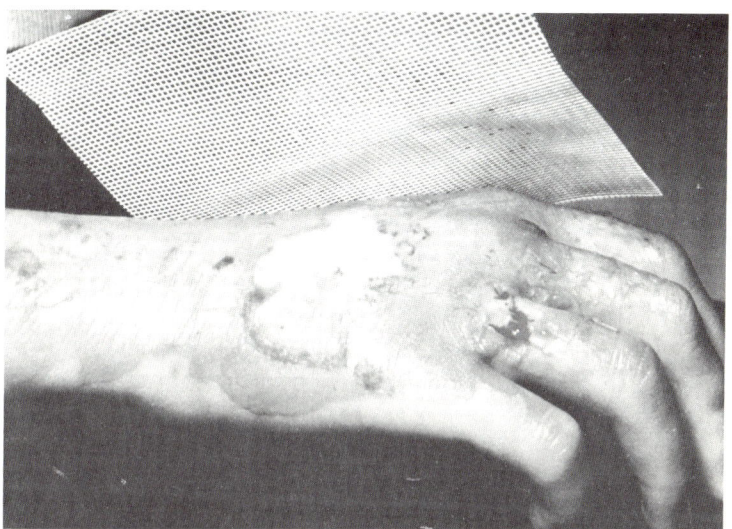

Abb. 8.7 Gittertüllverband (Foto Fa. Roussel, Frankfurt/M.)

8.2.2. Wundabdeckung durch Plastikfilm

Statt mit einem der üblichen Verbände können primär versorgte, trockene Wunden, so vor allem im Gesichtsbereich, auch mit einem Plastikfilm versehen werden. Über die trockene Wunde und deren ebenfalls trockene Umgebung wird ein durchsichtiger Kunststoffilm aus speziellen Sprayflaschen gesprüht (Nobecutan, Liquidoplast, Scan u.a.). Ein solcher Plastikfilm schließt die Wunde gegenüber der Umgebung zuverlässig ab.

Diese Art der direkten Wundabdeckung ist nicht geeignet bei feuchten, sezernierenden oder länger blutenden Wunden. Der Plastikfilm haftet hierauf nicht.

Der Plastikfilm kann mit Azeton entfernt oder nach 3 bis 8 Tagen schmerzlos von der Haut abgezogen werden.

Die hautschädigende Wirkung durch Sekrete aus langdauernd eiternden Wunden oder aus Dünn-, Dickdarm- oder Urinfisteln läßt sich eindämmen, wenn man die Haut in der Fistelumgebung trocknet und mit einem aufgesprühten Plastikfilm abdeckt.

8.2.3. Wundschnellverbände

Bei dieser Art von Wundauflagen handelt es sich um Verbandpflaster verschiedener Breiten und Elastizität, auf das Verbandstoff aus wundfreundlichen Spezialgeweben aufgebracht ist (Hansaplast, Heilaplast, Poroplast, Traumaplast u.a., s. Kap. 3).

Die Wundauflagen und der Kleberand sind mit einer zweigeteilten Folie bedeckt, die vor der Verwendung des Wundschnellverbandes oder gleichzeitig mit dem Auflegen auf die Wunde seitlich abgezogen wird. Dabei soll die Wundauflage natürlich nicht berührt werden (Abb. 8.8). Wundschnellverbände eignen sich nur für trockene Wunden.

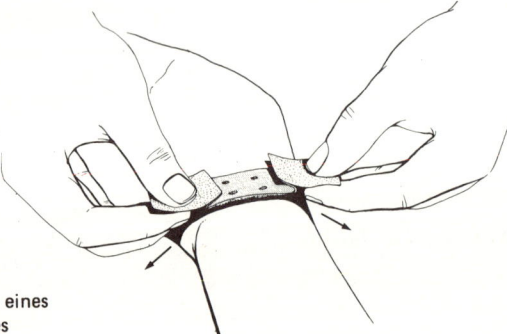

Abb. 8.8 Anbringen eines Wundschnellverbandes

Damit dieser Verband an runden Körperstellen oder Gelenken besser anliegt, werden Schnellverbände im Bereich der Klebestreifen eingeschnitten oder dreieckförmig ausgeschnitten und in Mittelstellung des Gelenkes angebracht (Abb. 8.9). Am besten eignen sich jedoch zur Versorgung von Wunden an viel bewegten Hautstellen die elastischen

Die Wundabdeckung im einzelnen

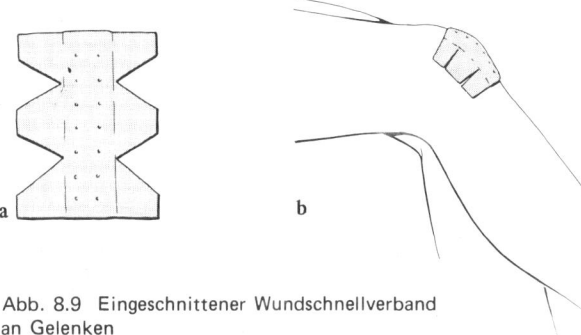

Abb. 8.9 Eingeschnittener Wundschnellverband an Gelenken

Wundschnellverbände. Lassen sich auch damit an bestimmten Körperstellen keine gut sitzenden Schnellverbände anlegen, so muß eine andere Verbandtechnik angewandt werden (z.B. Gazeschleier und Verbandkleber; elastische Wicklung). Kleinere, längliche Wunden mit glatten Wundrändern, die nicht durch Naht versorgt wurden, werden mit Schnellverband in der Weise versorgt, daß die Kleberänder parallel zum Wundverlauf liegen (Abb. 8.10a), dadurch zieht man die Wundränder aneinander. Legt man die Klebestreifen an die Wundenden, so klafft die Wunde unter Umständen (Abb. 8.10b). Bei längeren, schmalen Wunden ergibt sich durch die Form und Breite des Schnellverbandes von selbst die richtige Anwendung in Richtung zum Wundverlauf.

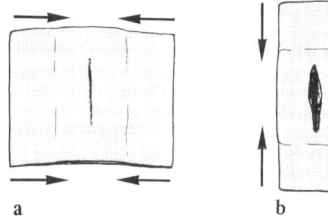

Abb. 8.10 Richtige (a) und falsche (b) Lage des Wundschnellverbandes bei kleinen Wunden

8.2.4. Strips

Es handelt sich um fertige, in verschiedenen Größen und Formen lieferbare, steril verpackte Wundschnellverbände, bei denen die Wundauflage an allen vier Seiten von Klebemasse begrenzt ist. Mit ihnen (z.B. Hansaplast-Strips u.a.) lassen sich kleinere Wunden völlig, z.T. sogar wasserdicht abschließen (Abb. 8.11).

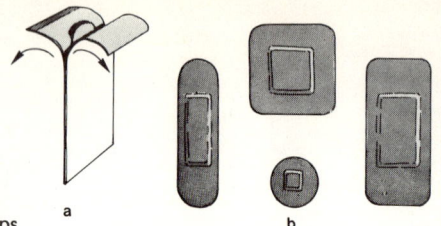

Abb. 8.11 Verschiedene Strips

8.2.5. Wasserdichte Verbandstoffe

Selbstklebende Plastikfolien in verschiedenen Größen erlauben luft- und wasserdichte Verbände (Abb. 8.12), die aber wegen der Gefahr der Hautmazeration durch die entstehende feuchte Kammer nur zeitweilig oder nur auf besondere Anordnung des Arztes in speziellen Fällen angelegt werden dürfen. Mit ihnen lassen sich auch vorübergehend Fisteln verschließen, so daß Fistelträger baden oder sogar ein Schwimmbad aufsuchen können.

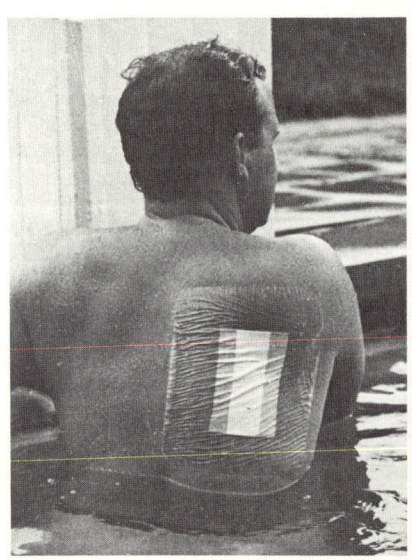

Abb. 8.12 Wasserdichter Folienverband (Foto Fa. Beiersdorf, Hamburg)

Verbandstoffe, die an einer Seite mit einer Plastikfolie versehen sind eignen sich vorzüglich als Unterlage bei unsauberen Patienten bzw. als oberste Auflage auf einen Verband, der feucht gehalten wird oder der

Die Wundabdeckung im einzelnen 75

Sekrete aufsaugen soll. Damit wird die Verschmutzung der Wäsche und Bettwäsche vermieden. Die Folienseite sieht dabei nach außen.

8.2.6. Pflasterstreifen zum nahtlosen Wundverschluß

Diese werden quer über die einander genäherten, trockenen Wundränder geklebt (Abb. 8.13). Darüber legt man eine der üblichen Wundauflagen. Der Arzt muß jeweils über die Anwendung der Pflaster entscheiden, sie ersetzen nicht in jedem Fall eine chirurgische Naht.

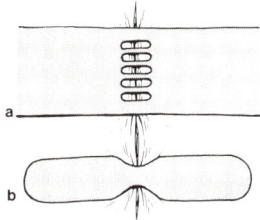

Abb. 8.13 Sog. Wundnahtpflaster zum nahtlosen Wundverschluß (Klammerpflaster)

9. Verbände mit dem Dreiecktuch

9.1. Verwendung des Dreiecktuches

Das Dreiecktuch wird im allgemeinen nur in der Ersten Hilfe benutzt und findet eine vielseitige Verwendung. Es hält Wundauflagen und Polsterungen fest, Gliedmaßen können ruhiggestellt und Schienen befestigt werden. — Die lange Seite wird als Basis, die Basisenden werden als Zipfel bezeichnet. Der Basis gegenüber liegt die Spitze. Das genormte Tuch „Dreiecktuch D DIN 13 168" weist die Maße von 136 : 96 : 96 cm auf und ist rohweiß. Gefärbte Tücher dürfen bis maximal 10% kleiner sein, so daß das allgemein gebräuchliche schwarze Dreiecktuch in der Größe von ca. 127 : 90 : 90 cm (Abb. 9.1) erhältlich ist. In der Ersten Hilfe verwendet man das Tuch entweder in ganzer Breite oder zusammengefaltet als Krawatte, dabei soll das Tuch so zusammengelegt werden, daß nur eine Randnaht je Krawattenhälfte sichtbar wird. Man schlägt deshalb, jeweils ausgehend von der Basis und der Spitze, das Tuch gegeneinander zusammen, man erhält so die längsten glatten Flächen (Abb. 9.2). Tuchverbände in der Ersten Hilfe sind Behelfsverbände.

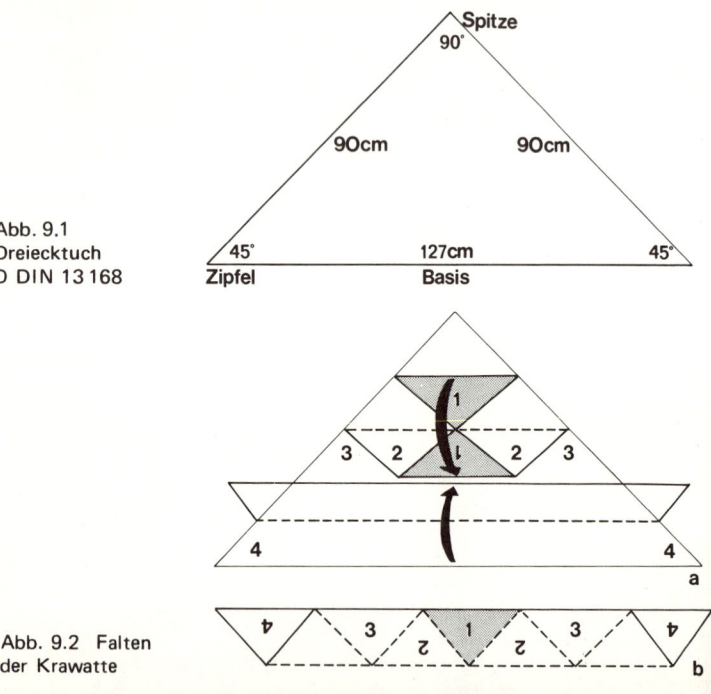

Abb. 9.1 Dreiecktuch D DIN 13 168

Abb. 9.2 Falten der Krawatte

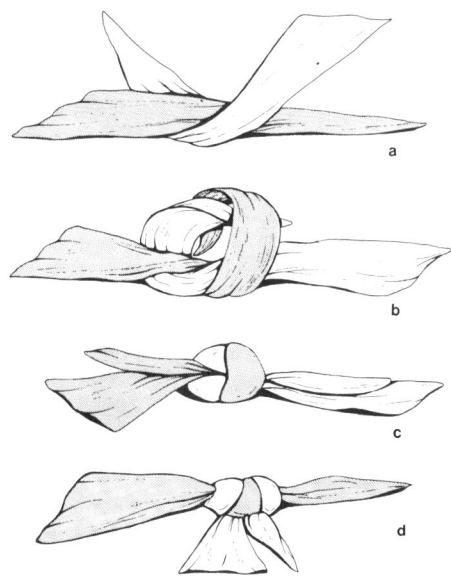

Abb. 9.3

9.1.1. Verbandknoten

Die Zipfel der Dreiecktücher werden in der Regel miteinander verknotet. Der Knoten muß so geschlagen werden, daß er sich bei der Abnahme des Verbandes leicht öffnen läßt. Er soll während des Tragens des Verbandes nicht nachgeben, da sich sonst der Verband lockern kann. Man wendet deshalb den in der Abb. 9.3a–d dargestellten Knoten an. Der Knoten wird zwangsläufig richtig, wenn man darauf achtet, daß der Zipfel, der zur knotenden Person zeigt, immer vorn bleibt (Abb. 9.3b). Soll der Knoten geöffnet werden, dann zieht man einen Zipfel zur gegenüberliegenden Seite, so daß eine Gerade entsteht (Abb. 9.3.d), die man dann nur noch aus den beiden Schlingen ziehen muß.

9.2. Armtragetuch (Mitella)

Das Dreiecktuch wird vor dem Körper unter den gebeugten Unterarm geschoben und der obere Zipfel über die kranke Schulter und über den Nacken gelegt (Abb. 9.4a). Der untere, herabhängende Zipfel wird über den rechtwinklig gebeugten Arm nach oben über die gesunde Schulter geschlagen. Beide Zipfel werden dann an der gesunden Halsseite verknotet (Abb. 9.4b). Die Spitze des Tuches wird am Ellbogen umgeschlagen und mit einer Sicherheitsnadel befestigt (Abb. 9.4c), oder in sich verdreht und weggesteckt.

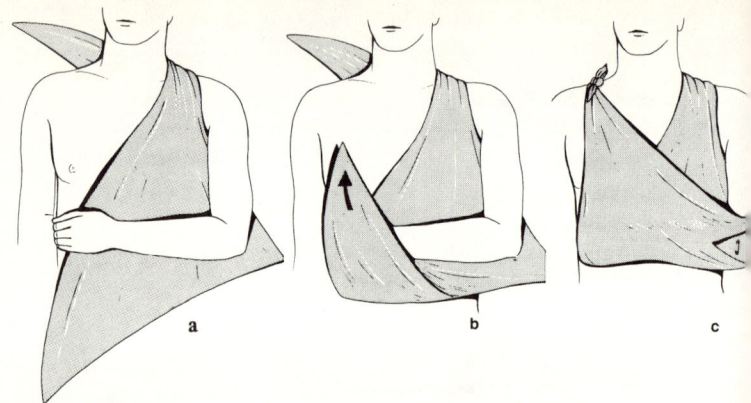

Abb. 9.4 a, b Anlegen des Armtragetuches. c Fertig angelegtes Armtragetuch

9.3. Doppelseitiger Brustverband

Mit einem sehr großen Dreiecktuch läßt sich gut ein doppelseitiger Brustverband anlegen. Das Tuch erhält, wie Abb. 9.5 a zeigt, einen Einschnitt. Die Basis des Tuches wird, wie Abb. 9.5 b veranschaulicht, aufgelegt, die beiden durch den Einschnitt entstandenen Zipfel werden links und rechts über die Schulter und die Zipfel über die Brüste gelegt (Abb. 9.5 c), auf der vorderen Mittellinie überkreuzen sie sich und werden dann auf den Schultern verknotet. Zum besseren Sitz wird das Tuch vorn mit einer Sicherheitsnadel fixiert.

9.4. Tuchverband für die ganze Hand

Der Tuchverband für die ganze Hand findet auch in der Krankenpflege Verwendung, und zwar kann man feuchte Verbände an der Hand auf diese Weise recht gut zusammenhalten. Die rechtwinklige Spitze des Tuches überragt die Fingerspitzen, wie die Abb. 9.6 zeigt. Man schlägt zuerst diese Spitze über den Handrücken, dann werden die Zipfel a und b übereinandergeschlagen, die Enden werden um das Handgelenk geschlungen und verknotet. Bei sehr großen Tüchern muß man gegebenenfalls die Seiten a und b ein- bis zweimal krawattenähnlich zusammenlegen, denn das Tuch darf nicht zu locker sitzen, der Verband würde sonst abrutschen.

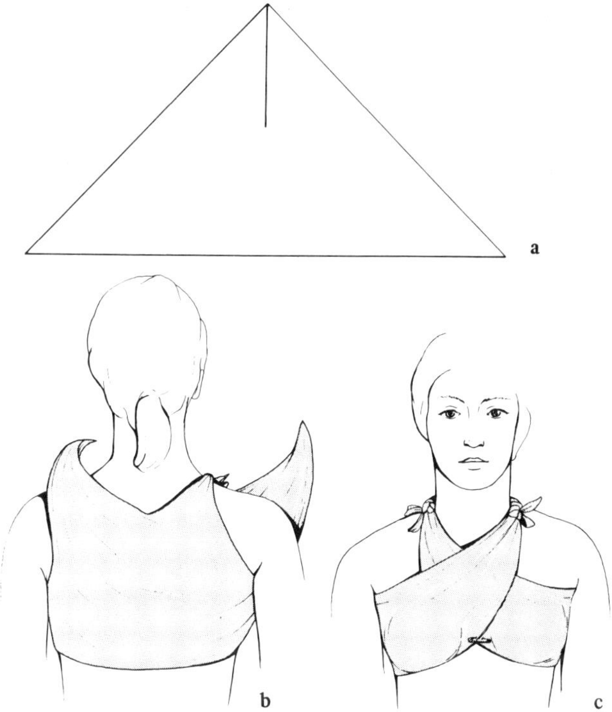

Abb. 9.5 Doppelseitiger Brustverband

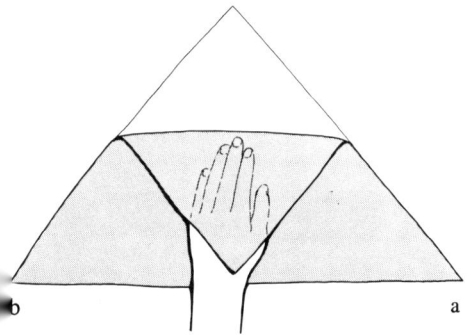

Abb. 9.6 Tuchverband für die ganze Hand

10. Bindenverbände

10.1. Allgemeine Regeln

E. Most

Bei der Wahl der Bindenbreite gilt die Faustregel: Durchmesser des zu verbindenden Körperteils = Bindenbreite. Für Fingerverbände verwendet man die schmalste zur Verfügung stehende Binde von 4 cm Breite. Schienenverbände gestatten in jedem Fall die Verwendung von breiteren Binden.

In der Regel verwendet man für Bindenverbände die einköpfige Binde, sie besteht aus „Bindenkopf" und „Bindenende" (Abb. 10.1). Eine zweiköpfige Binde (Abb. 10.2) erhält man, wenn man sie gleichmäßig von beiden Seiten aufrollt, oder zwei einköpfige Binden miteinander vereinigt. Der Bindenanfang liegt dann in der Mitte der Binde. Zweiköpfige Binden verwendet man nur noch für spezielle Unterschenkelverbände. Die Kopfmütze, die früher auch mit zweiköpfigen Binden gewickelt wurde, wird heute besser aus Schlauchverband angefertigt.

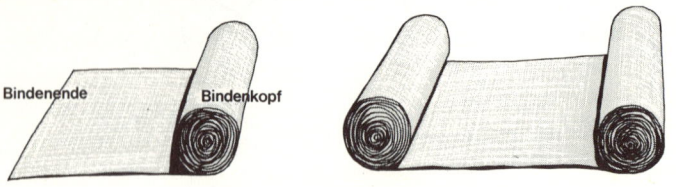

Abb. 10.1   Abb. 10.2

In der Regel liegt der Bindenkopf der einköpfigen Binde in der rechten Hand, das Bindenende in der linken, und zwar so, daß man in den Bindenwinkel hineinsehen kann (Abb. 10.3). Beim Umschlaggang liegt der Bindenkopf je einmal richtig und einmal verkehrt.

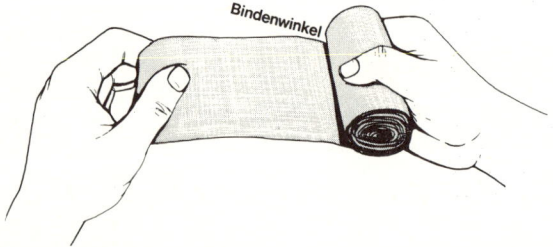

Abb. 10.3

Beim Anwickeln der Binde wird der Bindenkopf dicht am Körper abgerollt, die Binde muß unter leichtem Zug angewickelt werden und soll dabei immer den kürzesten Weg nehmen. Der Zug soll auch erhalten bleiben, wenn die Binde von der rechten in die linke Hand überwechselt, Ausnahmen bilden nur die Umschlaggänge.

Ein Bindenverband wird meistens herzwärts gewickelt. Ausnahmen bilden die absteigenden Kornährenverbände an Händen und Füßen. Ein Verband soll so fest gewickelt werden, daß er nicht verrutschen kann, er darf aber weder einschnüren, noch so fest gewickelt sein, daß es zu Stauungen (Blauwerden distaler Körperteile) oder Abschnürungen (Weißwerden distaler Körperteile) kommt.

Im allgemeinen liegt oder sitzt der Patient beim Anlegen eines Verbandes, der Verbindende steht, und zwar so, daß er den zu verbindenden Körperteil vor sich hat. Der Verband muß in der Stellung angelegt werden, die der verletzte Körperteil später einnehmen soll.

Üblicherweise wird der Bindenverband von links nach rechts gewickelt, diese Richtung wird zwangsläufig genommen, wenn der Bindenkopf in der rechten und das Bindenende in der linken Hand liegt. Werden Extremitäten verbunden, so sitzen die Verbände noch besser, wenn man ,,von innen nach außen'' wickelt, d.h. auf der linken Seite wird regulär von links nach rechts gewickelt, auf der rechten Seite jedoch von rechts nach links. Um hier den richtigen ,,Dreh'' zu bekommen, muß man nur am Anfang den Bindenkopf in die linke und das Bindenende in die rechte Hand nehmen, die Binde läßt sich auch dann mit den üblichen Kreisgängen festlegen. – Da jedoch die Grundregel für Bindenverbände ,,von links nach rechts'' lautet, ist es kein Fehler, wenn nicht spiegelbildlich verbunden wird.

Der Bindenabschluß soll nie an sich verjüngenden Körperteilen liegen, da der Verband sich dann lockern kann. Die Bindenbefestigung darf nicht direkt über der Wunde liegen. Wird das Bindenende geknotet, so muß der Knoten so liegen, daß er beim liegenden Patienten nicht drücken kann. Er darf auch nicht auf vorspringenden Knochenteilen liegen.

Ein Bindenverband kann außer durch Knüpfen der Bindenenden noch mit anderen Mitteln befestigt werden. Einmal kann man die elastischen Verbandklammern (Abb. 10.4) in den Verbandstoff einhaken, allerdings ist bei dünnen Mullbindenverbänden Vorsicht geboten. Ferner läßt sich das Bindenende mit einem Verbandpflasterstreifen fixieren, bei breiten Binden nimmt man entweder zwei schmale Streifen oder klebt quer zum Bindenende einen breiten Pflasterstreifen. Schließlich kann man auch Sicherheitsnadeln verwenden, nur müssen sie dann so sitzen, daß sie sich auf keinen Fall von allein (z.B. durch Druck oder im Liegen) öffnen können.

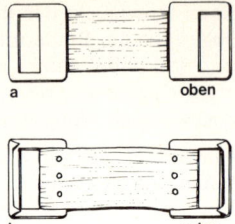

Abb. 10.4 Verbandklammer (Aufsicht und Ansicht von unten)

Wird ein Bindenverband abgewickelt, so wird der bereits abgewickelte Teil dicht am Körper von rechts nach links in die Hände gegeben, so daß ein lockeres Knäuel entsteht. Es ist verboten, mit viel Schwung und großen Schlingen die Binde herumzuwirbeln, da die gebrauchten Binden stets als infiziert zu betrachten sind. Binden von geringem Anschaffungspreis werden sofort in den Abfalleimer gelegt, eine Aufbereitung übersteigt im allgemeinen den Neupreis. Teurere Binden (z.B. Idealbinden, dauerelastische Binden) können desinfiziert und gewaschen werden. Sie werden deshalb im Spül- oder Schmutzraum zunächst ähnlich wie Wäscheleinen zu „Docken" gebunden, das Ende der Binde wird zum Festlegen benutzt (Abb. 10.5a und b). Nach der Wäsche ist dann ein müheloses Aufwickeln der Binden möglich.

Die gewaschenen Binden können auf der Bindenwickelmaschine (Abb. 10.5c) wieder aufgerollt werden. Bei elastischen Binden ist darauf zu achten, daß sie zwar glatt und fest, aber nicht in gedehntem Zustand aufgewickelt werden. „Vorgedehnte" elastische Binden beeinträchtigen den Behandlungserfolg. — Abb. 10.5d zeigt, wie die Binde über die Querstäbe geführt werden soll.

Allgemeine Regeln 83

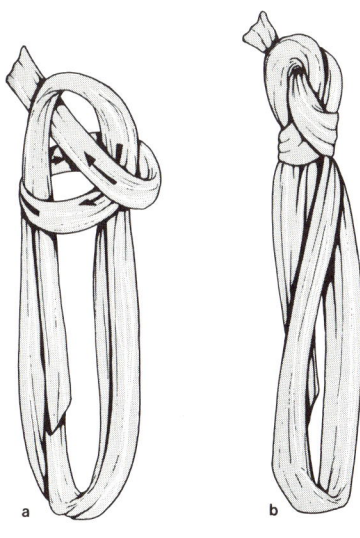

a u. b Bindendocke

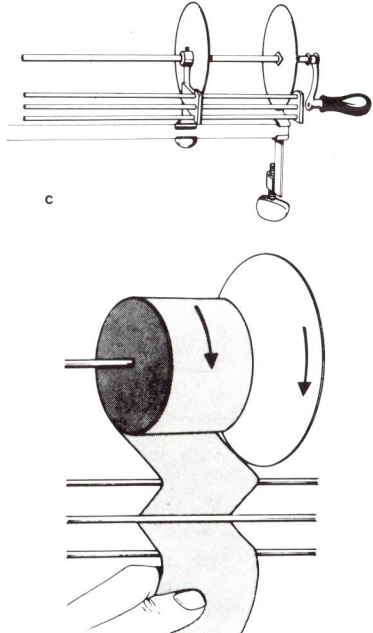

Abb. 10.5a–d; c u. d Bindenwickelmaschine

10.2. Grundformen

Für einen richtig angelegten Verband bedient man sich verschiedener „Gänge", die je nach Lage des zu verbindenden Körperteils variieren können. Alle Gänge entstehen aber aus drei Grundformen:

1. Kreisgang (zur Befestigung des Bindenanfangs),
2. Schraubengang (Spiralgang, Schlangengang),
3. Achtergang (Kreuzgang = Fächerverband = Schildkrötenverband).

Alle Bindentouren müssen immer den kürzesten Weg nehmen.

1. *Kreisgang.* Um den Anfang der Binde zu befestigen, wird sie zunächst etwas schräg an das zu verbindende Glied angelegt, darauf der schräge Anfangsteil mit einer Kreistour festgehalten und auf diese umgeschlagen. Mit einer nachfolgenden Kreistour wird dieser Zipfel festgelegt (Abb. 10.6). Es hat sich gezeigt, daß der Verband besser hält, wenn der schräge Anfang so gelegt wird, daß er später verbandwärts liegt, also von den folgenden Touren überdeckt wird. Liegt der schräge Anfang am äußersten Ende des Verbandes, kann er leicht herausgezogen werden, so daß sich der Verband lockern kann.

2. *Schraubengang* (Spiralgang, Hobelspanverband, Schlangengang, Serpentinengang). Die zweite Grundform bei den Bindenverbänden wird so gewickelt, daß man die vorhergehende Tour nur noch zum Teil überdeckt, so daß sie mit parallelen Rändern dachziegelförmig aufeinanderliegen. Die Binde muß deshalb mehr oder weniger schräg zur Achse geführt werden.

Beim Schlangen- oder Serpentinengang (Abb. 10.7) decken sich die einzelnen Bindentouren nicht, sondern sie laufen in weiten Windungen aufwärts, und zwar so, daß sie sich glatt (ohne „Nasen") anlegen. Mit diesen breiten Windungen befestigt man lediglich provisorisch große Wundauflagen, um zu verhindern, daß sie verrutschen. Sie müssen anschließend mit dichten Schraubengängen (Abb. 10.8), die auch unter den Namen „Spiralgang" und „Hobelspanverband" bekannt sind, überdeckt werden. In den wenigsten Fällen kann man Schraubengänge vom Anfang bis zum Ende des Verbandes glatt anlegen: Nimmt der zu verbindende Körperteil rasch an Umfang zu, so bilden sich die sogenannten „Nasen", d.h. die Binde läßt sich nur noch an einem Rand glatt anlegen, am anderen Rand dagegen entstehen Hohlräume, eben die „Nasen". Deshalb arbeitet man immer dann, wenn sich die Binde nicht mehr glatt anlegen läßt, die Umschlagtouren ein, und zwar so lange, bis die Binde wieder glatt abgerollt werden kann. Bei der Umschlagtour (Abb. 10.9) hält man entweder mit dem Daumen oder dem Zeigefinger der linken Hand

Grundformen 85

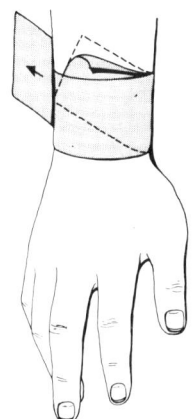

Abb. 10.6

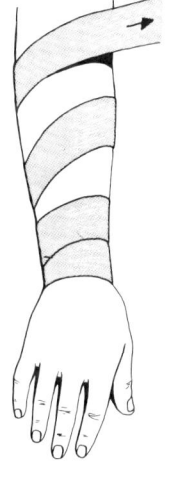

Abb. 10.7

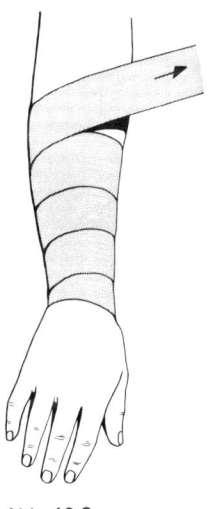

Abb. 10.8

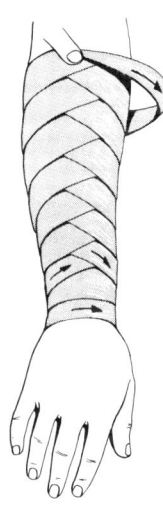

Abb. 10.9

den oberen Rand fest und schlägt nun die Binde um, dann liegt der Bindenkopf in der rechten Hand „verkehrt" herum. Die Umschläge der Binde sollen möglichst in einer Linie liegen, dabei achtet man darauf, daß unnötige Körperverrenkungen (beim Patienten) vermieden werden, d.h. am Unterarm liegen die Umschläge dorsal, wenn in Pronationsstellung verbunden wird, und sie liegen volar, wenn in Supinationsstellung verbunden wird. Am Unterschenkel liegen sie immer auf dem Schienbein (Tibia).

3. *Achtergang.* Diese dritte Grundform muß bei Gelenkverbänden gewickelt werden, dabei wird mit der Führung der Binde die Figur einer Acht nachgeahmt. Es werden meistens mehrere Touren gewickelt, bei denen das Kreuz der Acht entweder immer auf demselben Punkt, wie z.B. am Ellenbogen, oder auf- oder absteigend (z.B. bei Mittelhandverbänden) liegen kann. Bei dem auf- oder absteigenden Achterverband erhält man eine Reihe hintereinanderliegender Kreuzungen, die man wegen der Ähnlichkeit mit Getreideähren als „Kornährenverband" bezeichnet. Bei dem aufsteigenden Achterverband (Abb. 10.10) liegt die erste Acht am weitesten distal, die nachfolgenden immer weiter herzwärts. Beim absteigenden Achterverband (Abb. 10.11) liegt die erste Acht am weitesten herzwärts und die folgenden Touren immer weiter distal. Absteigende Kornährenverbände sitzen schlecht, weil die letzte Achtertour die längste Distanz zurücklegen muß und nicht mehr durch nachfolgende deckende Touren gehalten werden kann.

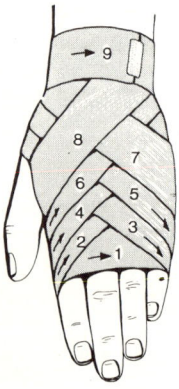

Abb. 10.10 Aufsteigender Achterverband

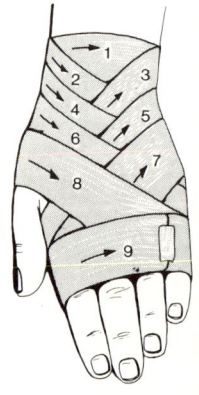

Abb. 10.11 Absteigender Achterverband

Beim Achtergang am Ellenbogen (bzw. Kniegelenk) liegt das Kreuz immer auf demselben Punkt, und zwar in der Ellenbeuge (bzw. Kniekehle). Der Verband wird hier in leichter Beugestellung angewickelt, drei evtl. vier Achten genügen. Der am besten sitzende Achterverband am Ellenbogen (oder Kniegelenk) ist der „auswärts" gewickelte Verband, hier wird die erste Tour um das Olecranon (Ellenbogenhöcker) gelegt, die folgenden decken jeweils zur Hälfte die vorhergehende Tour und liegen dadurch stets weiter auswärts (Abb. 10.12). – Muß die Ferse mit einem Bindenverband versorgt werden, so kann hier nur ein auswärtsgewickelter Achterverband angelegt werden, vorzugsweise mit elastischen Fixierbinden.

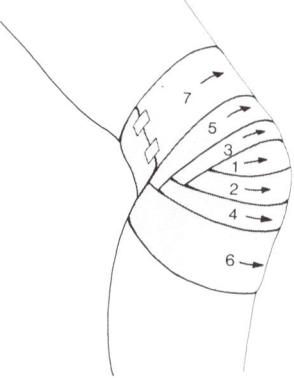

Abb. 10.12 Schildkrötenverband (auswärts)

Im Gegensatz zum auswärtsgerichteten Achterverband wird der einwärtsgerichtete zur Gelenkmitte hin gewickelt, so daß die erste Tour am weitesten außen liegt und die letzte das Olecranon bedeckt. Dieser Verband rutscht sehr viel leichter auseinander (Abb. 10.13).

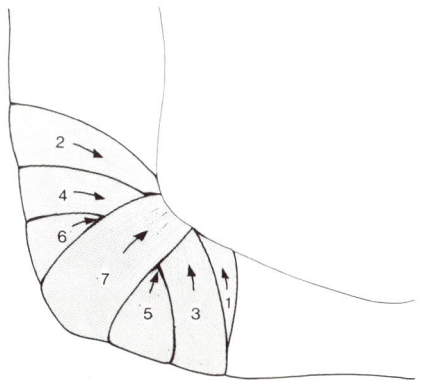

Abb. 10.13 Schildkrötenverband (einwärts)

Betrachtet man den Achterverband von der Seite, dann zeigen die Bindengänge das Bild eines Fächers, besieht man ihn von vorn (am Knie), dann ähnelt er dem Panzer einer Schildkröte, er wird deshalb sowohl mit „Fächerverband" als auch mit „Schildkrötenverband" bezeichnet.

10.2.1. Daumenverband (Abb. 10.14)

Beim Daumenverband wird ein auf- oder absteigender Achterverband gewickelt, und zwar erfolgt die Festlegung der Binde als Kreisgang um das Handgelenk. Soll die Spitze überdeckt werden, steigt die Binde vom Handgelenk über Handrücken direkt zur Fingerkuppe auf und deckt diese mit 2–3 Überschlägen (s. Abb. 10.15a) ab. Mit zwei Spiralgängen wird die Kuppendeckung festgelegt, sodann folgen mehrere aufsteigende Achtergänge (Daumen x Handgelenk), die Kreuzung soll dorsoradial liegen. Der Abschluß der Binde liegt am Handgelenk.
– Der Daumenverband kann auch mit absteigenden Achten gewickelt werden, doch hält ein derartiger Verband nicht gut.

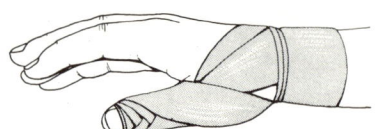

Abb. 10.14 Daumenverband

10.2.2. Fingerverband (Abb. 10.15a u. b)

Ein Fingerverband sitzt am besten, wenn man von „innen nach außen" wickelt und die Binde mit den üblichen Kreistouren am Handgelenk befestigt. Man steigt dann von der Radialseite kommend über den Handrücken auf zur Fingerspitze, die Kuppe wird mit zwei bis drei Überschlägen gedeckt (Abb. 10.15a), die großzügig bemessen sein müssen, damit sie sich von den anschließenden Spiralgängen gut festlegen lassen. Beim Wechsel von den Überschlägen zum Spiralgang muß darauf geachtet werden, daß die Führung der Binde in Richtung Kleinfingerseite erfolgt. Dadurch wird nach Beendigung der Spiralgänge, die bis zum Fingergrundglied fortgeführt werden, die Binde zwangsläufig über den Handrücken zur Kleinfingerseite des Handgelenkes gelenkt (Abb. 10.15b). Die Binde darf *nicht* auf der Hohlhandseite zum Handgelenk geführt werden. Der Abschluß des Verbandes liegt am Handgelenk. Müssen mehrere Finger einzeln verbunden werden, steigt man vom Handgelenk wieder zum nächsten Finger auf.

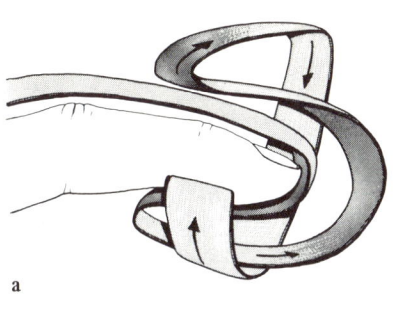 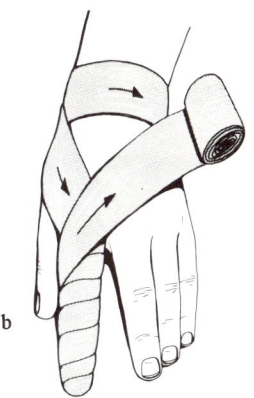

Abb. 10.15a u. b Fingerverband

Werden mehrere Finger gleichzeitig eingebunden, so legt man in die Zwischenräume (Interdigitalräume) Mulltupfer oder Wundkompressen (Solvaline*schleier* sind jedoch ungeeignet). Mit diesen Zwischenlagen kann man die Bildung von feuchten Kammern verhindern.

10.2.3. Zehenverbände

Diese lassen sich theoretisch mit der Technik der Fingerverbände anlegen, im allgemeinen muß aber bei kleineren Verletzungen noch der Schuh wieder angezogen werden, so daß ein möglichst wenig auftragender Verband angezeigt ist. Man wird zunächst immer versuchen, einen Klebeverband anzulegen, aber auch mit Schlauchverband kann man hier Wundauflagen befestigen.

10.2.4. Verbände am Kopf

Theoretisch lassen sich Verbände am Kopf mit Binden anlegen, jedoch besteht bei unruhigen Patienten immer die Gefahr, daß sie verrutschen. Im Bereich des Gehirnschädels wird man deshalb die Fixierung der Wundabdeckung vorzugsweise mit Schlauch- oder Netzverband vornehmen. Diese Verbände sitzen besser und erfordern wesentlich weniger Zeitaufwand beim Verbandwechsel. Stehen keine Schlauchverbandstoffe zur Verfügung, muß mit Binden ein Schädeldachverband gewickelt werden.

10.2.4. 1. Kopfmütze (Mitra Hippokratis) (Abb. 10.16a u. b)

Die Kopfmütze, die auch unter dem volkstümlichen Namen „Lausekappe" bekannt ist, muß mit einer zweiköpfigen Binde oder mit zwei Binden gleichzeitig gewickelt werden. Bindenkopf I läuft stän-

90 Bindenverbände

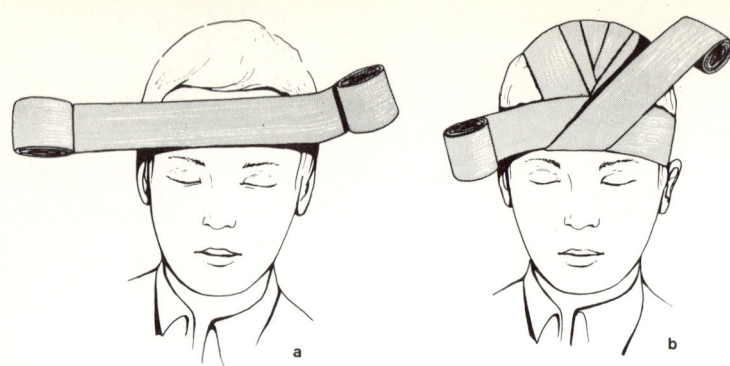

Abb. 10.16a u. b Kopfmütze (Mitra Hippokratis) (Abb. 10.16 u. 10.18 aus: CATEL, W., F.H. DOST, W. KÜBLER, J. OEHME: Das gesunde und das kranke Kind, 10. Aufl. Thieme, Stuttgart 1972)

dig als Horizontaltour um den Kopf, wobei die Führung der Binde so erfolgen muß, daß in der Stirnpartie die Augen freibleiben und an den Kopfseiten der Verband oberhalb der Ohren verläuft. Am Hinterkopf muß die Binde möglichst tief geführt werden. Bindenkopf II wird nur zum Eindecken des Schädeldaches benötigt, er wird deshalb, nachdem beide Bindenköpfe sich zum ersten Mal am Hinterhaupt getroffen haben, von Bindenkopf I festgelegt und dann rückläufig der Pfeilnaht zur Stirn geführt, von Bindenkopf I fixiert, umgeschlagen und die linke Hälfte der vorherigen Tour deckend, zum Hinterhaupt geführt, wieder fixiert von Bindenkopf I und auf der rechten Seite, zur Hälfte die vorherige Tour deckend, zur Stirn geführt. Bei dieser Technik wird das Schädeldach abwechselnd rechts und links von den Binden bedeckt. Die Bindenenden müssen sicher befestigt werden. Eine gut angelegte Kopfmütze darf, wenn man sie vom Kopf abhebt, nicht zusammenfallen.

10.2.4. 2. Augenverband (Abb. 10.17)

Ein schulmäßiger Augenverband besteht aus abwechselnd ausgeführten horizontalen Kreistouren, die im Nacken tief und oberhalb der Augenbrauen verlaufen, und Schrägtouren, die über das erkrankte Auge gehen, dabei aber das Ohr frei lassen und schräg über das Schädeldach zum Hinterhaupt weitergeführt werden. Beide Touren kreuzen sich über der Nasenwurzel. Der Verband muß mit einer Kreistour beginnen und enden.

Augenverband 91

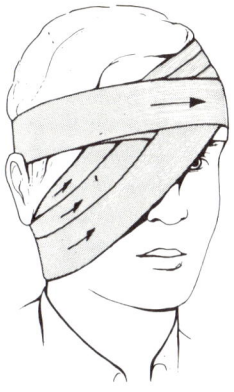

Abb. 10.17 Einseitiger Augenverband

Einen modifizierten und besser sitzenden Augenverband zeigen die Abb. 10.18a u. b. Hier wird zunächst das Ende der Mullbinde ca. 15 cm hängengelassen (Abb. 10.18a), dann folgen zwei Kreistouren

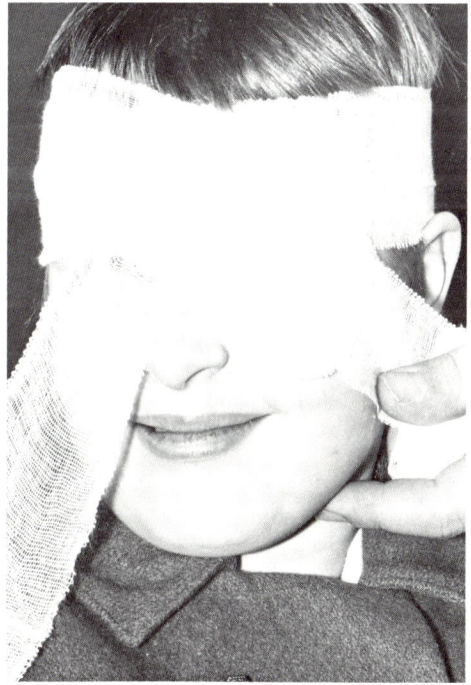

Abb. 10.18a Einseitiger Augenverband

zum Festlegen des Anfangs, dabei muß das freie Ende festgehalten werden; mit der dritten und vierten Tour (evtl. noch ein bis zwei mehr) kann bereits die Augenkompresse angewickelt werden. Ist die Augenkompresse sicher fixiert, wird das freie Ende nach oben geschlagen (Abb. 10.18b) und mit 1–2 Kreistouren festgewickelt, evtl. kann noch zusätzlich ein Verbandpflasterstreifen als Riegel aufgeklebt werden.

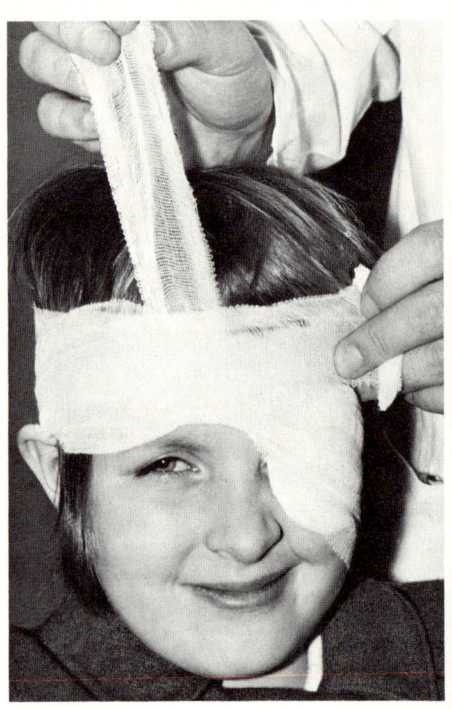

Abb. 10.18b

10.2.4. 3. Doppelseitiger Augenverband (Abb. 10.19)

Er beginnt mit Kreistouren zum Festlegen der Binde. Sie sollen in der Stirn über den Augenbrauen und im Nacken tief liegen. Dann steigt die Binde vom Nacken über den rechten Kieferwinkel und das rechte Auge auf zur Nasenwurzel, zieht eine Kreistour um Stirn-Nacken und wird dann, von der rechten Schläfe kommend, über Nasenwurzel und linkes Auge zum linken Kieferwinkel geführt. Es folgen dann abwechselnd Kreisgang, Schrägtour vom rechten Kiefer-

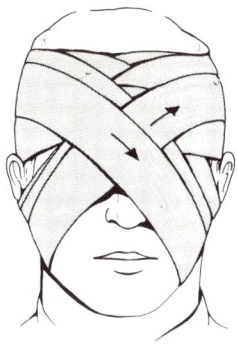

Abb. 10.19 Doppelseitiger Augenverband

winkel kommend, Kreisgang, Schrägtour von der rechten Schläfe kommend usw., bis beide Augen sicher verbunden sind.

10.2.4. 4. Ohr- und Nackenverbände

Verbände am Ohr und im Nacken sollte man aus Schlauchverband anfertigen, sie sitzen auf jeden Fall besser und erfordern weniger Zeit und weniger Material, es wird deshalb an dieser Stelle auf eine Beschreibung verzichtet.

10.2.4. 5. Schleuderverbände

N. Kaiser

Schleuderverbände können ohne besondere Umstände am Kopf (Nasenschleuder, Kinnschleuder) und an Gliedmaßen angelegt werden.
— Eine Binde oder ein Tuchstreifen wird an beiden Enden bis auf

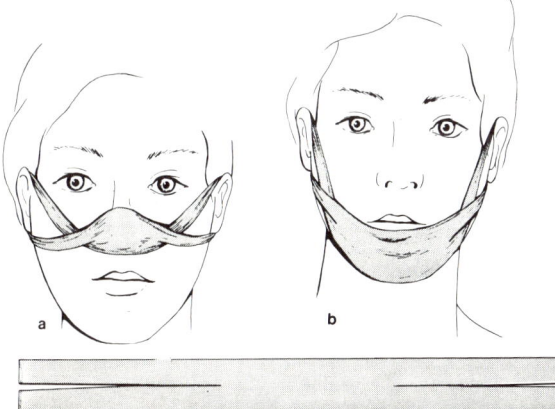

Abb. 10.20a–c Schleuderverband

ein Mittelstück eingeschnitten oder eingerissen. Das Bindenstück fixiert die Wundauflage, die Enden werden als Schleuderbänder überkreuz verknotet (Abb. 10.20a—c).

10.2.5. Traditionelle Schulverbände

In jeder Verbandlehre werden Verbände gezeigt, die sich technisch ausgezeichnet anlegen lassen, die aber in der Praxis nicht mehr angewendet werden. Dazu gehört z.b. der auf- oder absteigende Kornährenverband an der Schulter oder Hüfte. Diese und andere komplizierte Verbandtechniken mit Binden zur Befestigung von Wundauflagen sind durch die Anwendung der Schlauchverbände verdrängt worden. Schlauchverbände sind leichter anzuwenden als Bindenverbände, sie sitzen fest, erfordern weniger Material und sind daher billiger. Im Rahmen einer zeitgemäßen Verbandtechnik sollten dem Patienten leicht rutschende Bindentouren um Kopf, am Rumpf und an den Extremitäten nicht mehr zugemutet werden. Die neuen Schlauchverbandtechniken werden in einem besonderen Abschnitt (s. Kap. 12) ausführlich dargestellt.

10.3. Spezielle elastische Bindenverbände

10.3.1. Desault-Verband

Einer gewissen Beliebtheit erfreut sich immer noch der Desault-Verband aus elastischen Bindentouren, der viel leichter und schneller aus Schlauchverband hergestellt werden kann. Dieser Verband dient zur Ruhigstellung und Anhebung einer Schulter oder eines Oberarmes und soll hier als Beispiel eines großen Verbandes aus elastischen Binden gezeigt werden.

Der Verband besteht aus drei Teilen: Für den 1. Teil (Abb. 10.21) wird in die Achselhöhle der verletzten Seite ein etwa 15 x 15 cm großes und 0,5—1 cm dickes Wattekissen, das gepudert ist, geschoben und mit zirkulären Bindentouren um den Brustkorb befestigt. 1—2 Touren laufen um die Nackenpartie der Gegenseite. Damit wird das Wattekissen nach oben in die Achselhöhle hineingezogen.

Der 2. Teil (Abb. 10.22) besteht darin, daß man den senkrecht herabhängenden, im Ellbogen rechtwinklig gebeugten, kranken Oberarm an den Brustkorb durch Kreistouren fixiert.

Beim 3. Teil (Abb. 10.23) wird der ganze Schultergürtel mit Achtertouren angehoben. Die Schlingen der Achtertouren laufen von der gesunden Achselhöhle über die kranke Schulter und den

Spezielle elastische Bindenverbände 95

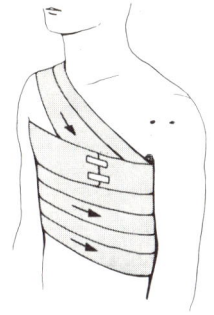

Abb. 10.21 Desault-Verband, 1. Teil

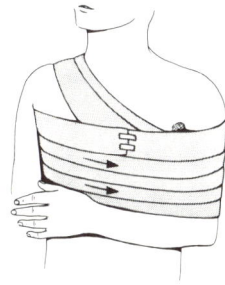

Abb. 10.22 Desault-Verband, 2. Teil

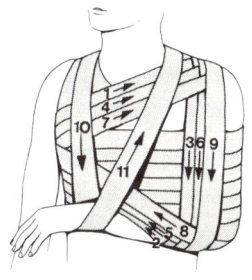

Abb. 10.23 Fertiger Desault-Verband, 3. Teil (aus: HELLNER, H., R. NISSEN, K. VOSSSCHULTE: Lehrbuch der Chirurgie, 6. Aufl. Thieme, Stuttgart 1970)

kranken Ellenbogen abwechselnd vorn über die Brust und hinten über den Rücken zur gesunden Achselhöhle zurück. — Um sich die Reihenfolge der einzelnen Bindengänge zu merken, die *A*chsel, *Sch*ulter und *E*llenbogen nacheinander umlaufen, hat sich das Merkwort *ASCHE* (Asche) bewährt. Die Hand und das Handgelenk werden durch eine besondere Schlinge gestützt. Dazu nimmt man am besten eine mit Watte gefüllte Trikotschlauchschlinge, die um den

Nacken und das Handgelenk geführt wird. Durch Heftpflasterstreifen oder Stärkebinden kann man diesem Verband zusätzlichen Halt geben.

10.3.2. Unterschenkelkompressionsverband

Um venöse Rückflußstörungen beim Krampfaderleiden zu behandeln oder um einer Thrombose bei längerer Bettruhe vorzubeugen, ferner nach bestimmten Operationen im Bereich der Extremitäten oder nach leichten Distorsionen der Gelenke empfiehlt es sich, aus elastischen Binden einen Kompressionsverband anzulegen, der hier für den Bereich des Unterschenkels gezeigt wird. — Wegen der mehr oder weniger stark ausgeprägten konischen Form des Oberschenkels ist es in diesem Abschnitt schwieriger, mit elastischen Binden einen gut sitzenden Verband herzustellen.

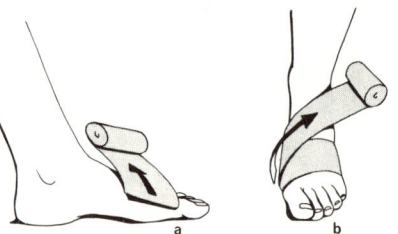

Abb. 10.24a Unterschenkelkompressionsverband, Wicklung am Vorfuß

Abb. 10.24b Unterschenkelkompressionsverband, Übergang der Wicklung zur Hacke

Je nach Umfang der Extremität verwendet man im Bereich des Unterschenkels zwei 8 cm bzw. zwei 10 cm breite Binden. Am Oberschenkel benötigt man im allgemeinen eine 10 cm breite Binde. Die Wick-

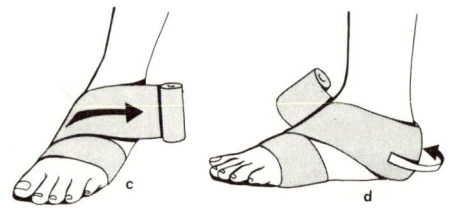

Abb. 10.24c Unterschenkelkompressionsverband, Fortsetzung der Wicklung zur Ferse

Abb. 10.24d Unterschenkelkompressionsverband, Rückführung der Binde zum Vorfuß

lung beginnt an der Fußinnenseite in Höhe der Zehengrundgelenke und umfährt den Fuß mehrfach unter Einschluß der Ferse. Durch verschiedene Achtertouren unter mäßigem Zug geht man vom Fuß

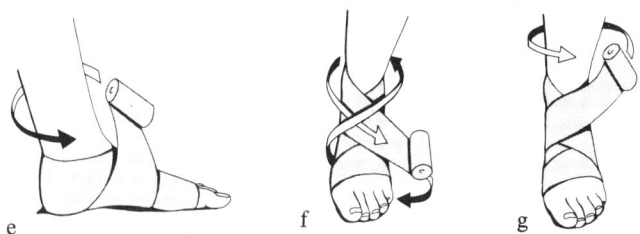

Abb. 10.24e Unterschenkelkompressionsverband, Wicklung über die Fußsohle zu den Knöcheln
Abb. 10.24f u. g Unterschenkelkompressionsverband, Rückführung der elastischen Binde von den Knöcheln über den Fußrücken und über die Fußsohle (f) zur Knöchelgegend (g)

auf den Knöchelbereich über. Mit schraubenförmigen Wicklungen erreicht man das Kniegelenk (Abb. 10.24a–g). Um die Kompressionswirkung zu erhöhen, wickelt man eine zweite Binde gleichartig, aber in entgegengesetzter Richtung von der Fußaußenseite in Höhe der Zehengrundgelenke bis zum Kniegelenk (Abb. 10.25) (über die vorbereitende Hochlagerung des Beines s. S. 101).

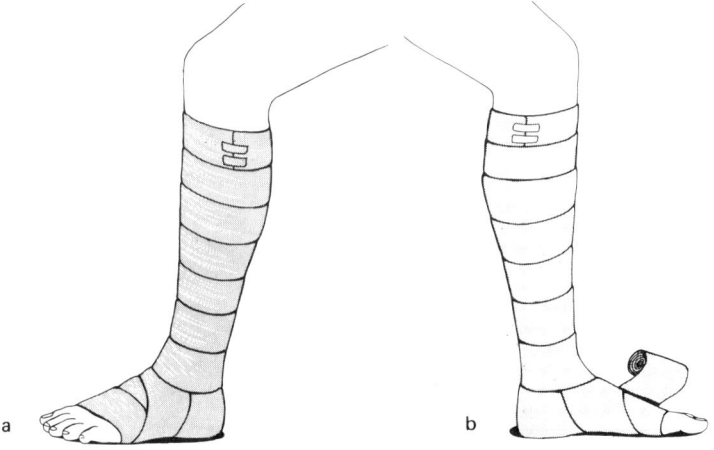

Abb. 10.25a Unterschenkelkompressionsverband, schraubenförmige Wicklung bis zum Kniegelenk
Abb. 10.25b Unterschenkelkompressionsverband, Wicklung einer zweiten elastischen Binde in Gegenrichtung

98 Bindenverbände

Der Tourenverlauf elastischer Binden für Kompressionsverbände an Ellbogen, Unterarm und Hand entspricht dem Verlauf der Bindengänge, wie er im Kap. 10 bei den Grundformen der Bindenverbände dargestellt wurde.

10.3.3. Lokale Kompressionsverbände

Zunehmende Schwellungen nach Weichteilquetschungen lassen sich oft durch einen Kompressionsverband verhindern. Nach chirurgischer Versorgung aller offenen Weichteilwunden werden ein steriler Verband und mehrere Lagen Polstermaterial (Wiener Watte, Synthetik-Wattebinden oder hochgebauschte, weiße Vliespolsterbinden) über die gequetschten Abschnitte gelegt. Mit einer elastischen Gazebinde wird dann faltenlos vom körperfernen Teil der Extremität spiralförmig nach körperwärts gewickelt. Die Wicklung endet weit oberhalb des geschädigten Gebietes. Anschließend wird darüber eine elastische Binde nach dem oben angegebenen Schema angewickelt. Der fertige Verband soll fest, auf Fingerdruck aber noch elastisch sein (Abb. 10.26a u. b). Die derart versorgte Extremität wird anschließend hoch gelagert.

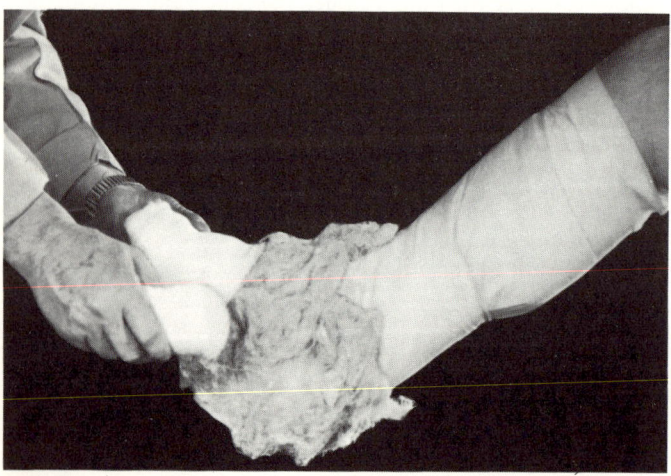

Abb. 10.26a Kompressionsverband; über die Weichteilquetschungen sind ein steriler Verband und mehrere Lagen Wiener-Watte gelegt worden (Abb. 10.26a u. b aus: COMPERE, E.L., S.W. BANKS, Cl.L. COMPERE: Frakturenbehandlung. Thieme, Stuttgart 1966)

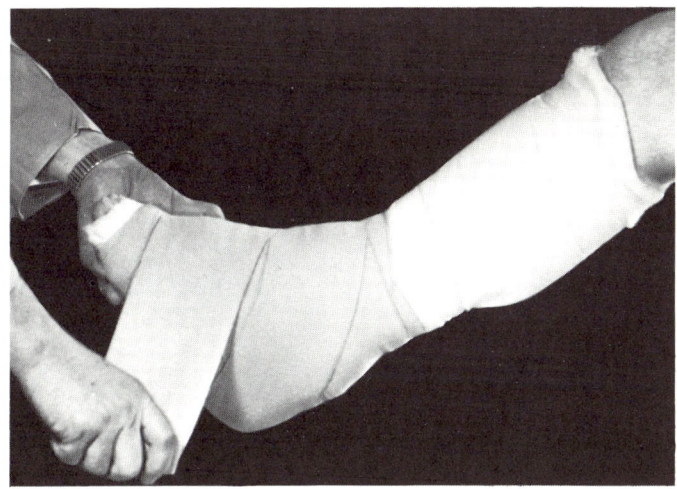

Abb. 10.26b Kompressionsverband, die Watte wird mit elastischen Binden angewickelt

Eine lokale Kompression bestimmter Abschnitte an den Extremitäten, wie z.B. die Knöchelgegend, die Innenseite des Unterschenkels bei Ulcus cruris oder die Gelenkgegend beiderseits der Patella bei Ergußbildung oder nach Kniegelenkpunktion kann durch passende *Schaumgummikompressen* vorgenommen werden, die in verschiedenen Größen und Formen industriell gefertigt werden.
Unter die Schaumgummikompressen, die man mit ihrer geformten Seite körperwärts anlegt, bringt man eine Lage Mull oder nicht klebenden Verbandstoff und wickelt die Schaumgummistücke mit elastischen Binden an (Abb. 10.27 u. 10.28).

100 Bindenverbände

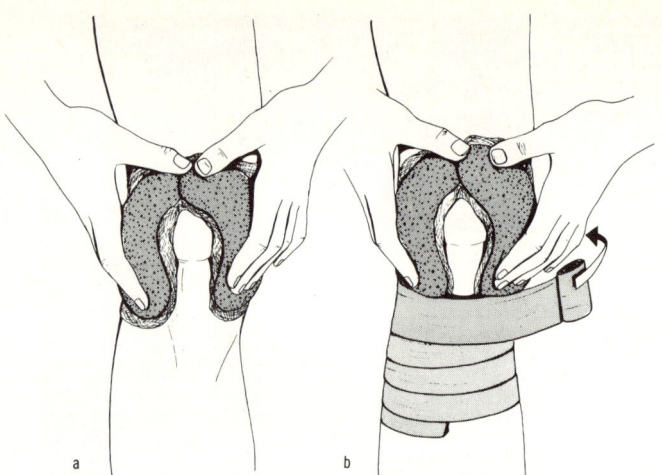

Abb. 10.27a Kniekompressionsverband mit geformten Schaumgummistücken

Abb. 10.27b Kniekompressionsverband; die Schaumgummistücke werden mit einer elastischen Binde angewickelt

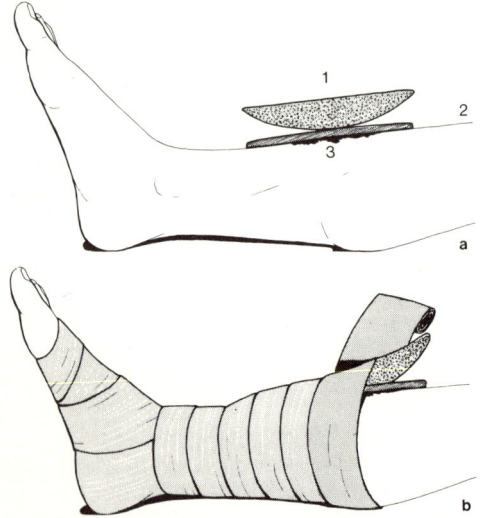

Abb. 10.28 Lokaler Kompressionsverband mit geformtem Schaumgummi (1) und mit Verbandstoff (2) über einem Ulcus cruris (3). Wicklung mit elastischer Binde

11. Elastische Pflasterverbände

N. Kaiser

Elastische Pflasterverbände sollen durch gleichmäßige Kompression das Anschwellen von Gliedmaßen verhindern oder den Bandapparat der Gelenke stützen.

Bevor man elastische Pflasterverbände anlegt, empfiehlt es sich, stark behaarte Körperstellen zu rasieren. Die klebende elastische Binde verursacht sonst bei jeder Bewegung ein unangenehmes Ziehen an den Haaren. Zur Entfernung schneidet man diese Verbände in Längsrichtung auf und zieht sie relativ schnell nach beiden Seiten unter Mitnahme mehr oder weniger großer Haarbezirke ab. Um den Patienten dieses schmerzhafte Ausreißen der Haare zu ersparen oder im Falle empfindlicher Haut, kann man auch vor dem Anlegen eines zirkulären elastischen Pflasterverbandes einen gut passenden Schlauchverband überziehen und erst darauf die Pflasterstreifen kleben. Derartige Verbände sitzen allerdings nicht so gut und halten nicht so lange wie die direkt auf die Haut aufgeklebten elastischen Pflasterverbände. Neu entwickelte elastische Pflasterbinden sollen eine schmerzlose Abnahme auch von der behaarten Haut gestatten.

Beim Anlegen eines elastischen Pflasterverbandes wird die Extremität so gehalten, wie sie ruhiggestellt sein soll. Diese Stellung muß während der ganzen Dauer des Wickelns beibehalten werden. Gelenke werden immer in Mittelstellung fixiert. Dadurch lassen sich schmerzhafte Endstellungen vermeiden. An den Gliedmaßen wird der Verband von peripher nach zentral angelegt. – Hervorstehende Körperabschnitte, z.B. Knochenvorsprünge an den Gelenken können vor dem Wickeln mit Watte unterlegt werden. Im allgemeinen ist diese Maßnahme aber nicht notwendig.

Kompressionsverbände werden morgens nach der Bettruhe oder nach mindestens 1/2stündiger Hochlagerung angelegt. Sie sind in ihrer Kompressionswirkung richtig dosiert, wenn z.B. bei einem elastischen Pflasterverband des Unterschenkels am Vorfuß eine leichte bläuliche Verfärbung auftritt, die beim Umhergehen verschwindet. Ein in diesem Sinn angelegter Verband wird vom Patienten sofort als angenehm empfunden. Anderenfalls ist der Verband zu straff gewickelt, er muß entfernt und neu angelegt werden.

Die Patienten sollten auf die Möglichkeit übermäßiger Kompression mit peripherer Stauung hingewiesen werden, in diesem Fall müssen sie den Arzt wieder aufsuchen oder sich den Verband selbst durch Einschneiden lockern.

Die Breite der elastischen Pflasterbinde muß ungefähr dem Durchmesser des betreffenden Extremitätenabschnitts entsprechen. Für den

Finger soll ein 2–3 cm breiter Pflasterstreifen zurechtgeschnitten, für den Unterarm eine 6 cm breite Binde und für den Unterschenkel eine 8–10 cm breite Binde genommen werden. Zu schmale Binden schneiden ein, zu breite Binden behindern.

Die elastischen Pflasterbinden werden am Kopfteil der Binde gefaßt und mit einem gleichmäßigen Zug gewickelt. Die ausgeübte Kraft des Zuges bestimmt die Kompressionswirkung des fertigen Verbandes. Je nachdem, welche Festigkeit des Verbandes gefordert ist, werden die elastischen Pflasterbinden ein- oder mehrlagig gewickelt.

Beim Wickeln der konischen Extremitäten entsteht häufig ein starker Zug jeweils am oberen Rand der Wickeltour. In diesem Fall sollte man den oberen Rand etwa 1/3 der Bindenbreite einschneiden (Abb. 11.1).

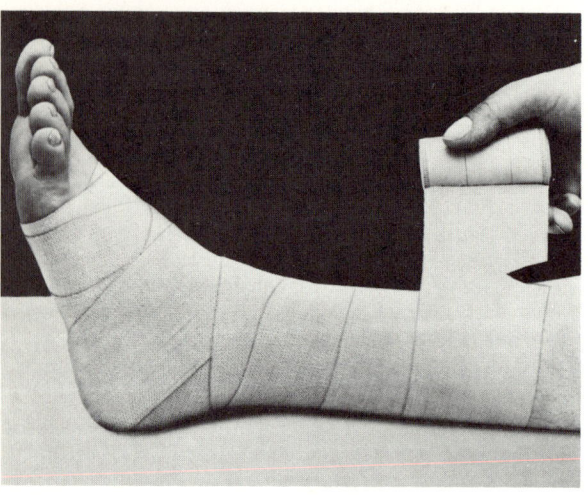

Abb. 11.1 Beim elastischen Pflasterverband wird der obere Rand der Binde 1/3 im Bereich der Tibiakante eingeschnitten (Abb. 11.1–11.7 Fotos der Fa. Beiersdorf, Hamburg)

Zur Kompression von Schwellungen wird der elastische Pflasterverband ein gutes Stück über die sichtbare Grenze der Schwellung weitergewickelt. Damit verhindert man das Einschneiden des Verbandes am oberen Rand der Schwellung. Das bedeutet z.B.: Nach einer Schwellung im Bereich des Fußgelenkes infolge Distorsion sollte der Verband etwa bis zur Mitte des Unterschenkels angelegt werden.

Elastische Pflasterverbände 103

Wie aus den verschiedenen Abbildungen (Abb. 11.2–11.8) ersichtlich, lassen sich Verbände durch Kreis- oder Spiraltouren oder durch Aufkleben von kurzen Stücken, die nur der einen Schlaufe einer Achtertour entsprechen, herstellen. Die halbe Achtertour wird von vorn oben nach hinten unten und wieder nach vorn oben geführt

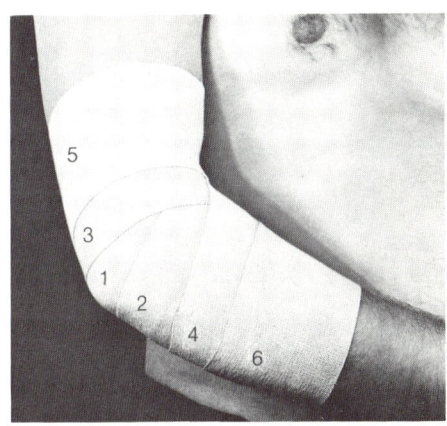

Abb. 11.2 Elastischer Pflastergelenkverband am Ellenbogen

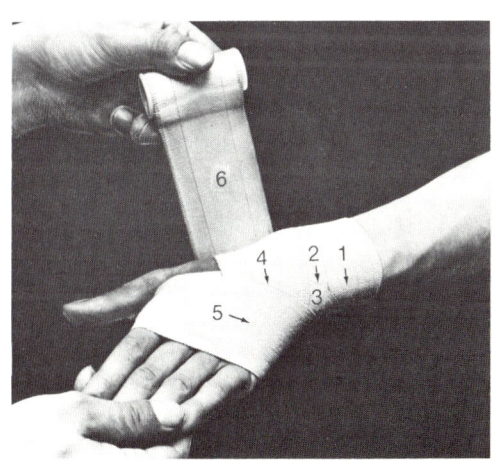

Abb. 11.3 Elastischer Pflastergelenkverband am Handgelenk

Elastische Pflasterverbände

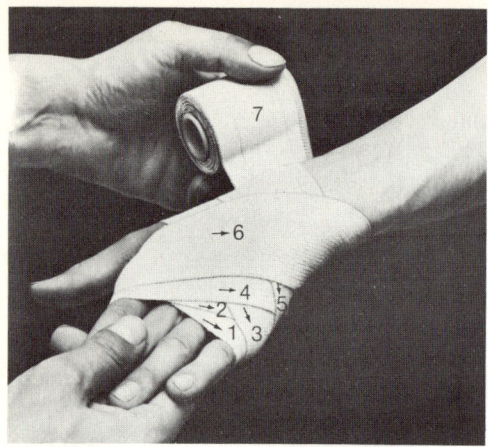

Abb. 11.4 Elastischer Pflasterverband am Handgelenk, andere Form

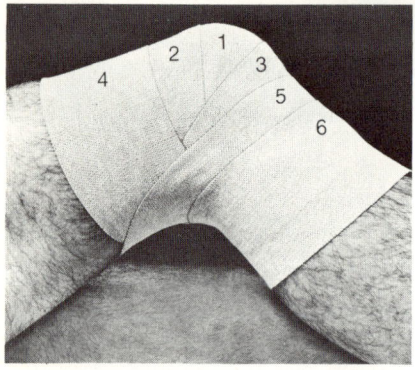

Abb. 11.5 Elastischer Pflasterverband am Knie

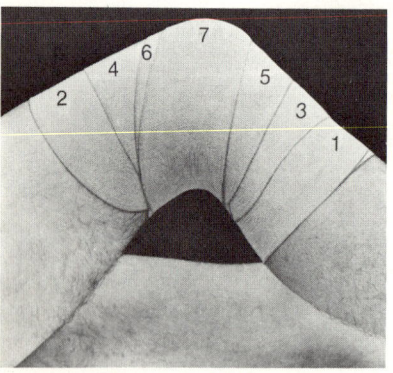

Abb. 11.6 Elastischer Pflasterverband am Knie, andere Form

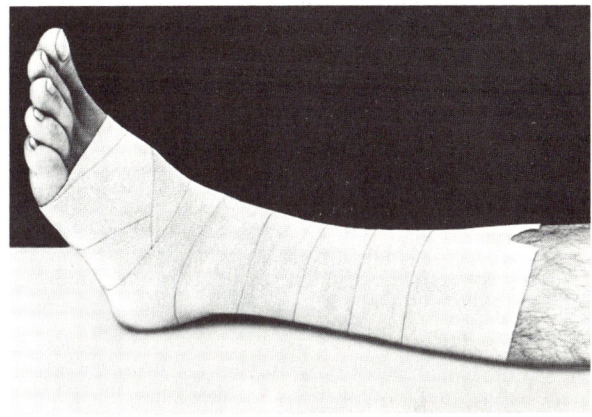

Abb. 11.7 Elastischer Pflasterverband für den Unterschenkel einschließlich Fuß

und abgeschnitten (Abb. 11.8). Mit Rundtouren wird der Verband am oberen Ende abgeschlossen. Im Fußbereich ist darauf zu achten, daß die Ferse mit eingewickelt wird. Bleibt sie frei, so kann es zu einem unangenehmen „Fensterödem" (Schwellung im nicht gewikkelten Bereich) kommen.

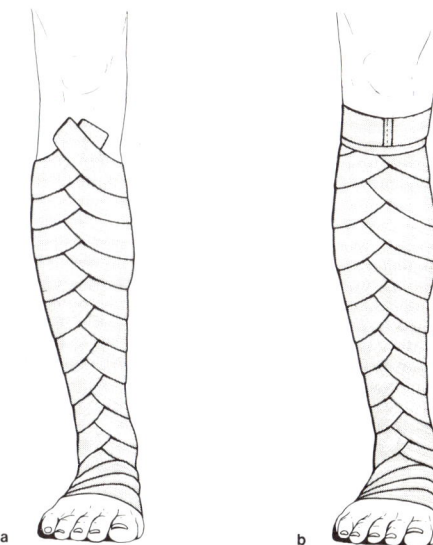

Abb. 11.8 Elastischer Pflasterverband aus einer halben Achter-Tour

12. Schlauchverbände

E. Most

12.1. Allgemeine Einführung

Im Abschnitt Material (S. 43) ist bereits die Eigenart dieses Verbandstoffes beschrieben worden. Tab. 12.2 zeigt die Einteilung der Größen für die einzelnen Anwendungsgebiete. Wegen der fehlenden Normung lassen sich die Fabrikate nicht immer parallel setzen. Außerdem ist zu bedenken, daß bei sehr korpulenten Patienten gegebenenfalls eine größere Nummer gewählt werden muß, und daß bei ganz kleinen, zierlichen Menschen eine kleinere Nummer angebrachter ist, als dies in der Tabelle ausgewiesen wird.

Wird mit dem Applikator gearbeitet, so soll die Größe gewählt werden, die gerade noch über den zu verbindenden Körperteil gestreift werden kann. Sofern Schienen, Polsterungen oder auftragende Wundauflagen notwendig sind, müssen diese mit einberechnet werden.

Die Applikatoren sind aus gehärtetem Messing, das verchromt ist, hergestellt, sie lassen sich im Autoklaven mit und ohne Schlauchverband sterilisieren. Die Applikatoren Nr. 2–9 haben an einem Ende einen u-förmigen Ring, der das Abgleiten des Schlauchverbandes nach rückwärts verhindert, diese Seite liegt stets körperfern beim Anlegen des Verbandes, eine Ausnahme bildet nur der Kompressionsverband am Kopf. Am Applikator Nr. 1 fehlt aus technischen Gründen der u-förmige Ring, bei einiger Geschicklichkeit läßt sich der gespeicherte Schlauchverband hier mit dem Daumenballen bremsen. Man kann den Applikator auf Vorrat oder mit abgepaßten Längen für bestimmte Verbände füllen. Das Füllen eines Applikators zeigt die Abb. 12.1. Der Applikator wird senkrecht auf den Tisch gestellt, der u-Ring soll unten sein. Der Schlauchmull wird leicht gedehnt und übergestreift, man schiebt so viel Material nach, wie man benötigt, bzw. bis der Applikator gefüllt ist. Bei den Nummern 1–3 geht dies Verfahren sehr gut, ab Nummer 5 muß man beim Speichern beidseitig mit den Fingern das Gewirk weiterschieben, wegen des größeren Durchmessers sind dazu beide Hände erforderlich. Beim Anlegen des Verbandes muß der Applikator achsengerecht zur zu verbindenden Extremität geführt werden (Abb. 12.2). Ist der Verband fertig angelegt, wird der Schlauchverband entweder direkt am Applikatorrand abgeschnitten oder auf der Schneiderinne, die als breites Band mit einer Vertiefung vom u-Ring zum runden Ring verläuft, aufgeschnitten und entsprechend lang für die Verbandbefestigung abgeschnitten (z.B. beim Fingerverband).

Schlauchverbandtechnik 107

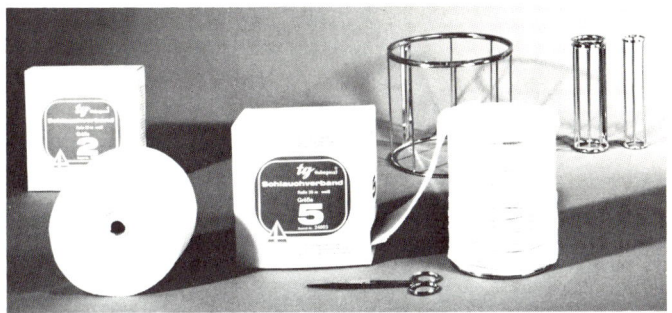

Abb. 12.1 (Werkfoto Lohmann KG, Fahr)

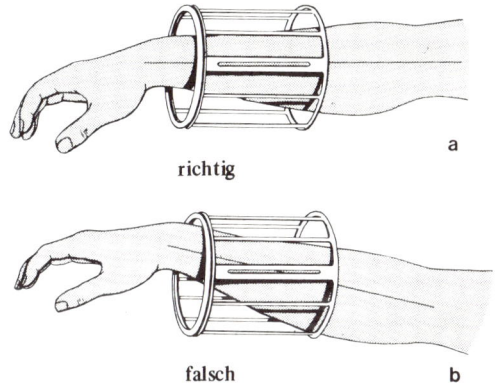

richtig

a

falsch

b

Abb. 12.2 (Abb. 12.2–12.5, 12.10–12.15, 12.17–12.22 aus: tg. Ein fortschrittlicher Verbandstoff, 3. Aufl. Lohmann KG, Fahr)

12.2. Schlauchverbandtechnik

Zum Anlegen von Schlauchverband sind vier Handgriffe erforderlich: 1. Spannen, 2. Drehen, 3. Schließen, 4. Verankerung. Sie sind für alle Typen im Prinzip gleich, so daß diese Grundfiguren nur einmal beschrieben werden müssen. Der Anfang eines Verbandes *mit* Applikator weicht jedoch etwas vom Anfang *ohne* Applikator ab, das ist zu beachten.

12.2.1. Beginn des Verbandes mit Applikator

Der Schlauchverband muß zunächst am Körper fixiert werden. Es bieten sich zwei Möglichkeiten, nämlich erstens „Festhalten" und zweitens „Abbinden".

12.2.1. 1. Festhalten

Bei Finger- und Zehenverbänden wird vom gefüllten Applikator ca. 2–3 cm Material abgezogen, auf die Wundabdeckung gelegt und beides mit der linken Hand festgehalten. Dann zieht man mit der rechten Hand den Applikator zurück bis zur Fingerkuppe und schließt den Verband durch Drehung des Applikators um 180 Grad (Abb. 12.3). Es folgen dann die vier Figuren.

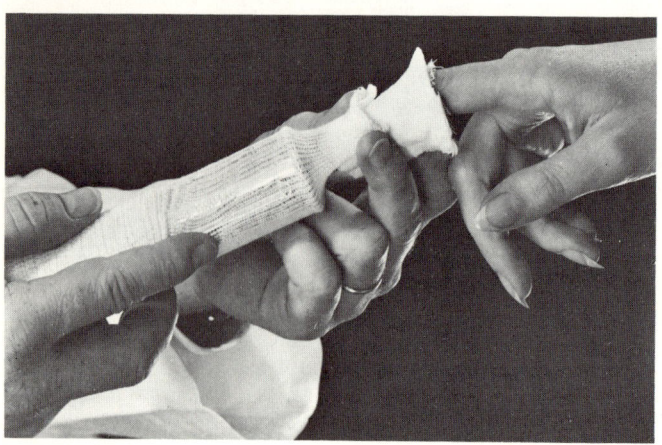

Abb. 12.3

Zur Führung der größeren Applikatoren benötigt man beide Hände, so daß der Anfang entweder vom Patienten oder einer Hilfskraft gehalten werden muß. Man schiebt z.B. den Applikator über den Unterarm und zieht etwas Schlauchverband ab, das Ende wird festgehalten, und zwar so lange, bis die erste Verankerung erfolgt ist. Es folgen dann je nach Erfordernis drei oder alle vier Figuren (Figur 3 = „Schließen" entfällt gegebenenfalls).

Eine andere Möglichkeit zum Festhalten bietet sich bei den größeren Applikatoren noch durch Festkleben des Endes mit einem Pflasterstreifen, er darf aber nicht zirkulär geklebt werden. Dabei muß der Schlauchverband glatt angelegt werden, bei zu großer Weite wird eine *glatte* Falte eingeschlagen, die mit Pflaster zu befestigen ist.

12.2.1. 2. Abbinden

Vom gefüllten Applikator wird in genügender Länge Schlauchverband abgezogen und durch den Applikator geführt, hier kann das Ende verknotet oder abgebunden werden. Für die Abbindung schneidet man sich von der Schlauchverbandrolle einen schmalen Streifen ab, zieht ihn auseinander und erhält so ein kleines Band. Dann zieht man die Schlauchverband-Länge wieder zurück auf den Applikator, der nun vorn verschlossen ist, die Knotung liegt auf der körperabgewandten Seite. Das durch die Knotung verschlossene Ende des Applikators wird jetzt auf die Fingerspitze gesetzt und unter Spannung und leichter Drehung vorwärts geschoben. Wenn die erste Deckschicht verankert ist, kann die Abbindung wieder gelöst (oder abgeschnitten) werden. Wird ein Knoten nicht geöffnet, ist darauf zu achten, daß er nicht drücken kann.

12.2.2. Beginn des Verbandes ohne Applikator

Schlauchverband kann ohne Applikator angelegt werden. Die Meterware muß deshalb etwas anders für den einzelnen Verband vorbereitet werden. Es wird zunächst nur so viel Material abgeschnitten, wie für einen Verband erforderlich ist. Man kann dann entweder dieses Stück locker zusammenraffen oder aufrollen, das Aufrollen bei längeren Stücken ist praktischer, da es hierbei nicht so leicht vorzeitig auseinander geht. Damit der verhältnismäßig schmale Schlauchverband über den zu verbindenden Körperteil geführt werden kann, wird er nun mit den gespreizten Händen gedehnt und dann mit Fingerspitzengefühl über den Körperteil geführt, dabei müssen die Finger und Hände jetzt neben den 4 Figuren: Spannen, Drehen, Schließen und Verankern auch die Funktion des Applikators ausführen.

12.2.3. Spannen — Drehen — Schließen — Verankern

12.2.3. 1. Spannen

Schlauchverband ist bis zur vierfachen Breite dehnbar und kann durch Ziehen in Längsrichtung wieder in die ursprüngliche Breite gebracht werden. Durch diese Eigenschaft lassen sich die Verbände in der Regel fest und glatt, also faltenfrei anlegen. Diesen guten Sitz erreicht man nicht einfach durch Vor- und Zurückziehen des Schlauchverbandes, sondern man bremst mit den Fingerspitzen und spannt dadurch das Gewirk.

Während des Anlegens des Verbandes spricht man vom ,,Vorwärtsschieben", wenn der Schlauchverband zum Körper hingeschoben und vom ,,Zurückziehen", wenn er zum distalen Teil geführt wird.

12.2.3. 2. Drehen

In vielen Fällen genügt das Spannen allein nicht, da der Verband eine bestimmte Festigkeit haben muß. Aus diesem Grund wird gleichzeitig mit dem Spannen der Schlauchverband in der Längsachse gedreht. Am Maschenverlauf ist die Drehung erkennbar (Abb. 12.4). Die Drehung erfolgt immer in der gleichen Richtung. Bei zu starker

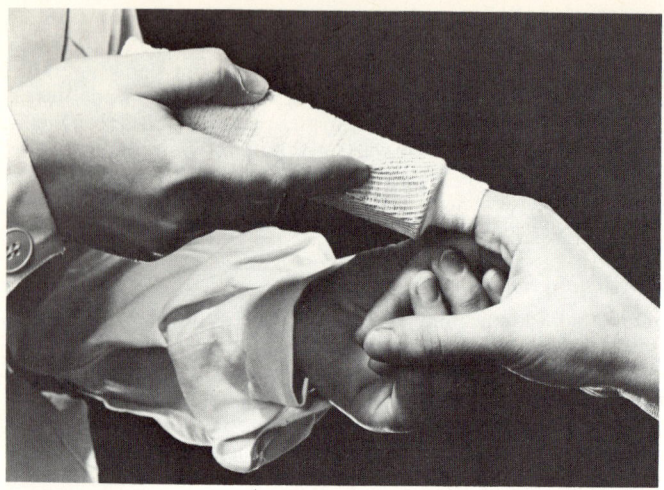

Abb. 12.4

Drehung kann es zu einer Stauung oder Blutleere kommen, es ist deshalb auf die richtige Dosierung zu achten.

12.2.3. 3. Schließen

Soll die Fingerkuppe mit eingeschlossen werden, so wird dies an der Fingerspitze dadurch erreicht, daß der Schlauchverband sehr nahe der Kuppe um 180 Grad gedreht wird, danach wird der Verband durch Vorwärtsschieben fortgesetzt.

12.2.3. 4. Verankerung

Sie besteht darin, daß der Schlauchverband unter nur leichter Spannung am Ende des Verbandes um ca. 180 Grad gedreht wird. Die Drehung muß so fest sein, daß beim Zurückziehen des Schlauchverbandes die vorherige Lage nicht mit zurückrutscht, aber andererseits nicht so fest, daß es zu einer Stauung im distalen Körperteil kommt. Die Verankerung ist an beiden Enden des Verbandes erforderlich, Ausnahmen bilden nur Verbände, bei denen die Finger- oder Zehenkuppen eingeschlossen sind.

Werden mehrere Lagen Schlauchverband angelegt, so führt man die Verankerung jeweils über die vorherige hinaus aus (also nicht genau auf der darunter liegenden Verankerung), dadurch wird der Verband sicherer gehalten.

12.2.4. Befestigung

Wird der Schlauchverband mit Hilfe des Applikators angelegt, dann kann man entweder auf der u-Schiene den Schlauchverband mit einer spitzen Schere aufschneiden oder ihn vor dem Ring abtrennen, was technisch besser geht. Man kann das Ende dann auf dem Verband glattziehen und mit einem Verbandpflasterstreifen, der aber nicht zirkulär liegen darf, befestigen. Bei breitem Schlauchverband muß evtl. erst eine Falte eingeschlagen werden, da eine Drehung und somit eine Regulierung auf die gewünschte Breite wegen der fehlenden Verankerung nicht möglich ist und das Pflaster nicht zirkulär geklebt werden darf.

Man kann auch das Endstück des Schlauchverbandes in Maschenrichtung einschneiden und die beiden Zipfel ausziehen, so daß sich die Enden verknoten lassen.

Beim Fingerverband ist es möglich, auf der entgegengesetzten Seite der gewünschten Bandführung ca. 3 cm aufzuschneiden, dabei soll der Schlauchverband gerade und parallel zum Applikator liegen (Abb. 12.5). Hier kann man die Schneiderinne auf dem Applikator

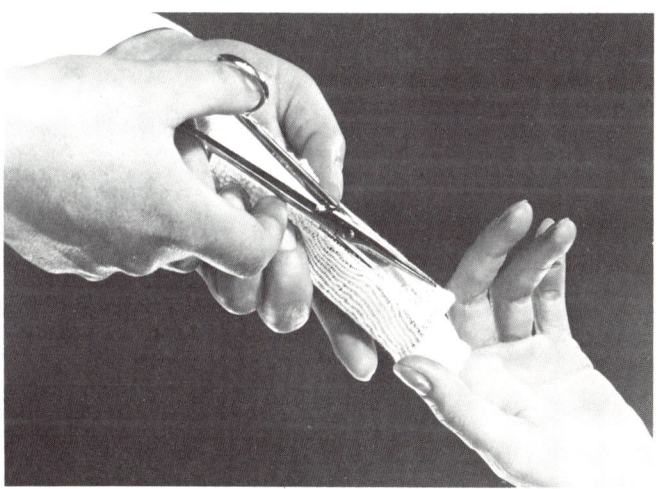

Abb. 12.5

benutzen. Durch den entstandenen Schlitz im Schlauchverband führt man jetzt den Finger und zieht vom Applikator noch so viel Schlauchverband ab, daß man damit zum Handgelenk (über Handrücken) und um dieses herum kommt. Ist der Schlauchverband zum Handgelenk

112 Schlauchverbände

geführt, so teilt man den Rest in zwei parallele Bänder, verknotet und bindet sie am Handgelenk fest (Abb. 12.6).

Arbeitet man ohne Applikator, dann schneidet man nur so viel Schlauchverband von der Vorratsrolle, wie für einen Verband erforderlich ist, ab. Soll bei Fingerverbänden der Abschluß am Handgelenk liegen, muß dies bei der Länge berücksichtigt werden. Grundsätzlich wird auch bei dieser Arbeitsweise der Verband so befestigt, wie es im vorherigen Abschnitt beschrieben wurde. Erfolgt die Endbefestigung mit Verbandpflaster, so darf dieses jedoch auch hier nicht zirkulär geklebt werden.

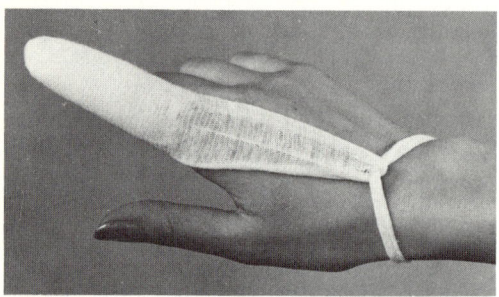

Abb. 12.6 (Abb. 12.6, 12.16b, 12.23d, 12.27d aus: Stülpa-Fibel, Hartmann AG, Heidenheim 1972)

12.3. Schlauchverbände (Fertigware)

Fertigverbände aus Schlauchverband werden so angeboten, daß sie stets sofort einsatzbereit sind und ein sachgerechter Abschluß möglich ist.

Folgende Fertigverbände sind z.Z. erhältlich (Tab. 12.1):

Tabelle 12.1 Schlauchverbände (Fertigware)

tg	Stülpa	
Fingerlinge	Gr. 1	Fingerverband
Handschuhe (Nr. 7 1/2, 8, 8 1/2)	Gr. 3	Fuß-, Kinderkopf-, Achselhöhlenverband
Kopfverbände tg 7, 9	Gr. 4	Kopf-, Achselhöhlenverband, Gesichtsmaske

Bei den fertigen Fingerlingen wird als erster der nicht aufgerollte Teil des Schlauchverbandes über den Finger und die Wundkompresse gezogen (Abb. 12.7), sodann wird der gerollte Teil zum Fingergrundglied gestreift, der noch verbleibende Rest wird auf der Hohlhandseite aufgeschnitten (Abb. 12.8), so daß man jetzt auf der Handrückenseite ein Band ausziehen kann, das bis zum Handgelenk geführt wird. Hier unterteilt man den Rest noch einmal und erhält zwei schmale Bänder, die einmal miteinander verknotet und dann um das Handgelenk zur Endbefestigung geführt und geknotet werden.

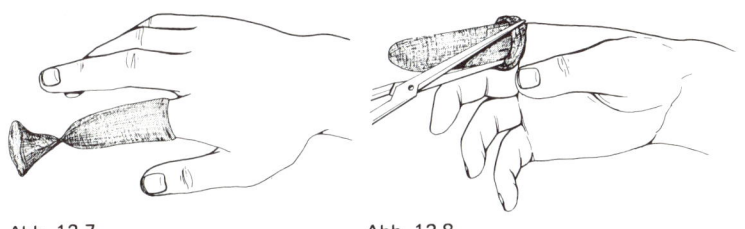

Abb. 12.7 Abb. 12.8

Bei Mehrfingerverbänden (Abb. 12.9) wird jeder Finger, wie oben beschrieben, in den Schlauchverband eingehüllt; der Rest wird jeweils auf der Hohlhandseite aufgeschnitten, und die Bänder werden über den Handrücken zum Handgelenk geführt, hier miteinander verknotet und so aufgeteilt, daß das Handgelenk von beiden Seiten zu umfassen ist. Die Enden können dann verknotet werden.

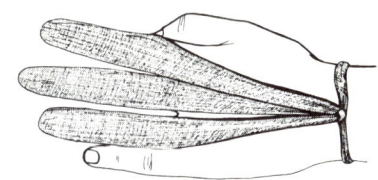

Abb. 12.9

12.4. Abnahme der Schlauchverbände

Da Schlauchverband unter Spannung und Drehung angelegt wird, läßt er sich nicht einfach abwickeln, sondern wird nach Lösen der Befestigung entspannt, indem man ihn mit den Fingern aus der Drehrichtung in einen parallelen Maschenverlauf bringt. Der Schlauchverband läßt sich dann leicht zusammenschieben. Die Verankerungen werden ebenfalls durch Aufdrehen beseitigt.

Gegebenenfalls kann der Schlauchverband natürlich auch aufgeschnitten werden. Es empfiehlt sich aber, zunächst die Verankerung sehr vorsichtig zu durchtrennen und mit einer leichten Drehung in entgegengesetzter Verankerungsrichtung die Spannung des Schlauchverbandes etwas zu lockern.

12.5. Spezielle Schlauchverbände

In der Tab. 12.2 sind die Anwendungsgebiete für die einzelnen Schlauchverbandgrößen angegeben. Bei der Beschreibung der speziellen Schlauchverbände wird lediglich die *Suchzeilennummer* aus dieser Tabelle angegeben, man kann dann ablesen, welche Größe verwendet werden kann. Unterschiedliche Körpergrößen und unterschiedlicher Körperumfang kann die Verwendung von kleinerem oder größerem Schlauchverbandmaterial erforderlich machen. Die Tabelle ist nach durchschnittlich gebräuchlichen Größen zusammengestellt.

12.5.1. Armverband (s. Tab. 12.2; Zeile 3–7)

Wird ohne Applikator gearbeitet, mißt man ca. 4mal die Länge des zu versorgenden Armabschnittes ab. Der Anfang bedeckt zur Hälfte die Wundauflage, beides wird zusammen festgehalten, bis am distalen Verbandende die Verankerung gelegt worden ist (Abb. 12.10). Der Arm kann in Streckstellung bleiben. Durch Vorwärtsschieben und Drehung des Applikators (oder nur des Schlauchverbandes) wird die Wundkompresse abgedeckt und der Schlauchverband am körpernahen Verbandende verankert. 2–3 Lagen reichen für einen Verband aus (Abb. 12.11). Der Verbandabschluß soll möglichst an der dünneren Körperseite liegen. Vom Applikator wird der Schlauchverband, wie Abb. 12.12 zeigt, abgetrennt und mit einem Verband-

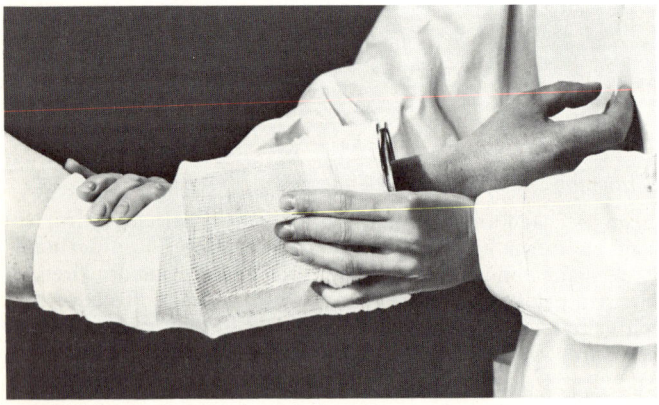

Abb. 12.10

Schlauchverbandstoffe 115

Tabelle 12.2 Die handelsüblichen Schlauchverbandstoffe

Such-zeile	Anwendungsgebiete	Stülpa	tg Größe / Applikator	Tricofix	Tubiton/Tubinette Größe / Applikator
1	Finger klein normal	0 R	1 / 1	A, B	A 1 / 00 A 0 / 0
2	Finger- und Zehenverbände mit größeren Wundauflagen, Rucksackverband	1 R	2 / 2	B	B 2 / D
3	Verbände an mehreren Fingern; Kinderhände und Kinderarme	2 R	3 / 3	C	C 3 / E
4	Hand- und Armverbände; Fuß- und Kinderbeinverbände	2 R (3 R)	5 / 5 (6 / 6)	C, D	C 3 / E
5	Unterschenkel-, Zinkleimverbände; Streckverbände bei Kindern, Oberschenkelverbände bei Kindern	3 R	(5 / 5) 6 / 6	C, D (E)	(C 3 / E) D 5 / F
6	Beinverbände, Armschienenverbände; Männerarmverbände; Kinderkopfverbände	(3 R) 4 R	7 / 7	E, F	E 7 / G
7	Achselhöhle, Gesichtsmaske; Kopfverbände; Körperverbände bei kleineren Kindern	4 R 5 R	9 —	E, F	T 1 —
8	Körperverbände bei größeren Kindern; Oberschenkel und große Kopfverbände	6 R	9	F, G	T 1 —
9	Körperverbände bis Konfektionsgröße Nr. 40	7 R	K 1	K	T 1 (T 2)
10	Körperverbände ab Konfektionsgröße Nr. 42	8 R	K 2	L	T 2

116 Schlauchverbände

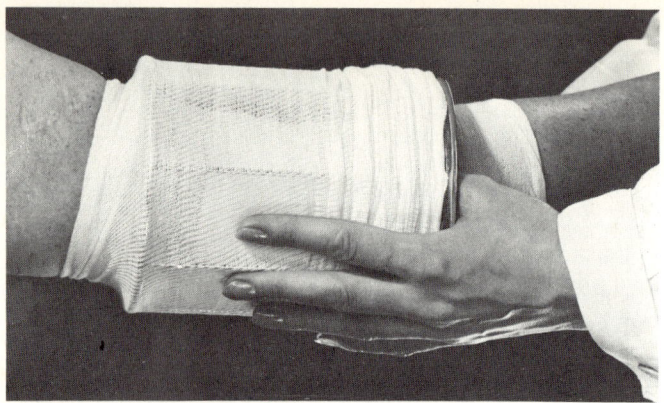

Abb. 12.11

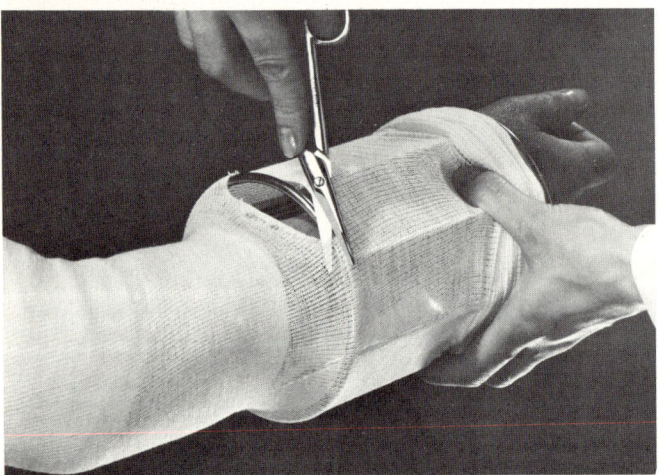

Abb. 12.12

pflasterstreifen, der nicht zirkulär liegen darf, festgeklebt (Abb. 12.13). Läßt sich die Schnittkante nicht glatt anlegen, so schlägt man in Längsrichtung vor dem Festkleben eine Falte.

Spezielle Schlauchverbände 117

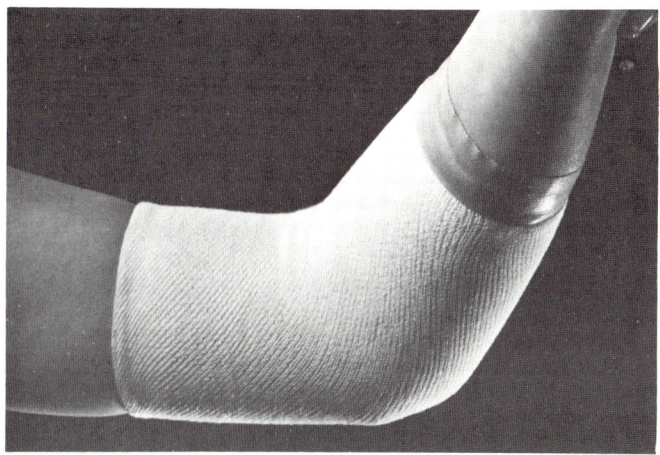

Abb. 12.13

12.5.2. Armschienenverband (Tab. 12.2, Suchzeile 6; Abb. 12.14a u. b)

Die Schiene wird fachgerecht angelegt. Für den Verbandanfang benötigt man eine Hilfsperson, die den Anfang des Schlauchverbandes und die Schiene festhält. Der Anfang liegt etwa in der Mitte des Unterarmes. Der Applikator bzw. Schlauchverband wird zunächst zurückgezogen und durch eine Drehung um 180 Grad am *Handgelenk* verankert. Es folgen Vorwärtsschieben bis kurz vor den Ellenbogen und Verankerung des Schlauchverbandes. Unter Spannung wird der

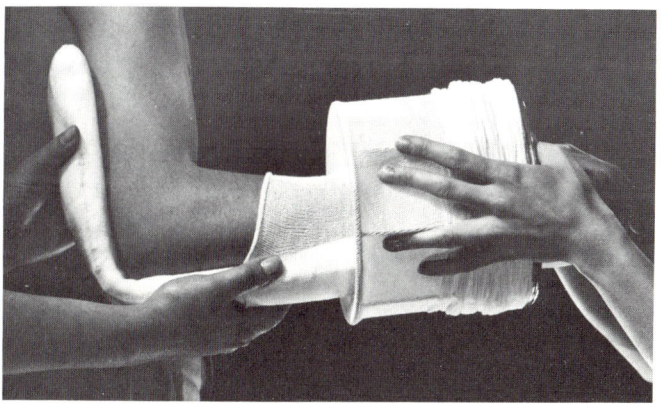

Abb. 12.14a

118 Schlauchverbände

Schlauchverband bis zum Daumen zurückgezogen und ein Loch für den Daumen geschnitten. Wenn man mit dem Applikator arbeitet, dann trennt man bei gespanntem Schlauchverband in der Höhe des Daumenendgliedes ein paar Maschen auf; der Daumen kann dann durch das Loch gesteckt werden. Dann erfolgt durch Drehung des Applikators die Verankerung an den Fingergrundgelenken und um die Schiene herum. Bevor die nächste Schicht übergezogen werden kann, muß wieder erst ein Einschnitt für den Daumen erfolgen, und zwar schneidet man jetzt (bei gespanntem Schlauchverband) dort ein, wo die Daumenkuppe hinzeigt, der Daumen kann dann durchgesteckt werden. Unter leichter Spannung und Drehung werden weitere Lagen bis zum körpernahen Schienenende aufgelegt. Der Abschluß beim Armschienenverband liegt am körpernahen Schienenende. Man kann entweder das Schlauchverbandende leicht einschneiden, daraus zwei Zipfel ziehen und miteinander verknoten, oder man legt den Verbandstoff glatt an, schlägt gegebenenfalls noch eine Längsfalte und klebt alles mit einem Verbandpflasterstreifen fest.

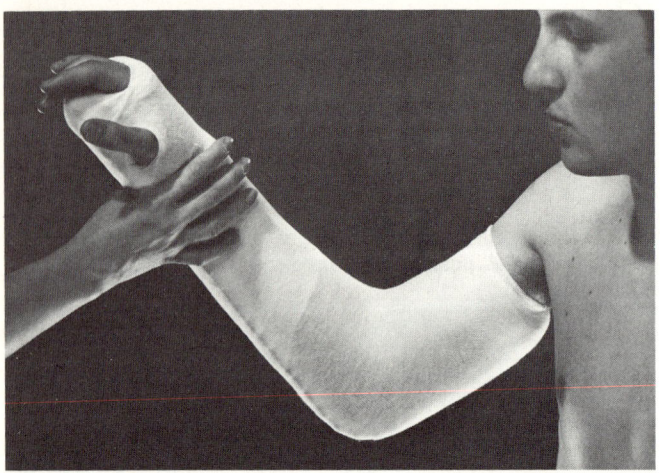

Abb. 12.14b

12.5.3. Fäustling ohne Applikator (Tab. 12.2, Suchzeile 4; Abb. 12.15a u. b)

Die Technik entspricht der beim Fußverband beschriebenen, nur wird in Höhe des Daumengrundgelenkes zunächst ein Loch für den Daumen geschnitten. Sodann führt man den Schlauchverband weiter bis zu den Fingerspitzen; die Drehung kann vor den Fingerkuppen erfolgen. Die 2. Lage wird zum Handgelenk gestreift und in

Spezielle Schlauchverbände 119

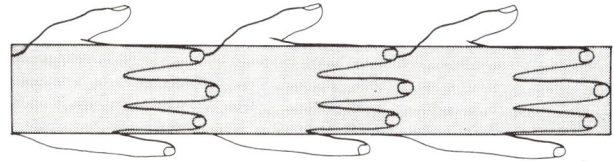

Abb. 12.15a

Höhe der Daumenkuppe die Öffnung für den Daumen geschnitten. Die Befestigung am Handgelenk kann durch Verbandpflaster oder seitliche Einschnitte in den Verbandstoff und Verknoten dieser Zipfel erfolgen.

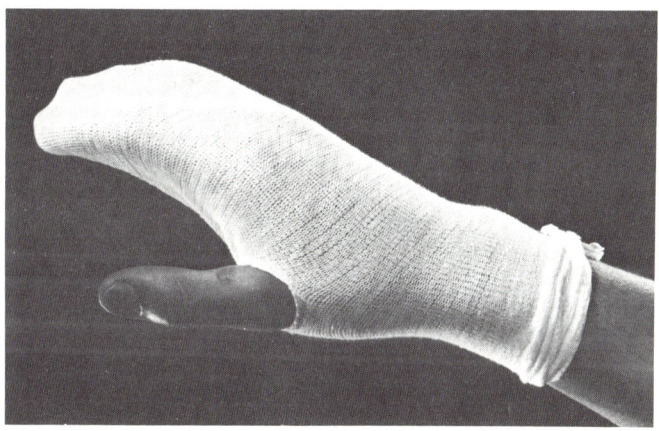

Abb. 12.15b Fäustling

12.5.4. Fußverband ohne Applikator (Tab. 12.2, Suchzeile 4; Abb. 12.16a u. b)

Für den Fußverband benötigt man ca. die dreifache Fußlänge Schlauchverband, wenn der Verband doppelschichtig liegen soll. Der Schlauchverband wird leicht zusammengerafft und gedehnt, sodann bis kurz über das Fußgelenk gezogen. Hier wird der Anfang festgehalten und der Rest des Materials bis zu den Zehenspitzen hinuntergezogen; durch Drehung des Schlauchverbandes (etwas in Richtung Fußsohle) kann hier der Verband geschlossen werden. Der jetzt noch verbleibende Rest wird wie eine Socke zum Fußgelenk hochgezogen und glattgezogen. Der Sockenrand kann durch kurzes Einschneiden und Ausziehen von Zipfeln verknotet werden, oder man klebt mit Verbandpflaster einen Teil des Randes fest.

Will man an den Zehenspitzen eine Drehung vermeiden, kann man vorher den Schlauchverband ungefähr in der Mitte mit einem Bändchen unterteilen.

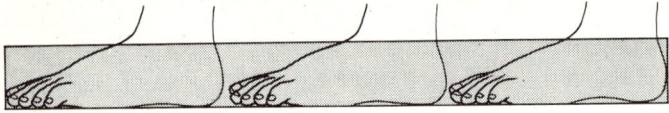

Abb. 12.16a

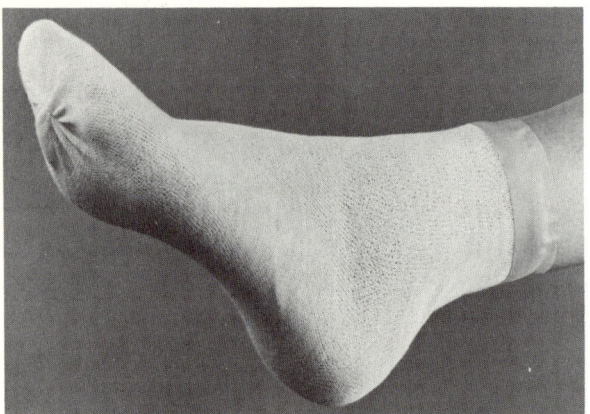

Abb. 12.16b Fußverband

12.5.5. Kopfverband (Tab. 12.2, Suchzeile 6–7; Abb. 12.17a–e)

Die Abb. 12.17a–e zeigen einen Kopfverband, der ohne Applikator angelegt wird. Man benötigt 3mal die Kopflänge Schlauchverband (a) und unterteilt diese zwischen dem ersten und zweiten Drittel mit einem Bändchen (b). Das kurze Ende wird zuerst über den Kopf gezogen (c), das lange Ende zusammengeschoben und darübergesetzt, und zwar so, daß es bis Stirnmittel und Hinterhaupt reicht. Dann erfolgt je ein Einschnitt (Stirn und Hinterhaupt) in den überschüssigen, leicht zusammengeschobenen Rest, so daß zwei Zipfel entstehen. Es folgen jetzt je ein kleiner Einschnitt in die untere Lage (in Höhe der Ohren), durch die dann die Zipfel gezogen werden (d). Zum Schluß werden beide Zipfel unter dem Kinn miteinander verknotet (e).

Spezielle Schlauchverbände 121

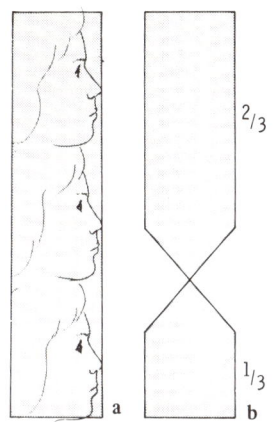
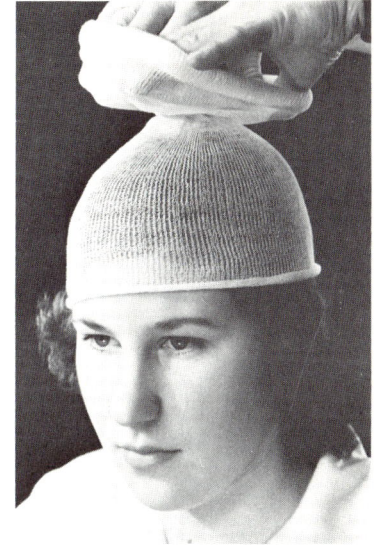

c

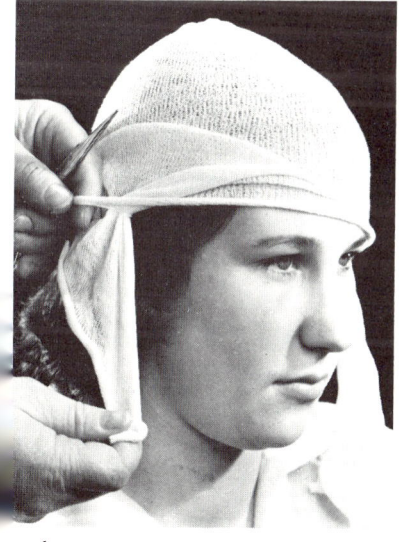
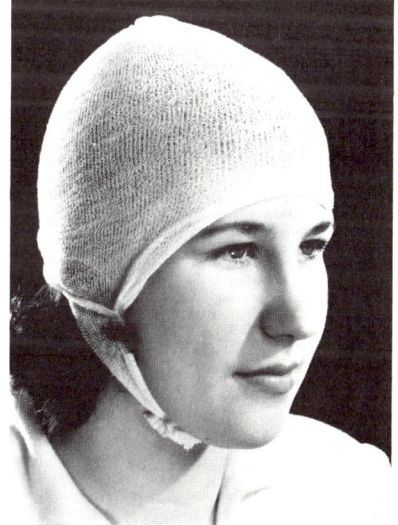

d e

Abb. 12.17a–e

122 Schlauchverbände

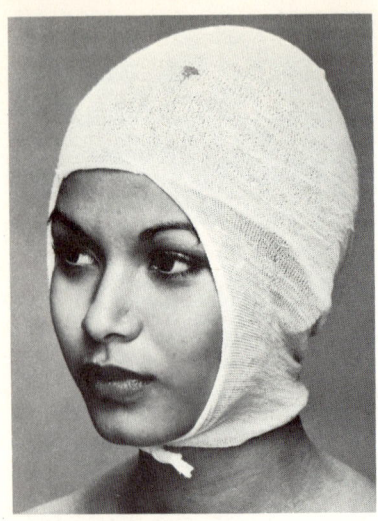

Abb. 12.17f Kopfverband mit anderem Abschluß (Foto: Beiersdorf AG, Hamburg)

12.5.5. 1. Kopfverband, andere Ausführung

Die Technik ist dieselbe wie bei dem zuvor beschriebenen Verband, jedoch erfolgt hier der Einschnitt nur in den Schlauchverband über der Stirnmitte. Die entstehenden beiden Zipfel werden ausgezogen und seitlich zum Kinn geführt. Dort werden sie verknotet. Bei dieser Technik werden die Ohren breitflächig mitbedeckt (Abb. 12.17f).

12.5.6. Kleiner Nackenverband (Tab. 12.2, Suchzeile 6–7; Abb. 12.18a–d)

Für den kleinen Nackenverband benötigt man 2mal „Kopflänge" Schlauchverband, das unterste Drittel dieser Länge wird, wie Abb.

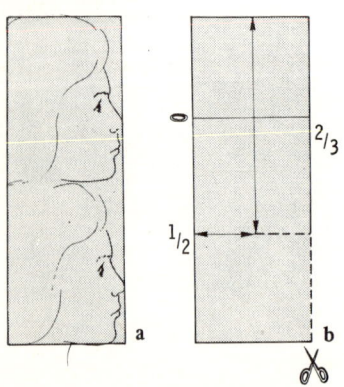

Abb. 12.18a u. b Kleiner Nackenverband

Spezielle Schlauchverbände 123

12.18b zeigt, aufgeschnitten, das oberste Drittel über den Kopf gezogen und spätestens jetzt von derselben Schlauchverbandgröße ein schmaler Streifen abgeschnitten, zu einem doppelten Ring ausgezogen und über den noch nicht festgelegten Schlauchverband gezogen, so daß das zweite, nicht aufgeschnittene Drittel darüber stirnwärts gezogen werden kann (Abb. 12.18c). Das letzte, aufgeschnittene Drittel Schlauchverband muß dann im Nacken liegen und kann jetzt

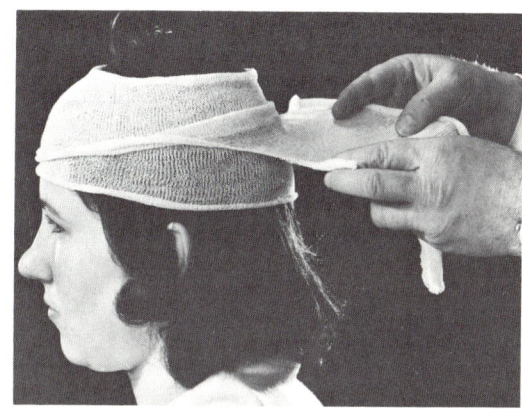

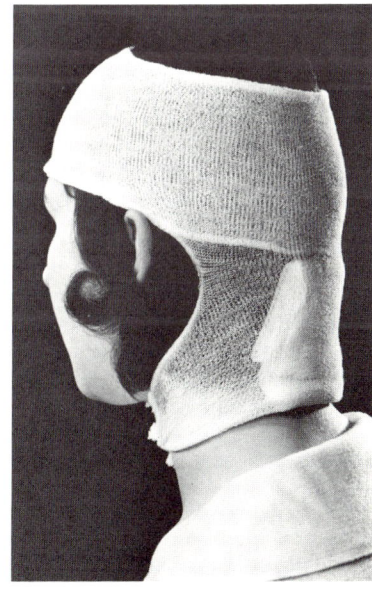

Abb. 12.18c—d
Kleiner Nackenverband

die Wundkompresse überdecken. An jeder Nackenseite befinden sich zwei Zipfel, die nach vorn gezogen und unter dem Kinn und am Hals verknotet werden (Abb. 12.18 d).

12.5.7. Ohrenverband (einseitig) (Tab. 12.2, Suchzeile 6−7; Abb. 12.19)

Für den einseitigen Ohrenverband benötigt man genausoviel Schlauchverband wie für den kleinen Nackenverband. Er wird mit derselben Technik angelegt, jedoch mit dem Unterschied, daß das aufgeschnittene Drittel des Schlauchverbandes seitlich über dem Ohr liegen muß (s. auch Abb. 12.18 a−c).

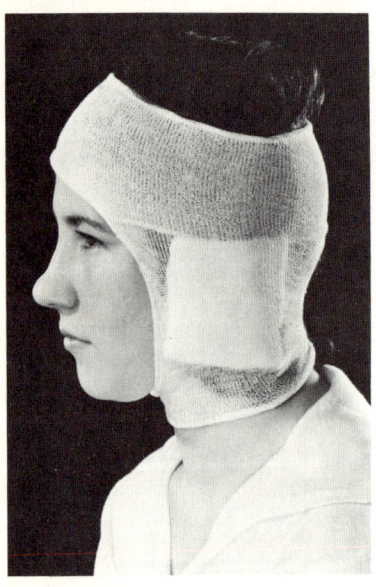

Abb. 12.19 Ohrenverband

12.5.8. Großer Nackenverband (Tab. 12.2, Suchzeile 6−7; Abb. 12.20a−c)

Man benötigt für den großen Nackenverband drei „Kopflängen" Schlauchverband, bzw. wenn die obere Schulterpartie mit eingeschlossen werden soll, vier „Kopflängen" (Abb. 12.20a). Der Schlauchverbandstreifen wird, wie Abb. 12.20b zeigt, aufgeschnitten. Die vierte Kopflänge für die Schulterpartie wird als Extralänge (s. Einteilung Abb. 12.20b) bei Bedarf in das untere Viertel einbezogen. Über die Mitte des nicht aufgetrennten Schlauchverbandes zieht man einen gedoppelten Ring, dann zieht man den oberen, nicht aufgeschnitte-

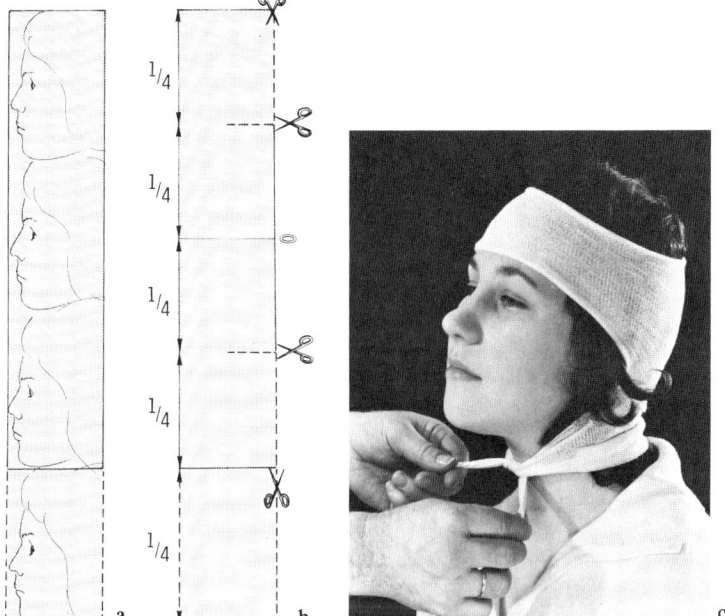

Abb. 12.20 Großer Nackenverband

nen Teil über den unteren, so daß man ein doppeltlagiges Stirnband erhält. Dabei liegen dann beide aufgeschnittenen Schlauchverbandstreifen übereinander. Man streift das doppelte Stirnband so über den Kopf, daß die offenen Lagen im Nacken liegen und die Wundkompressen sicher überdecken können. Die Zipfel werden nach vorn gezogen und unter dem Kinn verknotet. – Ist die vierte Kopflänge mit zugeschnitten worden, so muß beim Überstreifen des gedoppelten Stirnbandes darauf geachtet werden, daß der längere Teil der Nackenabdeckung obenauf liegt. Der kurze Teil der Nackenabdeckung wird wie beschrieben verknotet, der längere Teil wird tiefer auf die Schulterpartie über die Wundkompressen gezogen und vom unteren Ende her in der Mitte aufgeschnitten (bis Höhe Achselhöhle); die Zipfel zieht man zu Bändern aus, sie werden unter den Achselhöhlen zur Brust geführt und dort verknotet.

12.5.9. Kinnschleuder (Tab. 12.2, Suchzeile 7; Abb. 12.21 a–d)

Für diesen Verband genügen zwei „Kopflängen" Schlauchverband, der, wie Abb. 12.21 b zeigt, aufgeschnitten wird. Der nicht aufge-

126 Schlauchverbände

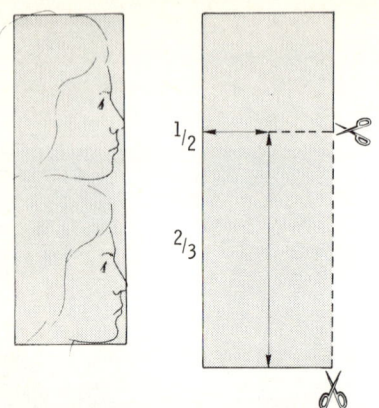

Abb. 12.21 a–d Kinnschleuder

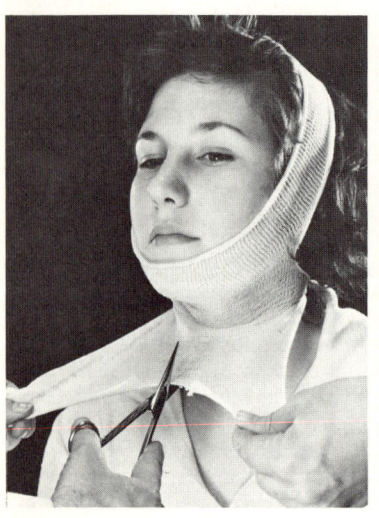
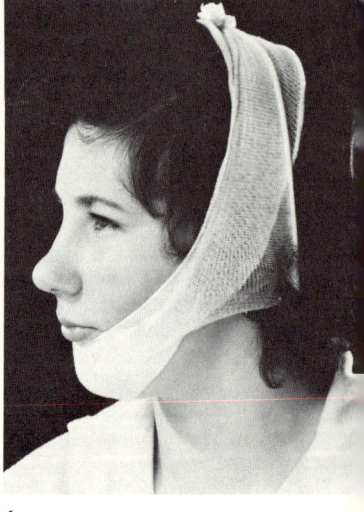

c   d

schnittene Teil wird so um das Gesicht gelegt, daß er über dem Scheitel und unter dem Kinn liegt. Der aufgeschnittene Teil muß dabei halsnah liegen (Abb. 12.21 c), die kurzen, oberen Zipfel dieses Teils werden ausgezogen und im Nacken miteinander verknotet. Die unteren Ecken werden gefaßt und nach vorn gezogen, sodann schneidet man in der Mitte bis zum Kinn den Schlauchverband ein und zieht jetzt beide Zipfel hoch zum Scheitel, wo sie verknotet werden (Abb. 12.21 d).

Spezielle Schlauchverbände 127

12.5.10. Gesichtsmaske (Tab. 12.2, Suchzeile 6—7; Abb. 12.22a—c)

Hier benötigt man reichlich zwei „Kopflängen" Schlauchverband, der an einem Ende mit einem Bändchen zugebunden oder verknotet wird. Der Schlauchverband wird dann von der offenen Seite her gerafft, leicht gedehnt und über den Kopf gestreift. Auf der Rückenseite wird er kurz eingeschnitten, so daß man zwei Zipfel erhält, die miteinander verknotet werden. Für Augen und Mund werden vorsichtig je drei Maschen aufgetrennt, für die Ohren müssen einige mehr aufgetrennt werden. Wichtig ist, daß die Maschenrichtung beim Trennen eingehalten wird, es darf nicht schräg geschnitten werden.

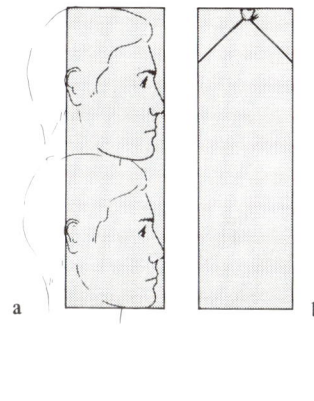
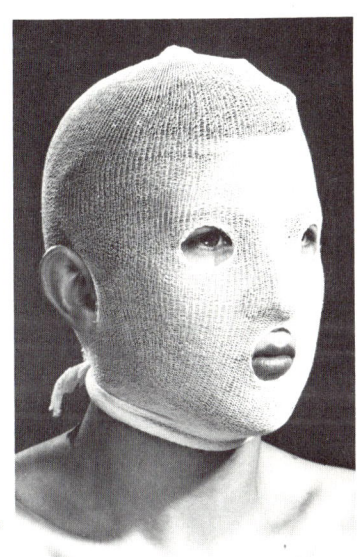

Abb. 12.22a—c Gesichtsmaske

12.5.11. Achselhöhlenverband (Tab. 12.2, Suchzeile 6—7; Abb. 12.23a—d)

Zwei Schulterbreiten Schlauchmaterial genügen für diesen Verband. Die Hälfte des Stückes wird gleichmäßig aufgerollt, die Rolle dann aufgeschnitten, wie dies auf Abb. 12.23b zu sehen ist. Es entstehen dadurch vier Bänder. In das untere, geschlossene Ende wird jetzt ein T-Schnitt gelegt, und zwar schneidet man den Schlauch bis zur Hälfte durch (gestrichelte Linie Abb. 12.23b) und trennt die darunterliegende Umbruchkante bis zu diesem Einschnitt auf. Dadurch entstehen zwei kurze Bänder. Nun zieht man den Schlauchverband so über den Arm der erkrankten Seite, daß die langen Bänder voraus-

128 Schlauchverbände

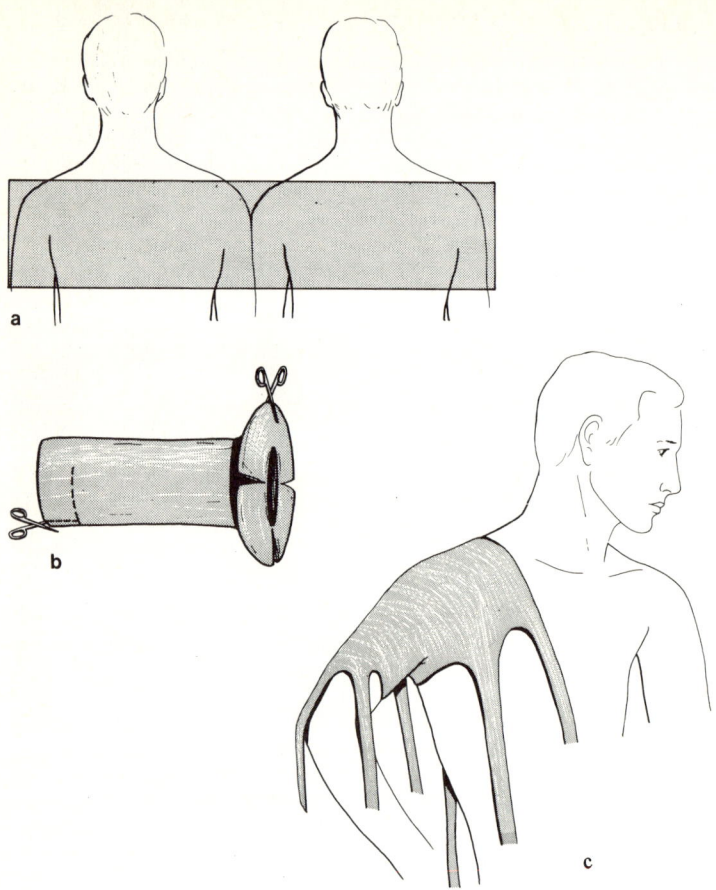

Abb. 12.23a–c Achselhöhlenverband

gehen (Abb. 12.23c). Die Wundkompresse wird jetzt in die Achselhöhle gelegt und die beiden untersten Bänder so gezogen, daß die Kompresse gut vom Schlauchverband gehalten werden kann. Anschließend führt man alle vier Bänder zur gegenüberliegenden Achselhöhle und verknotet sie auf der vorderen Thoraxhälfte. Der Schlauchverband wird am Arm mit den beiden Bändern, die ausgezogen und verknotet werden, befestigt (Abb. 12.23d).

Spezielle Schlauchverbände   129

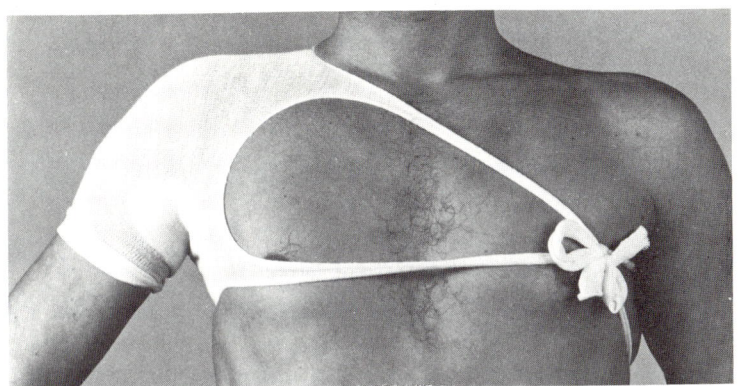

Abb. 12.23d   Achselhöhlenverband

12.5.12. Mammaverband (Tab. 12.2, Suchzeile 9–10; Abb. 12.24a–e)

Für den einseitigen Mammaverband werden drei Schulterbreiten Schlauchverband benötigt. Nachdem man diese Länge zugeschnitten hat, greift man mit beiden Händen durch den Schlauchverband hindurch, faßt das andere Ende und zieht es bis an den Anfang durch. Dadurch entsteht ein doppelter Schlauch, bei dem innen und außen die Maschen jetzt rechts liegen. Der doppellagige Schlauchverband wird an einer Kante (Abb. 12.24b) bis zu 2/3 der Gesamtlänge aufgeschnitten, zu beachten ist aber, daß die Schnittführung von dem offenen Ende aus erfolgen muß. Die Umbruchkante am anderen Ende darf auf keinen Fall zerstört werden. Dann rafft man den noch geschlossenen Schlauchverband leicht zusammen und zieht ihn über den Arm und die Schulter der erkrankten Seite, dabei geht der aufgeschnittene Teil voraus. Die kurze, geschlossene Schlauchverbandseite muß auf der Schulter und dem Oberarm liegen, die aufgeschnittenen Teile werden schräg nach unten zur gegenüberliegenden Taillenseite gezogen und hier verknotet (Abb. 12.24c). Da am Oberarm der Schlauchverband viel zu weit ist, wird er zunächst nach oben gezogen, bis der Verbandstoff am Oberarm und der Schulter glatt anliegt. Jetzt hält man vorsichtig mit der linken Hand den Verbandstoff am Oberarm fest und zieht mit der rechten Hand das überschüssige Material schräg vorwärts um den Oberarm. Um eine Schnürfurche auf der Schulter zu vermeiden, kann ein kleines Wattepolster unter die Schnittkante (auf der Schulter) gelegt werden (Abb. 12.24d). Am Oberarm wird der umgeschlagene Schlauchverband mit Verbandpflaster befestigt (Abb. 12.24e).

Schlauchverbände

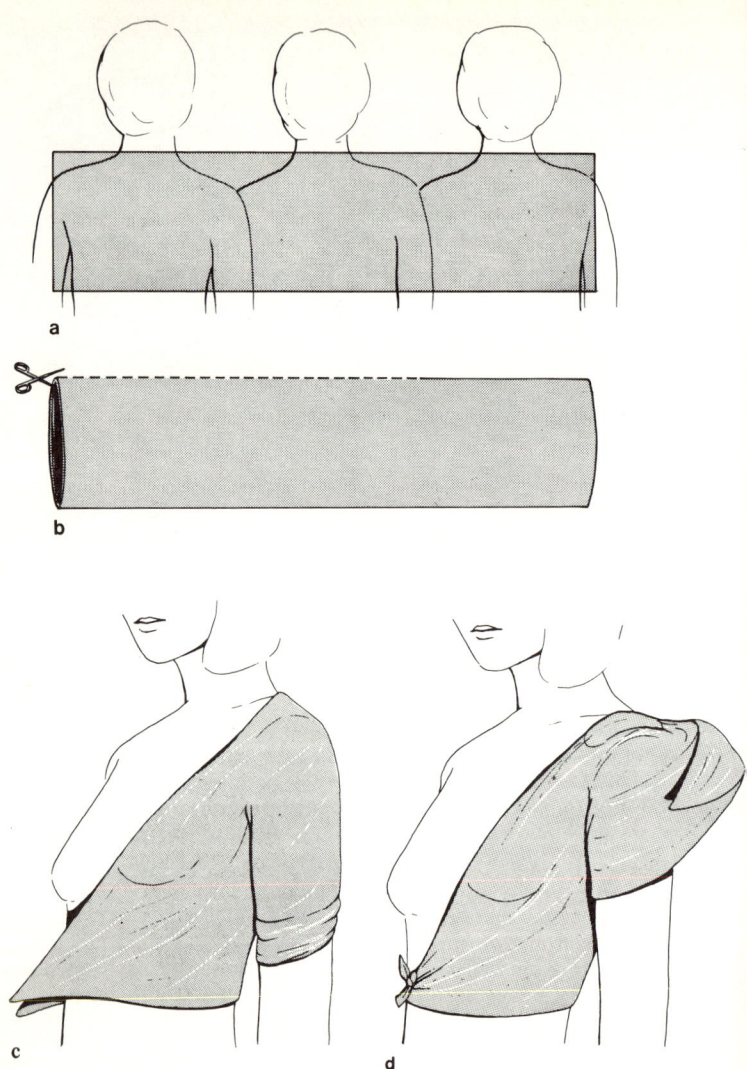

Abb. 12.24 a–d Mammaverband

Spezielle Schlauchverbände 131

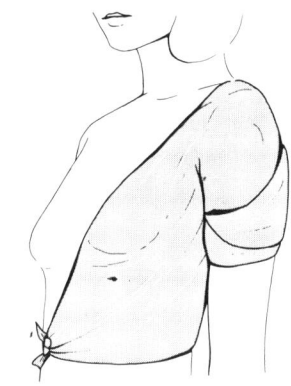

Abb. 12.24e Mammaverband

12.5.12. 1. Mammaverband, andere Ausführung (Abb. 12.25 a–e)

Man nehme 3mal die Schulterbreite Schlauchverband und raffe ihn bis zur Hälfte auf. Nun wird der geraffte Schlauchverbandabschnitt über den Arm hochgeschoben. Das obere Schlauchverbandende wird

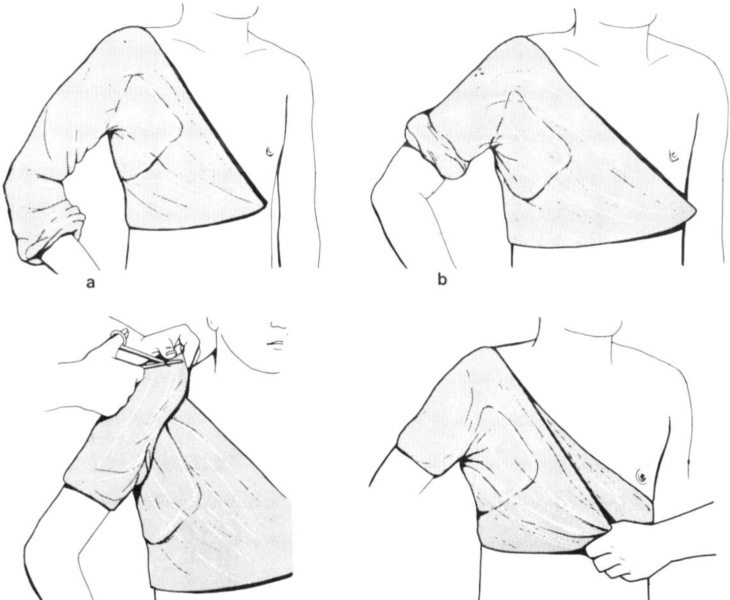

Abb. 12.25a–d Mammaverband, andere Ausführung

bis zum Hals hochgezogen und etwa 20 cm tief eingeschnitten. Die dabei entstehenden Enden werden über Brust und Rücken schräg zur gegenüberliegenden Taillenseite nach unten geführt und verknotet, wobei die nicht eingeschnittene Seite nach unten bis zum Beckenkamm gezogen wird. Hierdurch ist die 1. Lage des Verbandes fertiggestellt (Abb. 12.25a u. b). Der noch am Oberarm verbleibende, nicht geraffte Schlauchverband wird gedreht und verankert, zur Schulter hochgezogen und eingeschnitten. Wie bei der 1. Lage wird nun die 2. Lage ebenfalls nach unten und über Brust und Rücken zur Gegenseite in Taillenhöhe gezogen und verknotet (Abb. 12.25 c–e).

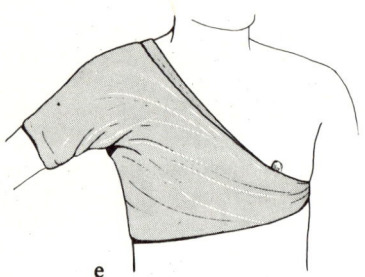

Abb. 12.25e Mammaverband, andere Ausführung

12.5.13. Desault-Verband (Tab. 12.2, Suchzeile 9–10; Abb. 12.26 a–g)

Die vier Schulterbreiten Schlauchverband (Abb. 12.26a) werden zunächst gedoppelt, indem man das Material so ineinanderzieht, wie dieses bereits beim Mammaverband beschrieben wurde. Dann rafft man den doppelten Schlauch leicht zusammen und zieht ihn so über den Kopf und dann über den gesunden Arm, daß die Umbruchkante später in Taillenhöhe liegen kann (Abb. 12.26b). Unter die Achsel und zwischen Ellenbogen und Thorax der erkrankten Seite legt man ein dickes, in Mull eingeschlagenes Wattepolster. Man zieht den Schlauchverband soweit über die erkrankte Seite, daß der rechtwink-

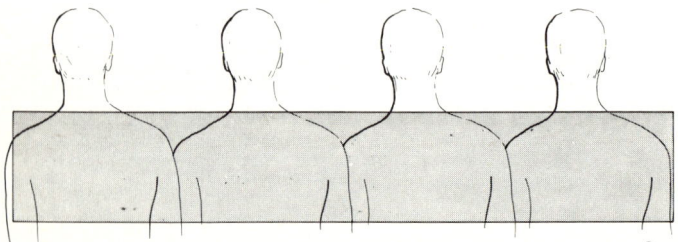

Abb. 12.26a Desault-Verband

lig angelegte Unterarm gut bedeckt wird. Unterhalb des Ellenbogens zieht man den Schlauchverband etwas aus und legt einen Einschnitt, zieht die Zipfel aus und verknotet sie miteinander (Abb. 12.26c).

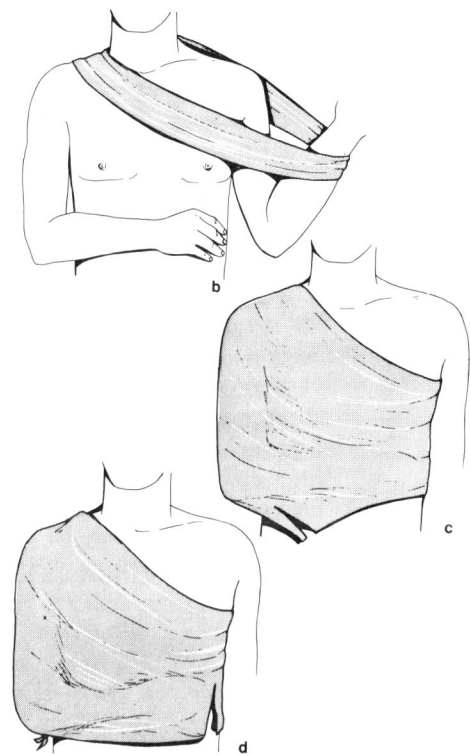

Abb. 12.26b—d
Desault-Verband

Für die Hand schneidet man anschließend vor den Fingerspitzen bis zur Höhe des Zeigefingers den Schlauchverband ein. Ein Zipfel wird um die Hand gelegt und mit dem anderen verknotet, die Hand ist dann sichtbar (Abb. 12.26d u. e). Am oberen Rand schneidet man in der Nähe der gesunden Schulter den Schlauchverband etwas tiefer ein (Abb. 12.26e) und zieht dann je einen Zipfel auf der Brust- und Rückenseite straff zur gesunden Schulter. Dort werden beide miteinander verknotet. Der Schlauchverband auf der Seite der erkrankten Schulter wird jetzt angezogen, dabei wird durch den Zug der Arm etwas angehoben. Der entstehende Überschuß kann entweder aufgeschnitten, überkreuzt und mit Verbandpflaster auf Brust und Rücken festgeklebt werden. Oder er wird umgeschlagen und mit zwei

Streifen Verbandpflaster, die vom Ellenbogen und Handgelenk über die Schulter zum Rücken geführt werden, festgeklebt (Abb. 12.26 f u. g). — Eine glattere Überkreuzung dieser Zipfel läßt sich herstellen, wenn man mit der Schere in den einen Zipfel ein Loch schneidet und den zweiten Zipfel dort hindurchsteckt. An beiden Zipfelenden zieht man den Verband fest und fixiert die Zipfel mit breiten Pflasterstreifen.

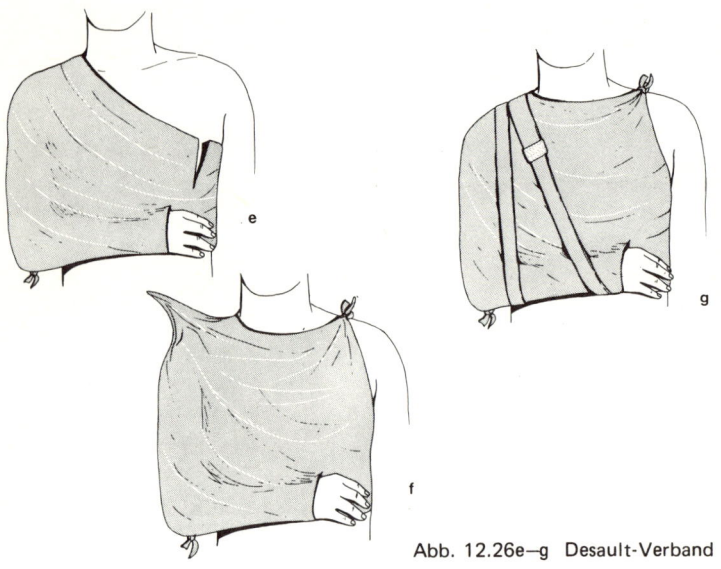

Abb. 12.26e–g Desault-Verband

12.5.14. Höschenverband (Tab. 12.2, Suchzeile 9–10; Abb. 12.27a–d)

Der Schlauchverband (1 1/2mal Leibumfang) wird aufgeschnitten, und zwar so, wie dies auf Abb. 12.27a zu sehen ist. Dadurch entsteht ein kurzer, nicht aufgeschnittener Teil, ein schmaler und ein breiter Streifen. Der Verband wird mit dem unaufgeschnittenen Teil voraus übergezogen, dabei muß der schmale Streifen vorn und

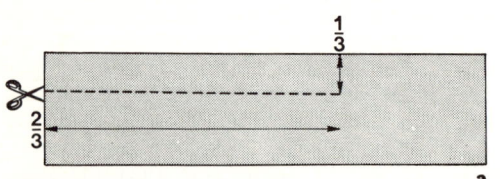

Abb. 12.27a Höschenverband

Spezielle Schlauchverbände 135

der breite hinten vor dem Schritt liegen (Abb. 12.27b). Der schmale
Streifen wird etwas eingekürzt und in den Schritt gelegt, der breite
nach vorn durchgezogen. Die Zipfel werden nach rechts und links
zur Oberkante des Schlauchverbandes gezogen. Die Oberkante des
unaufgeschnittenen Materials muß an der rechten und linken Körperseite „auf Figur" gezogen werden, so daß zwei Zipfel entstehen,
die man jeweils mit dem breiten, durch den Schritt geführten Streifen verknotet (Abb. 12.27c). Den fertigen Höschenverband zeigt
Abb. 12.27d.

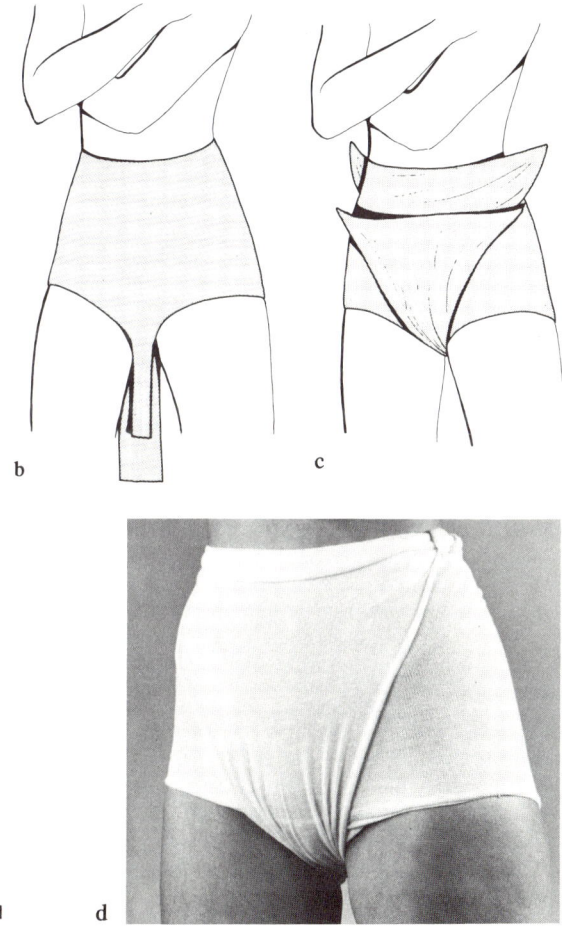

Abb. 12.27b–d
Höschenverband

12.5.14. 1. Höschenverband, andere Ausführung

Eine andere Möglichkeit, sich eine Hose aus Schlauchverband herzustellen, wird im folgenden dargestellt. Man mißt einmal den Hüftumfang ab. Dieser Schlauchverband wird etwa 20 cm von einem Ende an zwei sich gegenüberliegenden Stellen jeweils 5 cm eingeschnitten und der kurze Schlauchverbandabschnitt nach dem Einschneiden am Ende mit einem Bändchen zugebunden. Dann wendet man den Schlauchverband um, und zwar so, daß der Knoten innen liegt. Die Beine werden durch die Einschnitte gesteckt und die Schlauchverbandhose nach oben gezogen. Nun wird die Hose in der Taille rechts und links soweit eingeschnitten und geknotet, daß sie nicht mehr nach unten rutschen kann. Sind die Beinlöcher zu weit, so können sie an der Außenseite nach oben (kopfwärts) eingeschnitten und geknotet werden.

12.5.15. Rumpfverband (Tab. 12.2, Suchzeile 9−10)

Man benötigt für einen einfachen Rumpfverband ca. die doppelte Länge des beabsichtigten Verbandes. Der Schlauchverband wird gerafft und über den Körper bis zur Achsel hochgezogen. Hier schneidet man etwas seitlich der Achsel rechts und links senkrecht den Schlauchverband ein und zieht jeweils einen Zipfel von vorn und hinten zur Schulter hoch, wo beide miteinander verknüpft werden.

12.5.15. 1. Rumpfverband, andere Ausführung

Man nimmt zweimal die Entfernung Schulter bis zur Leistengegend mit Schlauchverband der entsprechenden Größe. Ca. 12 cm vom oberen Rand schneidet man den Schlauchverband auf beiden Seiten 3−5 cm ein, und zwar quer zur Kante. Diese Einschnitte stellen die Armlöcher dar. Nun wird der Schlauchverband wie ein Hemd übergezogen und die Arme werden durch die beiden Löcher gesteckt. Anschließend wird der Schlauchverband am Körper nach unten bis zum Oberschenkel gezogen. Durch Einschnitte vorn und hinten in der Mitte zwischen den Beinen entstehen Zipfel, die jeweils auf der Innenseite des Oberschenkels zu knoten sind.

12.6. Netzverband

Netzverband ist ein idealer Verbandstoff, wenn Wundabdeckungen gehalten werden sollen. Durch die 10- bis 15fache Dehnfähigkeit ist das Anlegen äußerst einfach; es werden weder Applikatoren noch die bekannten Grundfiguren der Schlauchverbände benötigt. Lediglich bei Fuß- und Fingerverbänden schließt man auch hier durch Drehung des Netzes den Verband an den Zehen- oder Fingerkuppen. Für wenig auftragende Verbände benötigt man die einfache Verbandlänge Netz; soll der Verband doppelt übergezogen werden, entspre-

Tabelle 12.3 Die handelsüblichen Netzverbandstoffe und deren Verwendung

Such-zeile	Anwendungsgebiete	Bindanetz	Elastofix	Surgifix	tg-fix
1	Finger- und Zehenverbände	0	A	0	
2	Finger- und Zehenverbände mit größeren Wundauflagen; Fingerschienenverbände	0,1	A	1/2	B
3	Kinderfüße; zwei und mehrere Finger, Kinderhände und -arme	1	A	1, 2	B
4	Hände, Füße; Kinderunterschenkel, Kinderarme	1	A	2, 3	C
5	Hand- und Armverbände; Fuß- und Kinderbeinverbände	2	A, B	2, 3, 4	C, D
6	Arm- und Unterschenkelverbände	2	B	2, 3, 4	D
7	Rumpfverbände bei kleinen Kindern; Kopf-, Oberarm- und Knieverbände	3, 4	B	4, 5	E
8	Kopfverbände, Oberschenkelverbände	4, 5	B, C	5	E, F
9	Rumpfverbände bei größeren Kindern; Oberschenkel- und große Kopfverbände	5	C	5, 5 1/2, 6	F
10	Körperverbände bis Konfektionsgröße Nr. 40	6	C	6, 7	G
11	Körperverbände ab Konfektionsgröße Nr. 42	7	D	6, 7, 8	H

chend mehr. Bei stark auftragenden Körperverbänden muß man die doppelte Länge für einen einfachen Verband abmessen. Das Netzverbandmaterial kann an jeder beliebigen Stelle eingeschnitten werden, Laufmaschen entstehen nicht. Die Tabelle 12.3 zeigt, für welche Verbände das Netzmaterial verwendet werden kann. Bei der Darstellung der einzelnen Netzverbände wird auf die Suchzeile dieser Tabelle verwiesen.

12.6.1. Netzverband an den Fingern (Tab. 12.3, Suchzeile 2—3; Abb. 12.28a—c)

Wie Abb. 12.28a zeigt, wird das Netz über die Finger und Wundauflage gezogen und an den Fingerspitzen durch Drehung geschlossen.

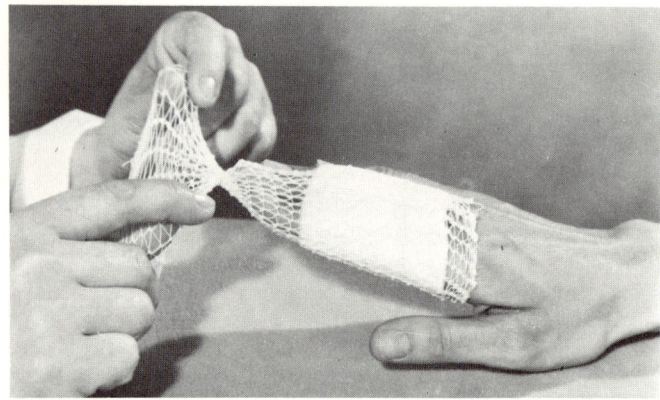

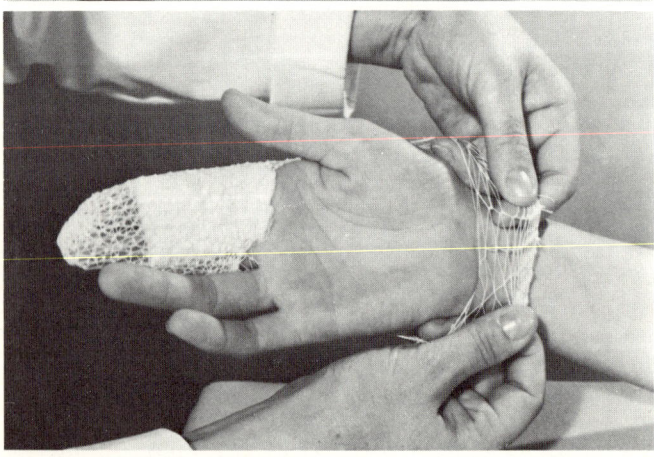

Abb. 12.28a—b Finger-Netzverband (Abb. 12.28—12.32 Werkfoto Lohmann KG, Fahr)

Sodann muß das Netz bis zu den Fingergrundgliedern gestreift und
auf der Innenhandseite leicht ausgedehnt werden. Kurz unterhalb
der Fingergrundglieder trennt man vorsichtig ca. 2–3 Maschen im
Netz auf (Innenhandseite!), dehnt das Netz aus und steckt die übrigen Finger durch die Öffnung, so daß der Rest des Netzes zum
Handgelenk geführt werden kann (Abb. 12.28b u. c). Eine Verbandbefestigung ist nicht mehr nötig.

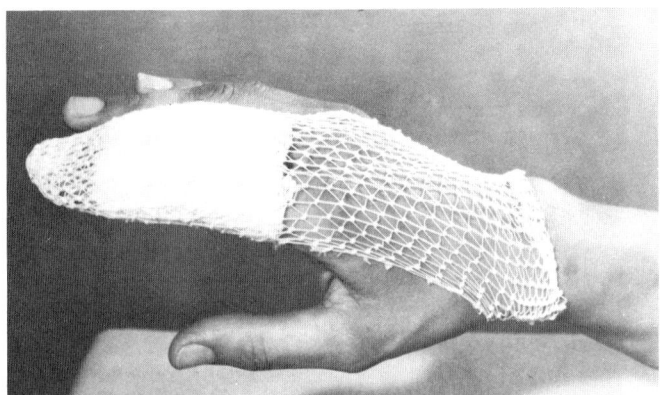

Abb. 12.28c Finger-Netzverband

12.6.2. Handverband (Tab. 12.3, Suchzeile 3–5; Abb. 12.29)

Für den einschichtigen Verband genügt einmal die Verbandlänge
Netzschlauch. Das Netz wird übergezogen und nur für den Daumen
muß man zwei Maschen aufschneiden.

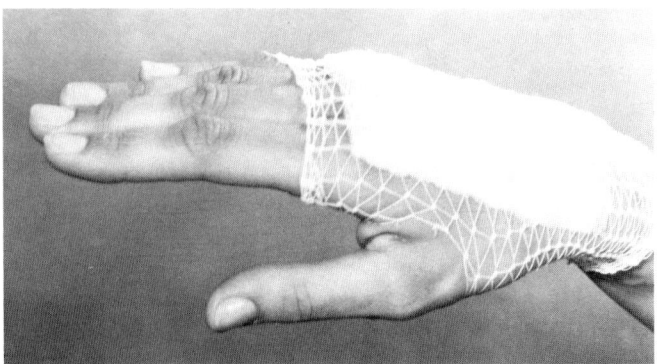

Abb. 12.29 Handverband

12.6.3. Ellenbogenverband (Tab. 12.3, Suchzeile 4—5; Abb. 12.30)

Die einfache Länge Netzverband wird abgeschnitten und übergestreift.

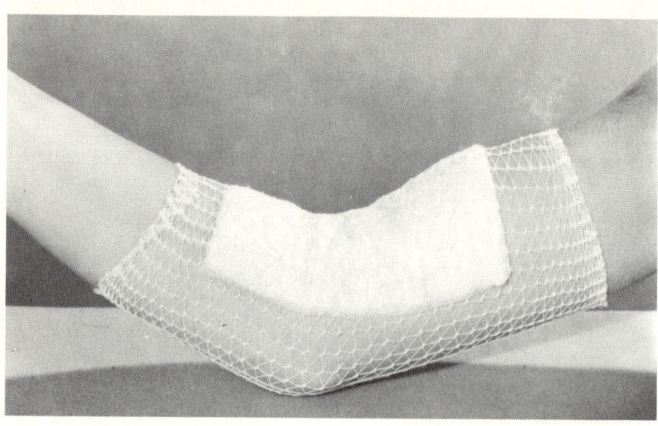

Abb. 12.30 Ellbogenverband

12.6.4. Fußverband (Tab. 12.3, Suchzeile 3—5; Abb. 12.31a u. b)

Die doppelte Länge Netzschlauch wird benötigt und, wie Abb. 12.31a zeigt, übergezogen, geschlossen und zum Fußgelenk zurückgeführt (Abb. 12.31b).

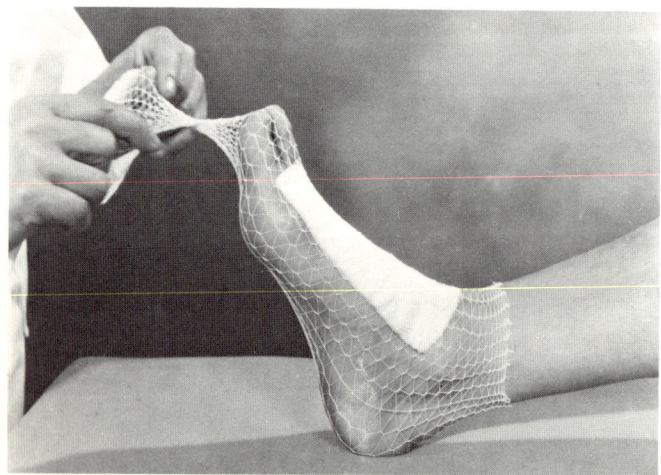

Abb. 12.31a Fußverband

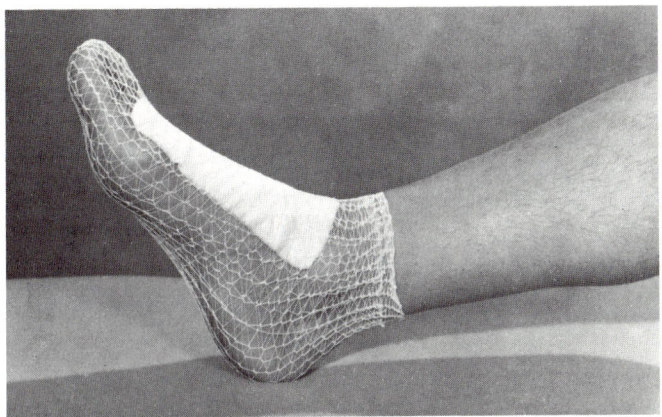

Abb. 12.31b Fußverband

12.6.5. Hüftverband (Tab. 12.3, Suchzeile 10–11; Abb. 12.32)

Auch hier wird die doppelte Länge Netzschlauch benötigt. Man legt diesen Streifen kurz zusammen, um die Hälfte zu ermitteln. Etwas

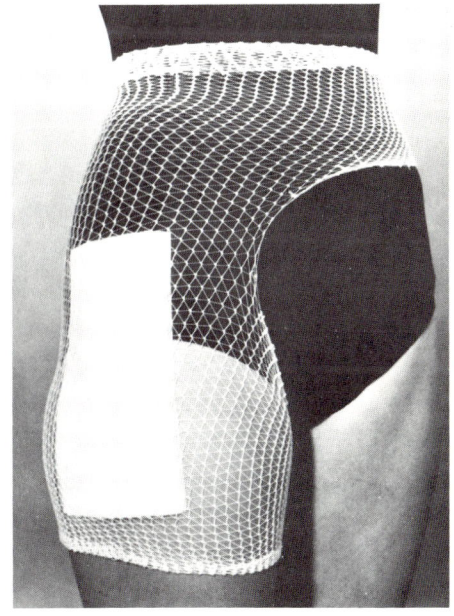

Abb. 12.32 Hüftverband

oberhalb der Hälfte erfolgt ein Einschnitt in den Netzschlauch, der nicht tiefer als 1/3 der Netzbreite sein sollte. Man zieht das Netz so über die Beine, daß das etwas kürzere Stück vorangeht. Durch den Einschnitt wird das gesunde Bein geführt und über das kranke zieht man das etwas längere Stück des Netzschlauches. Der Netzschlauch wird bis zur Taille hochgezogen und dort etwas eingeschlagen, so daß ein doppelter Rand entsteht. Das Netz wird dann so zurechtgezogen, daß der Verbandstoff von diesem gut gehalten werden kann.

12.6.6. Weitere Anwendungsmöglichkeiten

Netzverband ist vor allem bei Kopfverbänden gut zu verwenden. Es kann die Technik, die schon bei der Gesichtsmaske und dem Kopfverband beschrieben wurde, angewendet werden. Es sei aber vermerkt, daß Netzverband bei Stütz- und Druckverbänden zu nachgiebig ist, deshalb liegt die vorzugsweise Verwendung auf dem Gebiet der Schutzverbände. Das Anlegen dieses dehnbaren Verbandstoffes ist so leicht, daß auf weitere Anleitungen verzichtet werden kann (Abb. 12.33).

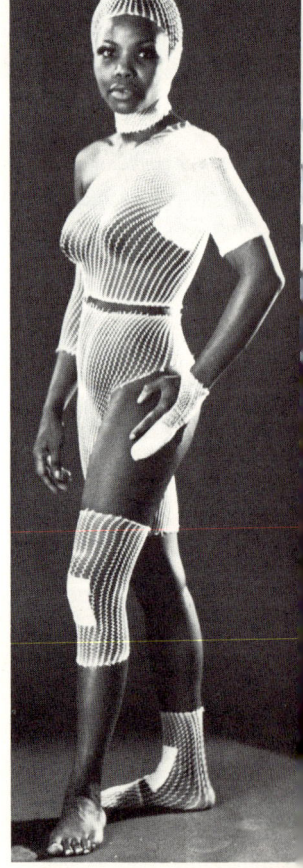

Abb. 12.33 Anwendungsmöglichkeiten für Netzverbände (Foto: Beiersdorf AG, Hamburg)

13. Gipsverbände

13.1. Allgemeines

N. Kaiser

Gipsverbände (besser wäre der Ausdruck Gipsfixationen, es liegt kein eigentlicher Verband vor) werden aus verschiedenen Gründen angelegt:

1. zur Ruhigstellung und Fixierung von Knochenbrüchen und Verrenkungen nach der Reposition (Wiedereinrichtung, Wiedereinrenkung), wenn eine operative Fixation der Frakturen nicht möglich oder nicht nötig ist,
2. zur Ruhigstellung der Extremitäten nach operativen Eingriffen,
3. zur Ruhigstellung der Extremitäten bei frischen oder langdauernden Entzündungen,
4. zur Korrektur von Deformitäten (Wirbelsäulenverkrümmungen, Rumpfdeformitäten, Spitzfuß, Klumpfuß, Hackenfuß usw.)

Sorgfältiges, überlegtes Gipsen ist eine Kunst, die man erlernen muß. Während des wochen-, oft monatelangen Tragens eines Gipsverbandes ist der Patient dankbar für einen gut ausgeführten und gut gepolsterten, exakt passenden Gips. Bei dessen Herstellung sollte man immer daran denken, daß Druck- und Scheuerstellen oder Krümelbildungen mit der Zeit zur unerträglichen Qual werden können.

Bei der Anlage von Langzeitgipsen bedenke man, daß sich diese fixierenden Verbände auch aus Kunststoffbinden (Hexcelite, Firma Medimex; Light-Cast II, Firma Sharp and Dohme) herstellen lassen und trotz der höheren Kosten Vorteile gegenüber dem herkömmlichen Gipsverband aufweisen. Folgende Vorzüge seien genannt: besonders niedriges Gewicht, Wasserfestigkeit, Luftdurchlässigkeit, hohe Bruch- und Biegefestigkeit, rasche Aushärtung und sofortige Belastbarkeit, sauberes Arbeiten ohne Verschmutzung des Arbeitsplatzes, bei der Röntgenkontrolle verminderte Strahlenbelastung des Patienten, bessere Beurteilung des Röntgenbildes, da störende Schatten durch den Verband entfallen.

Um die Größe eines Gipsverbandes einzuschätzen, beachte man, daß zur Ruhigstellung von Extremitätenabschnitten die beiden benachbarten Gelenke mit fixiert werden müssen. Ausgenommen von dieser Regel sind: körperferne Radiusfrakturen an typischer Stelle (Unterarmgipsschiene), Tibiakopf- und Patellafrakturen (Gipshülse), sprunggelenknahe Frakturen des Schienbeins und Sprunggelenkfrakturen (Unterschenkelgips).

Die folgende Tabelle 13.1 zeigt die ungefähren Zeiten der Ruhigstellung, die bei der konservativen Knochenbruchheilung erforderlich sind. In dieser Zeit sollte ein Gips angenehm zu tragen sein.

Gipsverbände

Tabelle 13.1 Ruhigstellung der Gliedmaßen bei konservativer Knochenbruchbehandlung

Frakturstelle	Kinder	Erwachsene
	Wochen	Wochen
Finger	3	3 − 6
Mittelhand	3 − 6	6
Schiffchenbein	−	10 − 14
Speiche, handgelenksnahe	4	6 − 8 − 10
Speiche	4	4 − 6
Elle	6	5 − 8
Speiche und Elle	6 − 8	10 − 12
Oberarmschaft	6	8 − 12
Oberarm, nahe Ellenbogen	6	8 − 10
Oberschenkelschaft	8 − 10	12 − 16
Oberschenkel, nahe Kniegelenk	6 − 8	12 − 16
Schienbeinkopf	6	10 − 12
Schienbeinschaft	6 − 8	10 − 12
Schienbeinschaft, nahe Sprunggelenk	6 − 8	6 − 10
Sprunggelenk	6	6 − 8 − 10
Fersenbein	10	12 − 16
Mittelfußknochen	6	6
Großzehe	3	3

13.2. Gipstechnik und Zubehör

E. Most

13.2.1. Gipstechnik

Zum Gipsen legt man eine entsprechende Menge Gipsbinden bereit, ferner benötigt man bei größeren Gipsverbänden eine Wanne, sonst eine Schale mit Wasser, einige Gummitücher, um die Liege vor abtropfendem Gips zu schützen, und einen Abfalleimer für nicht mehr verwendbares Verpackungsmaterial.

13.2.1. 1. Tauchwassertemperatur

Für alle auf dem Markt befindlichen Gipsbinden ist die richtige Tauchwassertemperatur 20°C. Da nach dem Tauchen (Aufnahme von Wasser) und dem darauffolgenden Abbindevorgang der Gipsbinde erhebliche Wärme frei wird, ist auf eine strikte Einhaltung der Tauchwassertemperatur zu achten. Zu *warmes* Tauchwasser kann die Temperaturspitze, die normalerweise bei ca. 50°C liegt, für mehrere Minuten auf über 60°C ansteigen lassen. Auf ungeschützter Haut können dabei Verbrennungen hervorgerufen werden.

13.2.1. 2. Tauchzeit

Bei Verwendung von fixierten Gipsbinden wird jeweils nur eine Binde schräg ins Wasser getaucht (Abb. 13.1). Jede Gipsbinde hat ihre eigenen Verarbeitungskriterien. Im allgemeinen gelten als Tauchzeiten:

2 m Binden   = 2 Sekunden
3 m Binden   = 3 Sekunden
4 m Binden   = 4 Sekunden
Longuetten   = kurz, nur „rein – raus".

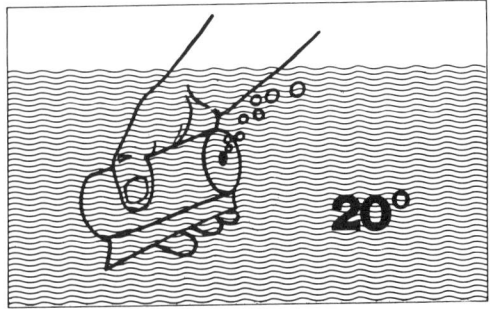

Abb. 13.1

Die Gipsbinden werden mittelstark ausgedrückt und dann zügig verarbeitet. – Sie dürfen *nicht* während der Tauchzeit gedrückt werden, sie würden dann nur unvollständig durchweicht werden.

Tauchen von Longuetten

Die für die Verarbeitung benötigten Longuetten (4fach gelegte Gipsbinden) werden zugeschnitten und ziehharmonikaähnlich zusammengelegt. Diese vorgefalteten Longuetten (Abb. 13.2) werden sehr kurz getaucht. Zieht man statt dessen eine Longuette durch das Wasser,

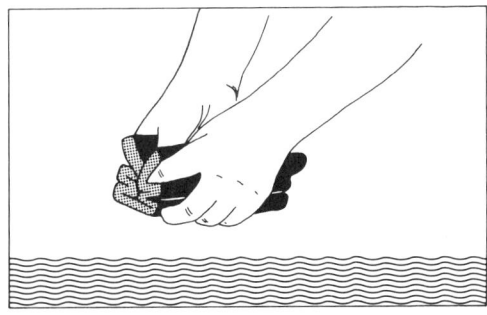

Abb. 13.2 Tauchen einer Gipslonguette

so ist der Gipsverlust erheblich. Die Konsequenz: weniger stabile Gipsverbände, höherer Gipsbindenverbrauch.

Nach dem Tauchen wird die Longuette kurz ausgedrückt, gestreckt und sofort gut durchmodelliert. Dabei kommen die einzelnen Lagen zu innigem Kontakt und bilden beim Abbinden einen homogenen Gipskörper. Schlecht durchmodellierte Longuetten zeigen auf dem Röntgenbild eine unerwünschte Gitterstruktur.

13.2.1. 3. Offene Zeit (Arbeitszeit)

Die offene Zeit einer Gipsbinde ist die Zeit, die für die Verarbeitung der Gipsbinde zur Verfügung steht. Es ist die Zeit, in der der Gips modelliert werden kann, die also für die Verarbeitung „offen" ist. Bei Verwendung von richtig temperiertem, klarem Tauchwasser beträgt sie bei:

Biplatrix	2 Minuten
Cellona	2–3 Minuten
Plastrona	3 Minuten
Platrix	3 1/2 Minuten

Die offene Zeit beginnt mit dem Eintauchen, sie endet mit dem „Pappigwerden" des Gipses. Eine gute Zusammenarbeit beim Gipsen ist deshalb Voraussetzung. Die Anzahl der Mitarbeiter, die bei der Anfertigung eines Gipsverbandes benötigt wird, richtet sich nach der Größe des herzustellenden Verbandes. Benötigt werden aber mindestens 2 Personen, und zwar ist eine zuständig für das Eintauchen und Zureichen der Binden und die andere legt den Verband an. Die nasse Binde wird so zugereicht, daß der Mitarbeiter den Bindenkopf in die rechte und das Bindenende in die linke Hand bekommt, d.h. man muß entweder vor dem Einlegen ins Wasser bereits das Bindenende festhalten oder es nach dem Herausnehmen sehr schnell fassen und die Binde mit beiden Händen zureichen. Während der „Gipser" mit der einen Hand die Binde herumrollt, streicht die andere Hand dauernd flach die Oberfläche, um die Schichten gut miteinander zu verbinden. Die Schlauchverbandenden werden über den oberen und unteren Gipsrand umgeschlagen und mit weiteren Gipsbindentouren glattgestrichen. Wird eine Gipsbinde nicht zügig verarbeitet, so kann in den einzelnen Abschnitten des Gipsverbandes die offene Zeit bereits überschritten sein. Dies hat zur Folge, daß die einzelnen Lagen sich nicht mehr homogen miteinander verbinden und nicht mehr durchmodelliert werden können. Es entsteht der wenig stabile „Blätterteig".

13.2.1. 4. Abbindezeit

Die Abbindezeit ist die Zeit, die die Gipsbinde bzw. der Gipsverband benötigt, um das vollständige Kristallgitter aufzubauen und damit fest zu werden. Diese Zeit beträgt bei fixierten Gipsbinden im allgemeinen ca. 20–30 Minuten. Sie beginnt beim Eintauchen.

13.2.1. 5. Trockenzeit

Das nach der Abbindezeit im Gipsverband verbleibende Wasser verdunstet innerhalb von 24–48 Stunden. Der Gipsverband ist dann trocken. Diese Zeit bezeichnet man als Trockenzeit. – Die Voll- und Dauerbelastung ist danach erlaubt.

13.2.1. 6. Frühbelastbarkeit

Nach dem Abbindeprozeß von ca. 20–30 Minuten ist das komplette Kristallgitter des Gipsverbandes aufgebaut, danach ist eine Frühbelastbarkeit möglich. Frühbelastbarkeit bedeutet in diesem Zusammenhang eine Teilbelastung des Gipsverbandes, z.b. für den Gang zum Taxi.

13.2.2. Der Patient

Ein ordnungsgemäßer Gipsverband kann erst angelegt werden, wenn auch die Vorbereitungen am Patienten durchgeführt sind. Da die Haut unter dem Gips einige Zeit der Pflege entzogen wird, so wäre eine vorherige Hautpflege (Bad und Einfetten mit guter Hautcreme) am Tage vor dem Eingipsen sehr angebracht. Diese Maßnahme ist z.B. vor einem Gipskorsett, Thorax- oder Beckengips im Rahmen orthopädischer Behandlungen meistens, bei frischen Frakturen nie und zwischen dem Umgipsen bei älteren Frakturen selten möglich.

Bevor der Gips aufgebracht und anmodelliert wird, müssen die druckempfindlichen Körperstellen mit Polsterwatte oder Filz abgedeckt werden (Abb. 13.3a u. b). Diese Polsterung kann man mit Krepppapierbinden fixieren, was aber faltenlos und nicht zu locker geschehen muß. Oft wird auch zunächst ein Schlauchverband (einschichtig) übergezogen und darüber das Polstermaterial gelegt. Die Polsterung kann zusätzlich noch mit Papierbinden abgedeckt werden. Ob ein Gipsverband vollständig gepolstert werden soll, oder nur die druckempfindlichen Punkte, entscheidet der Arzt. Werden nur die druckempfindlichen Punkte gepolstert, so liegt der Gipsverband an den übrigen Stellen direkt auf der Haut, so daß die Haare mit dem Gips verkleben. Bleibt der Verband länger als drei Wochen liegen, dann haben die Haare sich inzwischen abgestoßen und verursachen bei der Gipsverbandabnahme keine Schmerzen mehr. Anders verhält es sich bei Gipsverbänden, die für eine kürzere Zeit angelegt werden. Hier könnte man einen einschichtigen Schlauchverbandüberzug anlegen. – Gelegentlich wird davon berichtet, daß vorher die Haut rasiert wird. Experten weisen aber darauf hin, daß es dann sehr leicht zu Hautreaktionen kommen kann, so daß der Gipsverband vorzeitig wieder entfernt werden muß. Es sollte deshalb nur rasiert werden, wenn dies vom behandelnden Arzt *ausdrücklich* angeordnet wird.

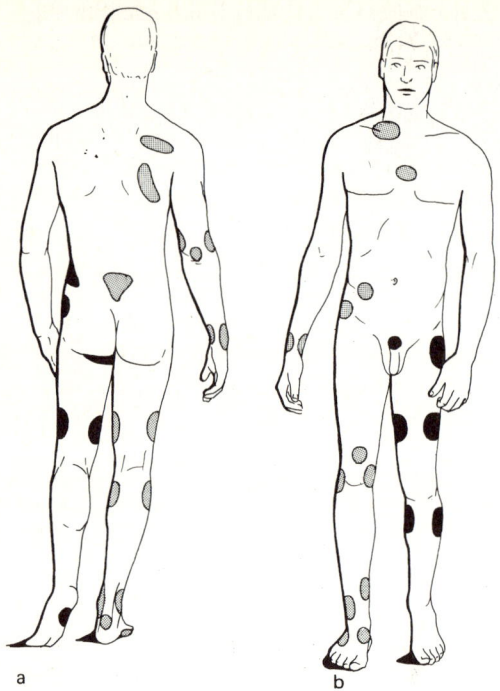

Abb. 13.3 ○ Polsterpunkte, hier Druckstellengefahr bei Gipsverbänden
● Haltepunkte, die gut anmodelliert werden müssen (aus: Cellona-Almanach, 4. Aufl. Lohmann KG, Fahr 1970)

Während des Anlegens des Gipsverbandes darf der Patient sich nicht bewegen. Der Gips wird dem Körper anmodelliert und soll nach dem Erstarren an keiner Stelle Schmerzen oder Schwellungen hervorrufen. Deshalb ist es wichtig, daß der Patient richtig gelagert wird und die Hilfspersonen den Gips richtig halten, d.h. man darf auf gar keinen Fall lässig mit einem Finger z.B. die Ferse oder die Fußsohle halten, sondern der Gips liegt immer in der Hohlhand oder auf den dicht nebeneinanderliegenden Fingern, wie dies auf Abb. 13.4 zu sehen ist. Jede Delle oder Einknickung in den frischen, noch nicht abgebundenen Gips ergibt im erstarrten Zustand einen Druckpunkt, da diese Dellen sich nicht wieder beheben lassen. Man kann also auch keinen in Spitzfußstellung eingegipsten Fuß noch während des Abbindens korrigieren. In Höhe des Fußgelenkes würde dann ein sehr gefährlicher Wulst entstehen.

Gipstechnik und Zubehör 149

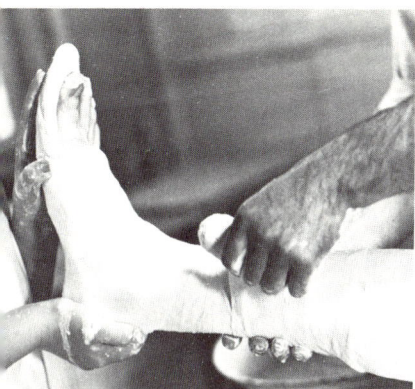 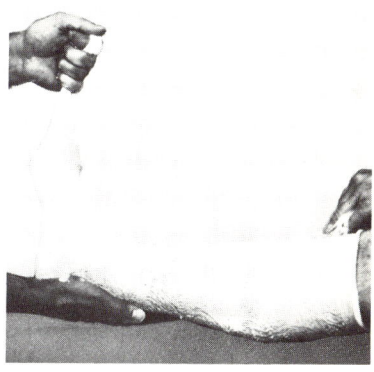

Abb. 13.4a Hartmann AG, Heidenheim   Abb. 13.4b Beiersdorf AG, Hamburg

Ist der Gipsverband angelegt, so wird er noch so lange in derselben Stellung gehalten, bis er abgebunden ist. Das erkennt man an dem hohlen Klang, wenn man mit dem Finger anklopft.

Obwohl der Gips bereits erhärtet ist, wenn der Patient wieder ins Bett gelegt wird, hat er dennoch nicht seine endgültige Festigkeit, da noch überschüssiges Wasser im Verband vorhanden ist. Es ist also darauf zu achten, daß der Verband sorgsam gelagert wird, d.h. er muß *überall flächenhaft* aufliegen und darf *nicht* freitragend schweben. Er benötigt etwa 24–48 Stunden zum Austrocknen, während dieser Zeit soll möglichst viel frische Luft an den Verband herankommen.

Eingegipste Patienten können nicht baden oder duschen, wenn der Verband aus normalen Gipsbinden besteht, da der harte Gips unter Einwirkung von Wasser aufblättert und brüchig wird. Ist der Verband aus Gipskunstharzbinden (z.B. Cellamin) hergestellt, dann ist ein kurzes Bad möglich. Der Verband ist nach etwa 15 Minuten zwar feucht, aber er verändert sich nicht. Allerdings benötigt er wieder 24 Stunden zum Trocknen. Die Polsterung muß bei „Badegipsen" wasserabweisend sein, deshalb muß man in diesen Fällen fetthaltige oder synthetische Watter verwenden.

13.2.3. Gipsinstrumente (Abb. 13.5a–c)

Zur Begradigung der Gipsränder benötigt man ein *scharfes* Gipsmesser, es ist stabiler als ein Skalpell und hat vor allem einen kompakten Griff. Ferner wird es zum Einschneiden von „Fenstern" (zur Kontrolle von Wunden evtl. erforderlich) benötigt. Zum Aufbiegen der Gipsverbandränder nimmt man den „Rabenschnabel" (nach

Gipsverbände

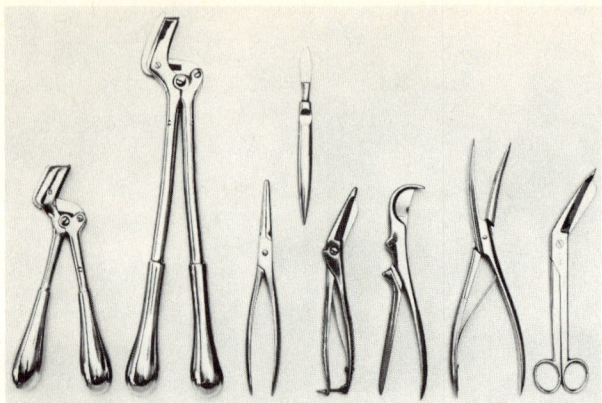

Abb. 13.5a Gipsinstrumente (von links nach rechts: kleine und große Gipsschere nach Stille, Knochenhaltezange, Gipsmesser nach Esmarch, Kleiderschere mit Drahtschneider, Rippenschere nach Gluck, Rabenschnabel nach Wolff, Verbandschere nach Esmarch) (Abb. 13.5a u. b aus: Plastrona-Fibel, Hartmann AG, Heidenheim 1972)

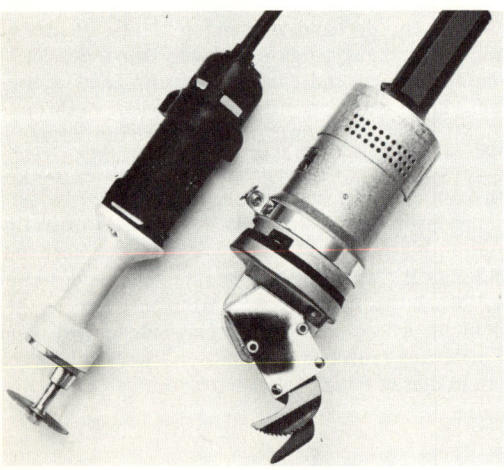

Abb. 13.5b Gipssägen: links oszillierende, rechts stanzende

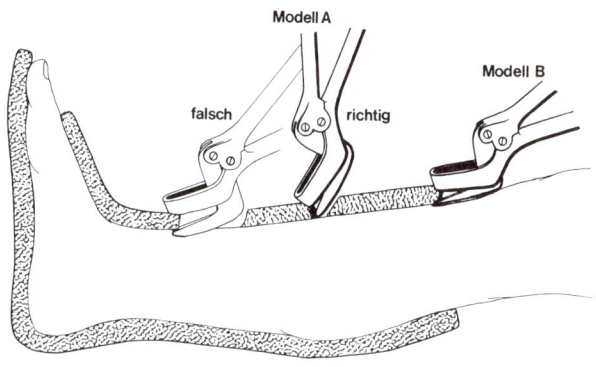

Abb. 13.5c Richtige und falsche Anwendung der Gipsschere nach Stille

Wolff), zum Auseinanderbiegen den Spreizer und zum Aufschneiden des zirkulären Gipsverbandes die Gipsschere (nach Stille), die eigentlich richtig „Gipsstanze" heißen müßte. Will man in den trockenen Gips eine Klappe einschneiden, so benötigt man den Gipsbohrer, um der Gipsschere einen Ansatzpunkt freizubohren. Schließlich hat man für das Aufschneiden der Gipsverbände noch elektrisch betriebene Sägen, die so konstruiert sind, daß sie die darunterliegenden Körperteile bei richtiger Anwendung nicht verletzen können. Im Notfall kann schließlich auch einmal eine „Fuchsschwanzsäge" zum Öffnen eines Gipsverbandes benutzt werden.

13.2.4. Gipsbrei

Während des Anfeuchtens der Gipsbinden ist es nicht zu vermeiden, daß etwas Gips im Wasser zurückbleibt. Sind sehr viele Gipsbinden verbraucht worden, so kann sich eine recht trübe Gipsbrühe ansammeln, so daß ein Auswechseln des Wassers eigentlich erforderlich wäre. Da das aber in diesem Augenblick nicht ratsam ist, stellt man vorsorglich zwei Wannen mit Wasser bereit. Man darf nämlich diese Gipsbrühe nicht sofort in den Ausguß schütten, weil sich dann der Gips in den Biegungen des Abflußrohres fängt und dort abbindet, so daß es verstopft. Der Gips muß in der Wanne erhärten, welches eine Weile dauert. Die Wanne bekommt eine Ruhepause, so daß der Gips sich am Boden ansetzt und abbindet. Erst wenn das darüberstehende Wasser wieder klar ist, kann es abgegossen werden. Man löst dann den Gipskuchen vom Wannenboden ab und befördert ihn in den Abfalleimer. – Eine andere Methode, den Gips unschädlich zu machen, ist die, daß man zum Gipswasser sehr heißes Wasser hinzu gibt und mit der Hand (oder einem Holzstab) den Brei so lange durchrührt, bis er abgebunden ist. Es entstehen dann feine Körner, die im Abfluß keinen Schaden mehr anrichten können. In großen Gipsräumen bedient man sich allerdings entsprechender Spezialeinrichtungen, in denen der Gipsbrei absinken kann. — Ist von dem Gipsbrei während des Anlegens etwas auf die Wäsche gekommen, so muß er nach dem Erhärten ausgebürstet werden, in der Wäscherei wird er beim Waschgang nicht entfernt.

13.3. Der zirkuläre und der aufgeschnittene, zirkuläre Gipsverband

Der *zirkuläre Gipsverband* besteht aus gegeneinander verschobenen Kreis- und Spiralgängen, er kann durch Longuetten verstärkt werden. Die Longuetten werden entweder gebrauchsfertig von der Industrie bezogen oder man stellt sie kurz vor dem Beginn des Gipsens selbst her. Hierfür benötigt man je nach Länge und Dicke der gewünschten Longuette 3—5 Gipsbinden, die auf einer glatten Fläche ausgerollt und übereinandergeschichtet werden. Die Binden werden maßgerecht ausgerollt, bis sie die gewünschte Länge, die man vorher mit einer Mullbinde ermittelt hat, erreicht haben. Man bekommt durch dieses Übereinanderschichten der Gipsbinden eine dicke Gipsschiene, die fachgerecht mit „Longuette" bezeichnet wird.

Der *aufgeschnittene, zirkuläre Gipsverband* wird häufig bei frischen Frakturen oder nach Operationen angelegt. Er wird deshalb aufgeschnitten, weil bei frischen Verletzungen oder nach Operationen Schwellungen des Gewebes zu erwarten sind. Tritt eine Schwellung unter einem geschlossenen Gipsverband auf, so würde es unheilvolle Komplikationen (Durchblutungsstörungen, Nervenschäden) geben.

Um den Gips nach dem Abbinden aufschneiden zu können, muß man als erstes eine ca. 2—3 cm breite Aluminiumschiene, ein wulstiges, breites Plastikband oder eine kräftige Schnur auf die Haut legen und mit einer Kreppapierbinde anwickeln. Aluminiumschiene, Plastikband oder Schnur müssen an beiden Enden des geplanten Gipses heraussehen. Ist der Gips abgebunden, dann schneidet man mit dem Gipsmesser oder der oszillierenden Säge den Gips im Verlauf der Schiene oder auf dem Plastikband auf. Der Schnitt wird so tief geführt, daß auch wirklich alle Fäden der Gipsbinden und der Polsterung bis auf die Schiene oder das Plastikband durchtrennt werden. Es darf nicht ein einziger Faden stehen bleiben. Man kann, wenn nötig, die Schnittkanten noch mit dem Spreizer etwas auseinanderbiegen. Der entstehende Spalt wird gut mit Watte ausgefüllt, um zu verhindern, daß sich ödematöses Gewebe in den Spalt hineindrängt und einklemmt.

Um den geöffneten Gipsverband wickelt man in lockeren Spiralgängen eine Mull- oder elastische Binde, erst dann wird die Aufschneideschiene herausgezogen. Beim Herausnehmen der Aufschneideschiene achte man darauf, daß der noch weiche Gips nicht verformt wird. Hat man eine Schnur mit eingegipst, dann zieht man diese während des Aufschneidens langsam durch den Spalt heraus. Damit wird sichergestellt, daß tatsächlich kein Faden mehr die Extremität umschnürt.

13.4. Spezielle Gipsverbände

N. Kaiser

13.4.1. Halsgips

Mit dem Halsgips wird die Halswirbelsäule ruhiggestellt. Diesen Gipsverband sollten mindestens zwei Personen herstellen. Mit einem Schlauchmullverband werden Kopf, Hals und oberer Brustkorb bedeckt. Polster aus dickem Filz, aus dicker Vliespolsterwatte, Synthetikwatte, Schaumstoff oder breiten Mullkissen für Kinn, Nacken und Schultern werden aufgelegt und mit Pflasterstreifen festgehalten. Nachdem einige zirkuläre Gipstouren gelegt worden sind, werden vorbereitete Longuetten aus 8facher Lage und entsprechender Breite

1. beiderseits in Form einer Teilspirale von der einen Seite des Hinterkopfes über den Nacken und über die gegenseitige Schulter zur Brustvorderseite gelegt und anmodelliert.
2. Nun wird eine zirkuläre Longuette um den Hals geführt.
3. Die nächste Longuette verläuft von der Hinterhauptschuppe schräg hinter den Ohren zum Kinn und umfaßt den Unterkiefer wie eine Schale mit 2–3 cm hohem Rand.
4. Beiderseits werden Longuetten-Schulterstücke als Träger aufgelegt.
5. Je eine quere Longuette am unteren vorderen und unteren hinteren Rand des Rumpfteiles sowie zirkuläre Gipsbindentouren über alle Longuetten vervollständigen den Verband (Abb. 13.6–13.9).

Den noch feuchten, zunächst absichtlich zu groß angelegten Verband schneidet man zur endgültigen Form zurecht. Der obere Rand des fertigen Verbandes reicht hinten bis zur Hinterhauptschuppe, läßt Ohrmuschel und Kieferwinkel frei und umfaßt die Kinnspitze. Das Schulterstück ruht auf dem oberen vorderen und hinteren Rumpfabschnitt, die seitlichen Gipspartien werden soweit aufgeschnitten, daß die Schultergelenke frei bewegt werden können (Abb. 13.10).

Ein Teil der Polsterung im Bereich der Kinnspitze wird wieder entfernt, um Sprechen und Essen zu ermöglichen.

154 Gipsverbände

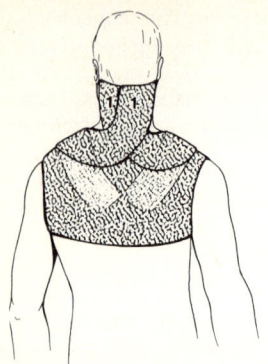

Abb. 13.6 Halsgips: Die ersten Longuetten (1) werden spiralig vom Nacken nach vorne gelegt (s. Text)

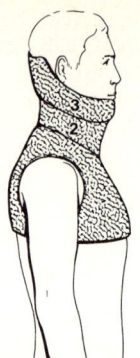

Abb. 13.7 Halsgips: Zirkuläre Halslonguette (2) und bds. Longuette vom Hinterhaupt zum Kinn (3)

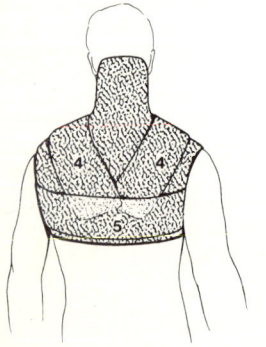

Abb. 13.8 Halsgips: Longuetten-Schulterstücke (4) und untere Randlonguetten (5)

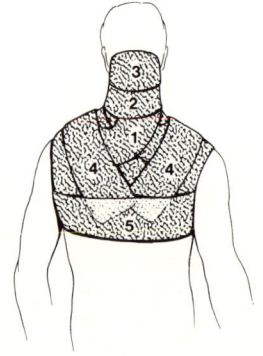

Abb. 13.9 Halsgips: Die einzelnen Longuetten sind gleichzeitig dargestellt

Spezielle Gipsverbände 155

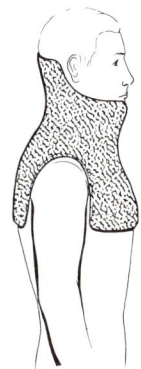

Abb. 13.10 Der fertige Halsgips

In bestimmten Fällen kann dieser Gips nach oben mit einem Kopf-Stirn-Reif und nach unten mit einem kurzen Brustgips versehen werden (Abb. 13.11).

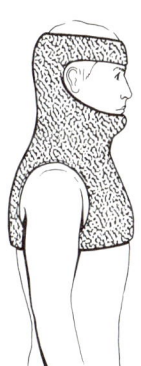

Abb. 13.11 Erweiterter Halsgips mit Kopfstirnreif und Brustansatz

13.4.2. Schulter-Arm-Gipsverband (Abduktionsgips)

Dieser Verband dient der Ruhigstellung der Schulter und des Oberarmes. Der schwierig anzulegende Gips erfordert etwa 3–4 ausführende Personen, von denen eine nur auf die richtige Stellung der Gelenke (s.u.) zu achten hat. Der Patient sitzt auf einem Hocker oder steht. Wenn man es ihm zumuten kann, wird der Kopf in einer Glisson-Schlinge fixiert. In dieser Haltung hergestellte Abduktionsgipse „sitzen" nach dem Erhärten am besten.

Während der Rumpf-Arm-Gips hergestellt wird, muß der kranke Arm von einem Helfer in den richtigen Winkelstellungen exakt gehalten werden. Der Oberarm bleibt 30° unter der Horizontalen und wird 30° nach vorne geführt. Der Ellenbogen steht im Winkel von 90°, die Hand ist gegenüber der Ellenbogenhöhe um 30° erhoben (Faustregel: 30–30–30; Abb. 12.12 u. 13.13). Der Unterarm wird in Mittelstellung zwischen Einwärts- und Auswärtsdrehung, das Handgelenk in leichter Dorsalflexion gehalten. Der gesunde Arm liegt auf einem Stativ, dabei wird die Schulter in gleiche Höhe wie auf der kranken Seite gebracht. Bei zu geringer Helferzahl läßt sich auch der kranke Arm auf einem Stativ abstützen oder durch Zügel aufhängen.

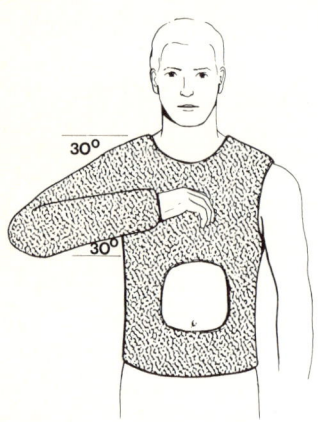

Abb. 13.12 Winkelstellungen des kranken Armes im Abduktionsgips von vorne gesehen

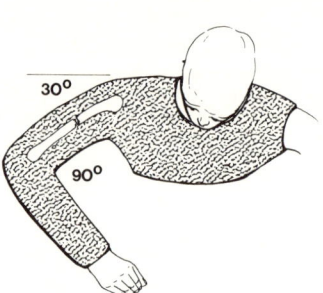

Abb. 13.13 Winkelstellungen des kranken Armes im Abduktionsgips von oben gesehen

Über den Rumpf und kranken Arm wird ein Schlauchverband gezogen, die Schulterpartien (vom seitlichen Hals bis Oberarmkopf) werden beiderseits mit einer breiten Filzauflage, Schaumstoff, Synthetik-, Vliespolsterwatte oder Mullkissen weit nach vorn und hinten reichend bedeckt. Ellenbogen und Handgelenk werden gut gepolstert. Die Darmbeinkämme werden ebenfalls mit breiten Filzstreifen abgedeckt. In die Magengegend legt man ein dickes Wattepolster („Freßpaket") und umwickelt alles mit Papier- und einigen Lagen zirkulären Gipsbinden.

Breite Longuetten aus 12fachen Lagen sind vorbereitet:

1. für die Schulterstücke beiderseits, die vorn und hinten bis in die Höhe des Beckenkammes herabreichen;
2. für die kranke Armvorderfläche vom Nacken bis zum Handgelenk;

3. für die seitliche Rumpfpartie vom Beckenkamm durch die Achselhöhle und über die Unterfläche des kranken Armes bis zum Handgelenk oder Handteller;
4. für eine obere und eine untere zirkuläre Tour am Rumpfstück.

Zunächst werden die Longuetten für die Schulterstücke (1) aufgelegt, danach folgt die obere (2), dann die untere (3) Armlonguette, die zirkulär mit Gipsbinden angewickelt werden (Abb. 13.14). Nachdem die zirkulären Rumpflonguetten (4) angelegt worden sind, wird der ganze Rumpfabschnitt mit breiten Gipsbinden umwickelt. Arm- und Rumpftouren werden am besten von zwei Personen gleichzeitig gelegt, eine dritte Person taucht fortlaufend Binden ein und reicht sie zu. Auf diese Weise entsteht ein Gips aus einem Stück. Es darf nicht vergessen werden, den Gips vor allem über und an den Beckenkämmen gut anzumodellieren.

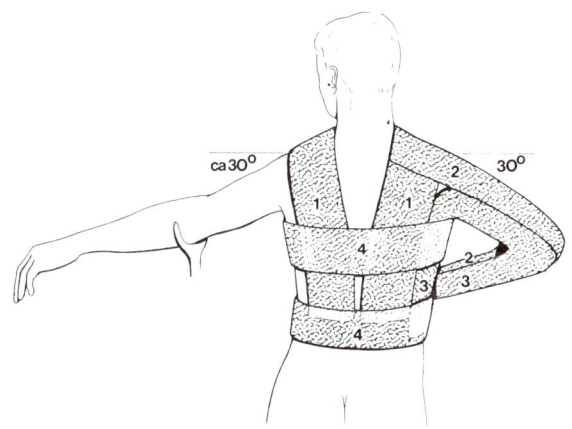

Abb. 13.14 Übersicht über die einzelnen Longuetten eines Schulter-Arm-Gipsverbandes (Zahlen s. Text). Der Unterarm der rechten kranken Seite wird hier mit Absicht zu weit nach unten gehalten, um den Verlauf der Longuetten am Unterarm zeigen zu können. Die richtige Haltung zeigt Abb. 13.12

Der abgespreizte Arm kann in der Achselhöhe durch 2–3 nicht entrollte, eingetauchte Gipsbinden oder durch eine kurze 12- bis 16-fache Longuette zusätzlich am Rumpfstück gestützt werden. Andere Verstrebungen zwischen krankem Arm und Rumpf sind nicht notwendig. Ein freier Gipsarm erleichtert das Ankleiden und Röntgenkontrollaufnahmen in allen Ebenen.

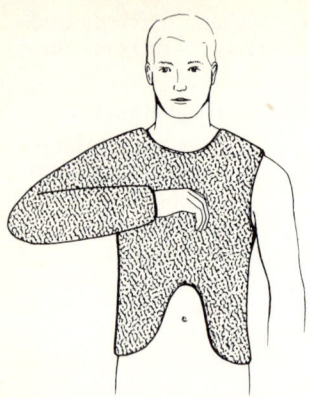

Abb. 13.15 Bogenförmiger Ausschnitt des Abduktionsgipses im Bauchbereich

Die Kanten des Gipses am Hals, an der gesunden Achselhöhle und Schulter sowie im Beckenbereich werden abschließend beschnitten und geglättet. Nach der Entfernung des „Freßpaketes" bleibt genügend Platz für eine gute Magenfüllung. Sollte der Gips in diesem Bereich zu eng geraten sein, kann er mit einem ovalen Fenster („Futterluke") oder in spitzem Bogen nach oben magenwärts ausgeschnitten werden (Abb. 13.12 u. 13.15).

Der gleiche Gips läßt sich im Rumpfabschnitt auch durch sogenannte Breitlonguetten herstellen, die für vorn und hinten einzeln oder in einem Stück für den ganzen Rumpf nach einem bestimmten „Hemd"-Muster ausgeschnitten und mit Zirkulärtouren angewickelt werden (Abb. 13.16–13.18). Das „große Hemd" wird aus einer doppelten Lage Breitlonguetten ausgeschnitten und aufgeklappt. Breitlonguetten werden am besten auf dem Tisch liegend z.B. mit einer Gießkanne angefeuchtet.

In besonderen Fällen muß dieser Gips bei liegenden Patienten angelegt werden. Dabei schiebt man von oben her ein sogenanntes Beckenbänkchen unter die obere Brustwirbelsäule und ein weiteres von

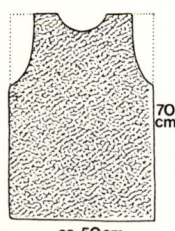

ca 50 cm

Abb. 13.16 Schnittmuster für den Rumpfteil eines Abduktionsgipses aus Breitlonguetten

Spezielle Gipsverbände 159

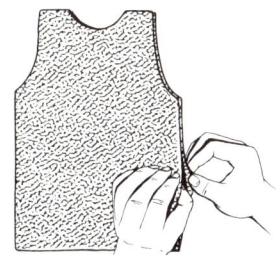

Abb. 13.17 Schnittmuster für den Rumpfteil eines Abduktionsgipses vor dem Aufklappen, wenn man den Rumpfabschnitt aus einem Stück herstellen möchte

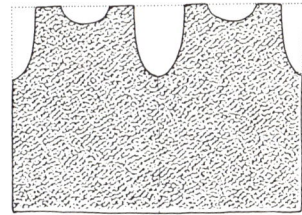

Abb. 13.18 Rumpfteil aus einem Stück, aufgeklappt

unten her unter die Lendenwirbelsäule. Die Beine und der Kopf liegen auf Kissen. Der kranke Arm wird in der gewünschten Stellung von Helfern gehalten, der gesunde Arm wird abgespreizt, abgestützt oder aufgehängt. Dann wird nach gleichem Schema wie oben vorgegangen.

13.4.3. Oberarmgips

Der Oberarmgips wird zur Ruhigstellung des Ellenbogens und Unterarmes benötigt und von 2–3 Personen hergestellt. Der Kranke sitzt oder liegt so, daß der verletzte Arm einschließlich Schulter frei zugängig ist. Bei rechtwinklig gebeugtem Ellenbogen wird der Unterarm in Mittelstellung zwischen Einwärts- und Auswärtsdrehung gehalten und eingegipst, die Hand steht in leichter Erhebung handrückenwärts, so daß sie mühelos und vollständig zur Faust geschlossen werden kann (Abb. 13.19a u. b).

Ein Schlauchverband wird von den Fingerspitzen bis zu der Schulter übergezogen. Handrücken, Handgelenk, Ellenbogen und Oberarm (bis in die Höhe des Gipsendes) werden mit Polsterwatte umwickelt. Das Polster wird mit einer Papierbinde abgedeckt. Eine Longuette aus 8- bis 12fachen Lagen wird dorsal, d.h. auf die Streckseite des Armes, von Höhe der Achselhöhle bis zu den Köpfchen der Mittelhandknochen am Handrücken, aufgelegt. Man schneidet die Longuette am Ellenbogenwinkel seitlich ein, damit keine Doppelfalten entste-

160 Gipsverbände

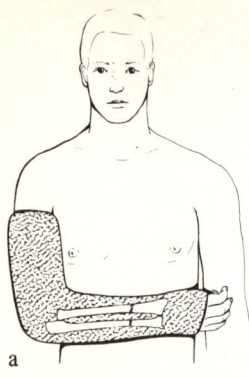
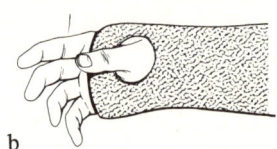

Abb. 13.19 Oberarmgipsverband, Stellung der Hand im Oberarmgips

hen. Die eingeschnittenen Zipfel schlägt man übereinander. Ein schmaler Gipsstreifen aus ca. 8 Lagen kann zur Verstärkung seitlich über den Ellenbogenwinkel gelegt werden (Abb. 13.20a–c).

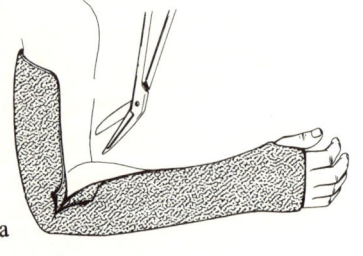

Abb. 13.20a Die dorsale Oberarmgipsschiene wird an der Ellenbogenbeuge seitlich eingeschnitten

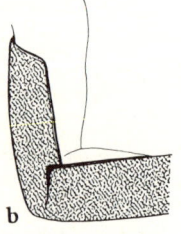
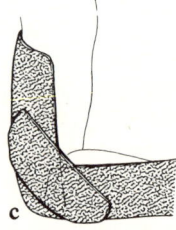

Abb. 13.20b Die eingeschnittenen Zipfel werden übereinander geklappt
Abb. 13.20c Der seitliche Ellenbogenwinkel kann durch eine kurze Longuette verstärkt werden

Die Longuette wird, wenn sie nur als Schiene dienen soll, mit zirkulären, feuchten oder elastischen Mullbinden am Arm und Handteller befestigt. Soll ein zirkulärer Oberarmgips hergestellt werden, wickelt man die Longuette mit Gipsbinden in gleicher Weise zirkulär an. Bei diesem Verfahren wird der Gips stabiler und nicht so schwer wie ein Gips, der nur aus zirkulär gewickelten Gipsbinden hergestellt wurde. Den oben und unten überstehenden Schlauchverband krempelt man um und wickelt ihn mit einigen Bindentouren an, damit ein glatter, gut aussehender oberer und unterer Rand am Verband entsteht.

13.4.4. Oberarmhängegips

Verschiedene Formen von Oberarmbrüchen lassen sich erfolgreich mit einem Oberarmhängegips behandeln. Dazu wird ein zirkulärer Gips vom Oberarm bis zum Handgelenk bei rechtwinklig gebeugtem Ellenbogengelenk angelegt. In Verlängerung der Oberarmachse wirkt als Zug das Eigengewicht des Gipses oder es wird zusätzlich mit Gewichten gezogen. Für die Gewichte gipst man einen Haken oder eine Öse aus Aluminium- oder schmalen Cramer-Schienen in Höhe des äußeren Ellenbogenwinkels ein (Abb. 13.21).

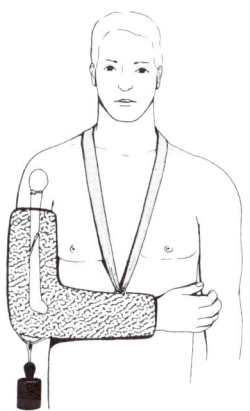

Abb. 13.21 Oberarmhängegips mit Gewicht

An einer zweiten Öse nahe dem Handgelenk wird eine Schlaufe, die um den Nacken geführt wird, befestigt. Die Schlinge besteht am besten aus einem schmalen, mit Watte gefüllten Trikotschlauch (s. Rucksackverband). Die Länge der Aufhängeschlinge um den Hals wird so bemessen, daß ein optimales Repositionsergebnis eintreten und erhalten werden kann. Zusätzlich Filz- oder Schaumgummirollen zwischen Gips und seitlicher Brustkorbwand erlauben weitere Korrekturen der Bruchstellung (Abb. 13.22).

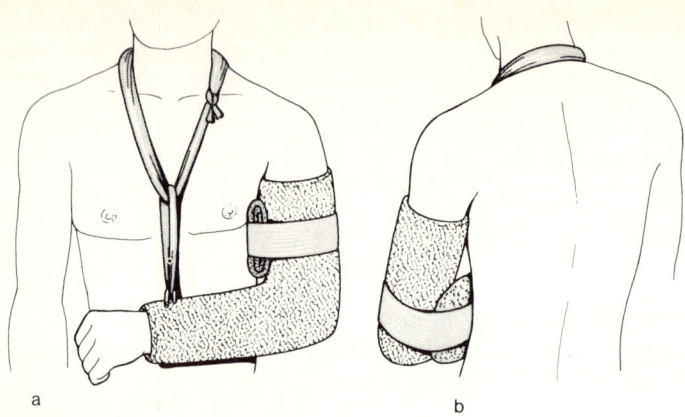

Abb. 13.22a u. b Korrektur der Bruchstellung durch Filz- oder Schaumgummirollen

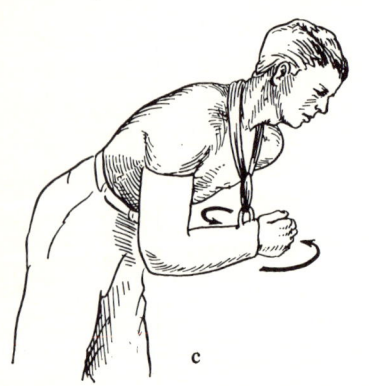

Abb. 13.22c Bewegungsübungen im Schultergelenk mit Oberarmhängegips (aus: COMPERE, E.L., S.W. BANKS, Cl.L. COMPERE: Frakturenbehandlung. Thieme, Stuttgart 1966)

Diese Behandlungsmethode ermöglicht sofortige Bewegungsübungen des Schultergelenkes und ist besser zu ertragen als ein Thoraxabduktionsgips. Der Gips muß, um seinen Zweck zu erfüllen, auch wirklich hängen. Durch Aufstützen des Gipses treten Schmerzen im Frakturbereich auf, und die Fragmente winkeln sich wieder ab. Nachts wird an der Drahtschlinge in Höhe des äußeren Ellenbogenwinkels ein Zug in Längsrichtung des Oberarmes ausgeübt, um die Reposition zu erhalten und Schmerzen zu vermeiden.

13.4.5. Dorsale Unterarmgipsschiene

Dieser Verband wird sehr oft (z.B. beim Bruch der Speiche am körperfernen Ende) angewandt. Je nach Schwierigkeit des Repositionsmanövers einer solchen Fraktur werden zur Hilfeleistung 2–3 Personen benötigt. Bei unverschobenen Brüchen kann man einen solchen Gips auch allein anlegen.

Ein Schlauchverband wird von den Fingern bis zum Ellenbogen übergestreift. Nun erfolgt eine dünne Polsterung des Handrückens, des Winkels zwischen Daumen und Zeigefinger und des Unterarmes nahe dem Ellenbogengelenk. Eine Gipslonguette aus 8–10 Lagen wird von den Köpfchen der Mittelhandknochen bis 2 cm unterhalb des Ellenbogens dorsal auf den Unterarm aufgelegt. Die Gipsschiene soll so breit sein, daß sie an Mittelhand und Handgelenk die Hälfte des Gesamtumfanges dieser Extremitätenabschnitte bedeckt. Das Daumengrundgelenk bleibt jedoch frei. Die Hand steht in leichter Dorsalflexion und geringer Ulnarabduktion (Abb. 13.23).

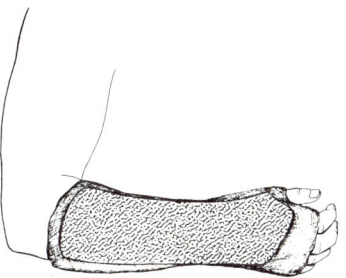

Abb. 13.23 Dorsale Unterarmgipsschiene auf einem Schlauchmullverband

Die Schiene wird anmodelliert und, nachdem der Schlauchverband über die Gipsenden umgeschlagen wurde, mit feuchten Mullbinden festgewickelt. Einige Touren der Mullbinden gehen dabei durch den Winkel zwischen Daumen und Zeigefinger über den Handteller zum Unterarm zurück (Abb. 13.24). Die Hohlhand wird nur bis zur kör-

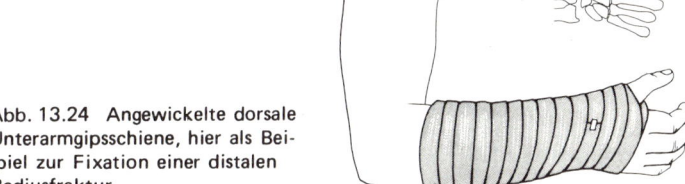

Abb. 13.24 Angewickelte dorsale Unterarmgipsschiene, hier als Beispiel zur Fixation einer distalen Radiusfraktur

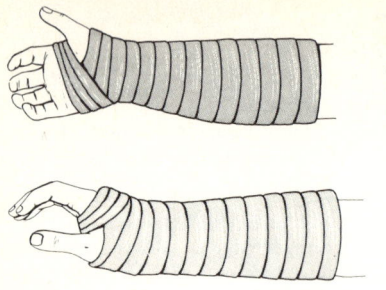

Abb. 13.25 Angewickelte dorsale Unterarmgipsschiene, von der Innenseite her gesehen. Die Wicklungen durch den Handteller lassen die letzte Hohlhandfurche frei

a)

Abb. 13.26a Angewickelte dorsale Gipsschiene, von der Daumenseite her gesehen. Das Handgelenk ist leicht flektiert, Fingergrundgelenke und Daumengrundgelenk können frei bewegt werden

perfernen Furche in den Verband einbezogen (Abb. 13.25 u. 13.26). Die Finger müssen in allen drei Gelenken frei beweglich bleiben, d.h. voll zur Faust eingeschlagen und voll gestreckt werden können. Das obere Gipsende darf die Beugung des Ellenbogengelenkes nicht behindern. Man verwende beim Anwickeln der Schiene elastische Mullbinden. Benutzt man normale Mullbinden, so taucht man diese kurz in Wasser und drückt sie kräftig aus. Wenn sie in feuchtem und dadurch etwas geschrumpftem Zustand beim Anwickeln der Schiene verwandt werden, geben sie nach dem Trocknen etwas nach. Dieser Effekt ist bei fortschreitender Schwellung um den Frakturbereich von Nutzen. Trockene Mullverbände laufen durch die Feuchtigkeit aus dem Gips ein und umschnüren den Arm.

Zur Erhöhung der Festigkeit kann man über die Lage feuchter oder elastischer Mullbinden sofort oder am nächsten Tag eine gut mit Wasser durchtränkte Stärkebinde locker wickeln. Über diese zieht man einen Schlauchverband, um die klebrige Oberfläche abzudecken, und um ein gefälliges Äußeres herzustellen. In besonderen Fällen ist es angebracht, die dorsale Gipsschiene mit Gipsbinden zirkulär anzuwikkeln. Dabei ist, wie oben gesagt, eine Behinderung der Beweglichkeit des Daumens, der Finger und des Ellenbogens zu vermeiden.

13.4.6. Dorsale oder volare Finger-Hand-Unterarmgipsschiene

Diese Schiene wird sehr häufig zur Ruhigstellung der Finger und Hand nach Verletzungen oder Operationen angelegt. Nachdem der eigentliche Wundverband aufgelegt ist, bringt man in jede Zwischenfingerfalte einen entfalteten Flachtupfer. Damit wird verhindert, daß es durch die Hautfeuchtigkeit zur Mazeration zwischen den Fingern kommt.

Spezielle Gipsverbände 165

Sind frühzeitige und häufige Verbandwechsel zu erwarten, so sollte die Schiene leicht abzunehmen und wiederzuverwenden sein. Dazu hat sich folgendes Verfahren bei der Herstellung der Schiene bewährt:
Man breitet 2 Papiertücher (z.B. Bonline, Fa. Johnson & Johnson) aus und legt in deren Mitte nebeneinander in Längsrichtung 2 Lagen Synthetikpolsterwatte in der Länge, wie sie der Gipsschiene entspricht (Abb. 13.26 b).

Eine 12fache Gipslonguette von 15 cm Breite wird ca. 10 cm länger als benötigt abgemessen. Die Longuette wird in Wasser getaucht, ausgedrückt und auf die Polsterwatte gelegt (Abb. 13.26b). Nun schlägt man das Papier um, man packt die Schiene regelrecht ein (Abb. 13.26c). Die gepolsterte Seite der Schiene legt man dorsal oder volar von unterhalb des Ellenbogengelenkes bis über die Fingerspitzen auf und modelliert sie gut an. Das überstehende Ende an den Fingerspitzen wird umgeschlagen, nachdem in Höhe der vorgesehenen Umschlagfalte eine nicht elastische, ausgerollte Mullbinde als Aufhängeband eingelegt wurde (Abb. 13.26d–e).– Die Schiene wird im Bereich des Handgelenks in der Breite etwas zusammengedrückt, so daß in der Mitte zwischen den beiden Längsseiten auf der Außenseite ein Grat entsteht, der die Stabilität der Schiene erhöht. Zum Abschluß wird die Schiene mit elastischen Binden an Unterarm und Hand angewickelt. Zum Verbandwechsel schneidet man die Mullbinden durch. Die gepolsterte, gut passende Schiene läßt sich wiederverwenden.

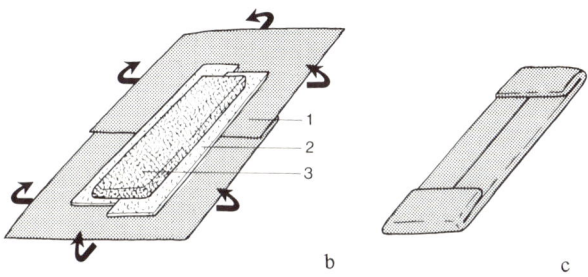

Abb. 13.26 b

b) In die Mitte von 2 ausgebreiteten Papiertüchern (1) (z.B. Bonline, Fa. Johnson & Johnson) werden in 2facher Schicht 2 Streifen Polsterwatte (2) nebeneinander gelegt
   Eine Gipslonguette (3), die ca. 10 cm länger als die Entfernung Fingerspitzen bis nahe Ellenbogen ist, wird auf die Polsterstreifen aufgelegt

c) Die Papier- und überstehenden Polsterränder werden umgeschlagen

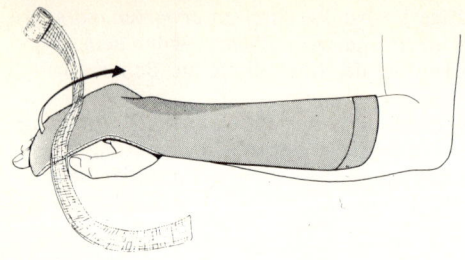

d) Die Longuette wird mit ihrer gepolsterten Seite auf den Unterarm aufgelegt und anmodelliert. Im Bereich des Handgelenks wird sie in der Breite gerafft, so daß auf der Außenseite ein Grat entsteht. In die vorgesehene Umschlagfalte des überstehenden Gipsendes legt man eine ausgerollte, nicht elastische Binde

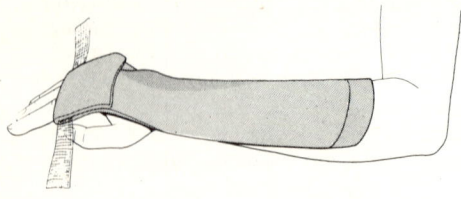

e) Das überstehende Ende des eingepackten Gipses wird über die aufgelegte Mullbinde umgeschlagen

Spezielle Gipsverbände 167

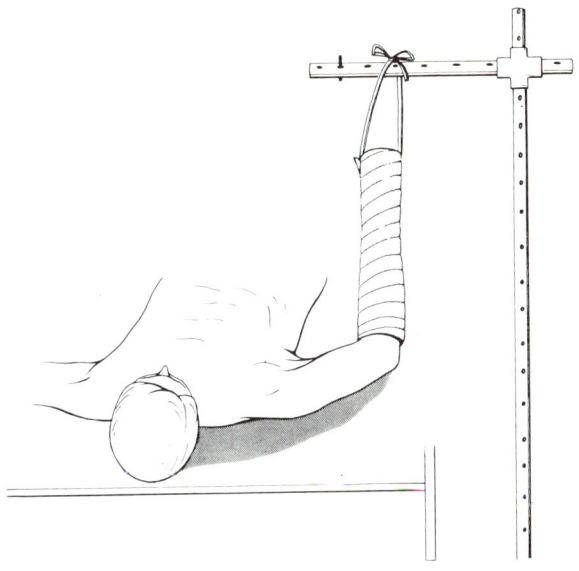

f) Die Aufhängung der Hand z.B. an einem Lochstabsystem erfolgt so, daß die Ellenbogenspitze auf der Unterlage nicht mehr aufliegt

13.4.7. Gipsverbände beim Bruch des Kahnbeines
13.4.7.1. Kahnbeingips

Zur Ausführung werden mindestens zwei Personen benötigt. Schlauchmullverband und Polster werden wie bei der **dorsalen Gipsschiene** angebracht. Die Longuette reicht von etwas unterhalb des Ellenbogens bis zu den Köpfchen der Mittelhandknochen. Kleine, *verlängernde Longuetten* werden dorsal bis zum Zeigefingermittelgelenk und bis zum Daumenendgelenk aufgelegt und ebenso wie die Hauptlonguette zirkulär mit Gipsbinden angewickelt und anmodelliert. Das Daumengrundglied wird in leichter Abspreizstellung (Abduktion) bei gleichzeitiger Neigung handtellerwärts (Opposition) fixiert (Abb. 13.27).

Abb. 13.27 Gipsverband beim Kahnbeinbruch. a) von unten und von der Seite her gesehen, b) von oben und der Seite her gesehen, c) Lage des gebrochenen Kahnbeines

Eine noch bessere Ruhigstellung der Kahnbeinfraktur läßt sich durch den gleichen Gips erzielen, wenn man ihn als Oberarmgips anlegt, d.h. also, sämtliche Vorbereitungen werden wie zum Oberarmgips getroffen, der als zirkulärer Gips ausgeführt wird. Zusätzlich werden der erste und zweite Finger in der oben geschilderten Form eingegipst.

13.4.7.2. Faustgipsverband

Hierbei handelt es sich um eine etwas andere Ausführung des Gipses zur Ruhigstellung einer Kahnbein-(Naviculare-)Fraktur.

Nach entsprechender Polsterung wird ein zirkulärer Oberarmgips in typischer Weise angelegt. Die dorsale Longuette reicht aber vom Oberarm bis zum Nagelbett der Finger, die in mittlerer Beugestellung aller Gelenke eingegipst werden. Dabei wird der Handrücken leicht nach oben gehalten (mittlere Dorsalflexion des Handgelenkes). Der Daumen wird im Grundgelenk leicht seitlich abgespreizt, das Endgelenk des Daumens ist in Mittelstellung gebeugt. In dieser Stellung wird der Daumen bis zur Endgliedmitte mit einer kleinen seitlichen Longuette und durch zirkuläre schmale Gipsbindentouren fixiert (Abb. 13.28).

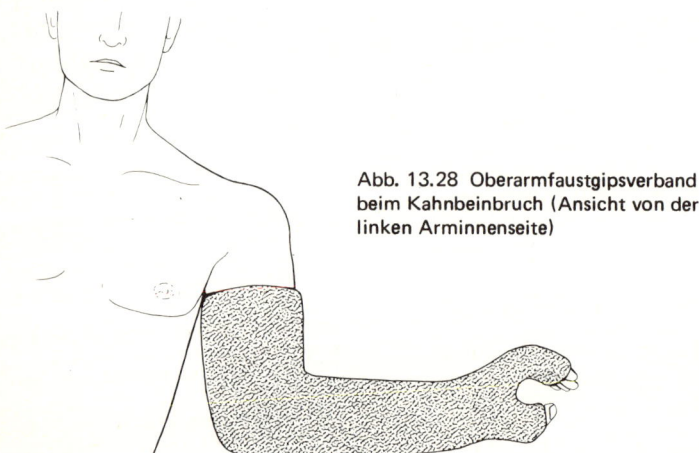

Abb. 13.28 Oberarmfaustgipsverband beim Kahnbeinbruch (Ansicht von der linken Arminnenseite)

13.4.8. Gipse bei Brüchen der Mittelhandknochen

Bei Brüchen im mittleren Schaftbereich des 2. bis 4. Mittelhandknochens wird eine dorsale Gipsschiene angelegt (s. dort) und im Bereich des Handrückens gut anmodelliert und fixiert.

Liegen Frakturen im Bereich des Köpfchens eines Mittelhandknochens vor, wird der zugehörige Finger in Beugestellung ruhiggestellt. Dazu verlängert man die dorsale Gipsschiene an entsprechender Stelle mit einer schmalen dorsalen Gipsschiene und legt gleichzeitig auch volar eine schmale Gipsschiene für diesen Finger bis zum körpernahen Handgelenk an. Beide Schienen wickelt man mit Gips- oder feuchten Stärke- oder Mullbinden an (Abb. 13.29).

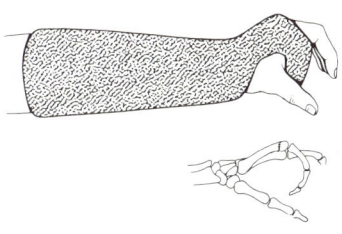

Abb. 13.29 Gips bei einer Fraktur im körperfernen Mittelhandknochenabschnitt

Brüche des 1. Mittelhandknochens erfordern eine dorsale Gipsschiene, die mit einer Verlängerung den Daumenballen und den Daumen bis zum Endglied umfaßt. Der Daumen steht in 1/2 Abspreiz- und Oppositionsstellung, das Endgelenk ist leicht gebeugt. Die dorsale Gipsschiene und ihre Verlängerung zum Daumen werden mit Gipsbinden zirkulär befestigt. Dabei ist vor allem auf eine gute Anmodellierung im Bereich des Daumenballens und des Köpfchens des 1. Mittelhandknochens zu achten (Abb. 13.30).

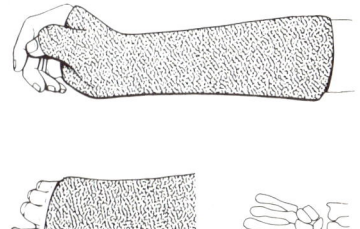

Abb. 13.30 Gips bei einer Fraktur des 1. Mittelhandknochens

Brüche des 5. Mittelhandknochens werden mit einer dorsalen Gipsschiene versorgt, die durch ein verlängerndes seitliches Gipsschienchen den 5. Finger bis zum Mittelgelenk und den Kleinfingerballen in den Gipsverband einbeziehen muß (Abb. 13.31).

170 Gipsverbande

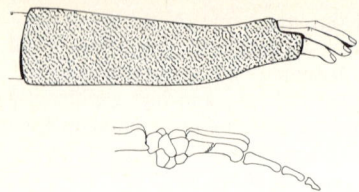

Abb. 13.31 Gips bei einer Fraktur des 5. Mittelhandknochens

13.4.9. Fingergipse

Fingerbrüche stellt man in mittlerer Beugung der Finger auf einer volaren (auf der Handtellerseite gelegenen) Gipsschiene, die am Finger mit schmaler Gips- oder Mullbinde angewickelt wird, ruhig. Diese Schiene reicht von den Fingerspitzen bis etwa zur Unterarmmitte (Abb. 13.32).

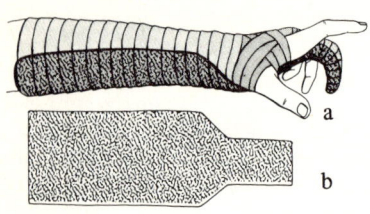

Abb. 13.32 Volare Fingergipsschiene mit Verlängerung zum Unterarm, Anwicklung mit schmaler Gips- oder Mullbinde

Mit einer anderen Technik kann man als Fortsetzung des zirkulären Fingergipses eine Gipsmanschette um das Handgelenk bilden (Abb. 13.33 u. 13.34). Zur Ausführung dieses Gipses sollten am besten zwei Personen zur Verfügung stehen.

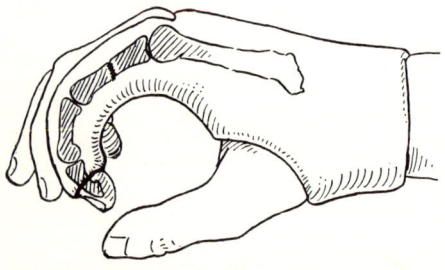

Abb. 13.33 Zirkulärer Fingergips mit Gipsmanschette um das Handgelenk (Abb. 13.33–13.35 aus: COMPERE, E.L., S.W. BANKS, Cl.L. COMPERE: Frakturenbehandlung. Thieme, Stuttgart 1966)

Spezielle Gipsverbände 171

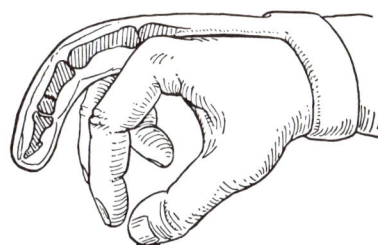

Abb. 13.34 Zirkulärer Fingergips mit Steg zu einem Handgelenksring aus Gips

Finger in Beugestellung ruhiggestellt

Ausrisse der Strecksehne an den Fingerendgliedern erfordern eine Ruhigstellung in maximaler Überstreckstellung des Fingerendgelenkes. Dabei sind Grund- und Mittelgelenk leicht gebeugt. In folgender Stellung wird der Fingergips zur Behandlung eines Strecksehnenausrisses angelegt:

Eine kleine, fingerlange Longuette wird von volar her mit einer schmalen Gipsbinde angewickelt. Am besten wird dabei der Finger im Bereich des Endgliedes bei noch weichem Gips auf eine harte Unterlage in Überstreckstellung solange aufgestützt, bis der Gips erhärtet ist (Abb. 13.35). Da ein solcher kleiner Gipsfingerling vom Patienten leicht abgenommen werden kann, sollte man die Longuette für den Finger länger, d.h. bis zum Handgelenk wählen und dort mit Mull- oder Gipsbinden fixieren (Abb. 13.36).

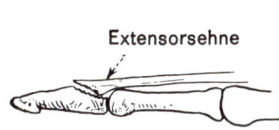
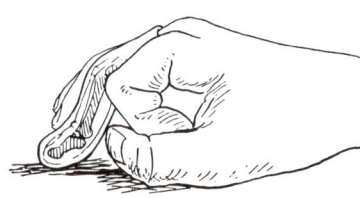

Abb. 13.35 Fingergips beim Strecksehnenausriß

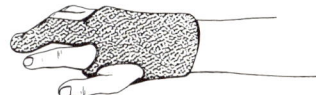

Abb. 13.36 Gips beim Strecksehnenausriß mit Handgelenksmanschette und Gipssteg durch den Handteller

Die Unbequemlichkeit dieses Gipses läßt sich umgehen, wenn man eine Plastikfingerschiene nach Stack verwendet, die zur Behandlung des Strecksehnenabrisses in verschiedenen Größen industriell gefertigt wird.

13.4.10. Becken-Bein-Gipsverband

Dieser Gips wird zur Ruhigstellung des Hüftgelenkes, des Oberschenkels und in Sonderfällen auch zur Ruhigstellung des Kniegelenkes angewandt. Um im Hüftgelenk Bewegungen völlig auszuschalten, muß der Gips nach oben bis über die untersten Rippen reichen. Das Bein einschließlich Fuß der kranken Seite wird in den Gips mit einbezogen. Im allgemeinen wird das gesunde Bein bis oberhalb des Kniegelenkes mit eingegipst (Abb. 13.37). Gelegentlich bleibt dieser Abschnitt jedoch frei, so daß der Beckengips auf der gesunden Seite schon oberhalb der Leistenbeuge endet (Abb. 13.38).

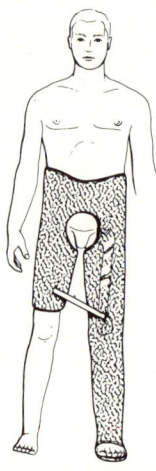
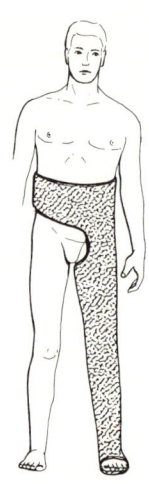

Abb. 13.37 Becken-Bein-Gipsverband unter Einbeziehung des gesunden Beines bis zum Kniegelenk. Schräge Verstrebung zur Erhöhung der Stabilität

Abb. 13.38 Becken-Bein-Gipsverband unter Aussparung des gesunden Beines

Zur Herstellung dieses schwierigen Gipsverbandes sind 3–4 Personen nötig. Der Patient liegt auf einem Gips-Extensionstisch oder auf einer feststehenden Trage, horizontal ausgestreckt, mit dem Oberkörper auf Kissen oder auf einer Bank. Das Gesäß ruht auf einem sogenann-

Spezielle Gipsverbände 173

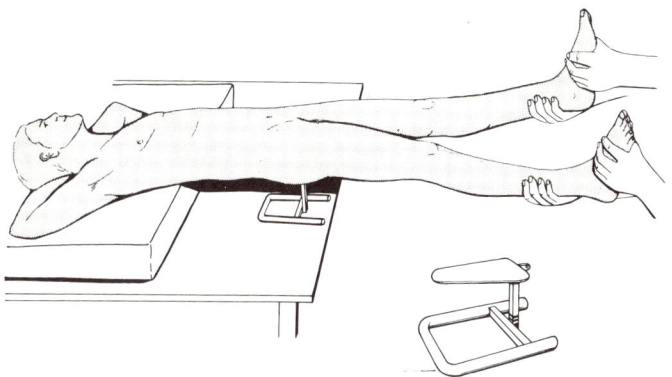

Abb. 13.39 Lagerung zur Anlage eines Becken-Bein-Gipses

ten Beckenbänkchen. Beide Beine werden in gleicher Höhe wie der Rumpf von zwei Helfern gehalten, symmetrisch um je 20° abgespreizt und im Knie leicht gebeugt. Die Füße sind dabei gering außenrotiert (Abb. 13.39).

Stehen nicht genügend Helfer zur Verfügung, um den Gips in einem Stück herzustellen, so wird er in 2—3 Abschnitten, die sich breit überlappen müssen, ausgeführt.

Die einzelnen Teile wären in diesem Fall: a) Rumpf bis Oberschenkelansatz, b) Oberschenkel bis Fußsohle und Zehenspitzen oder
a) Rumpf bis Oberschenkelansatz, b) Oberschenkel und Unterschenkel bis zu den Knöcheln, c) Knöchelgegend bis Fußsohle und Zehenspitzen.
Dabei muß darauf geachtet werden, daß die körperfernen Ränder der einzelnen Abschnitte nicht zu dick werden, sonst treten an diesen Übergängen schmerzhafte Druckstellen auf. Man sollte diese Ränder dünn halten und vor Beginn der nächsten Etappe weichkneten, damit ein fließender Übergang zwischen den einzelnen Stücken möglich wird.

Über die einzugipsenden Körperabschnitte wird ein Schlauchverband gezogen. Die Polsterung der untersten Rippenabschnitte, der Beckenkämme, der Darmbeinstachel, der Kreuzbeingegend, der darübergelegenen Dornfortsätze und des Sitzbeines, sowie der Leistenbeugen und des Oberschenkel-Damm-Überganges erfolgt mit dicker Lage geleimter Watte, mit abgesteppten Watte-Mull-Platten oder mit Filzstreifen. Das Bein polstert man wie beim Oberschenkelgips angegeben (s. dort). In die Magengegend wird ein dickes Zellstoff- oder Wattepaket gelegt, um später nach Entfernung desselben Platz für

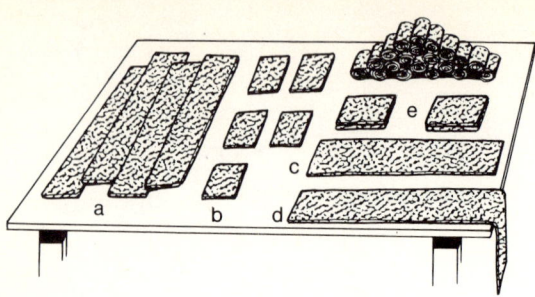

Abb. 13.40 Vorbereitete Longuetten für einen Becken-Bein-Gips (s. Text)

eine gute Magenfüllung zu schaffen. Die so vorbereiteten Körperabschnitte werden mit Papierbinden umwickelt.

Nach zwei verschiedenen Verfahren können Longuetten für den Rumpfteil des Beckengipses aufgebracht werden. Für das erste Verfahren werden folgende, 15 cm breite Longuetten bereitgestellt (Abb. 13.40), wobei die Longuettenbreite und -länge natürlich je nach Alter und Körpergröße wechseln. Die Maße sind für einen normal entwickelten Erwachsenen angegeben.

a) 4 je 1 m lange Gipslonguetten aus 8fachen Lagen (1–4 in den Abbildungen 13.41–13.44),

b) 5 je 25 cm lange Longuettestücke aus 8fachen Lagen (5 in Abb. 13.45),

c) 1 dorsale Longuette aus 8fachen Lagen für das gesunde Bein von der Hüfte bis oberhalb der Kniekehle (6 in Abb. 13.45),

d) 1 dorsale Longuette aus 12fachen Lagen für das kranke Bein einschließlich Fußsohle,

e) 2 kurze Longuetten aus 8fachen Lagen zur seitlichen Verstärkung des Kniegelenkes.

Zunächst wird eine zirkuläre dünne, etwa 3lagige Schicht aus 20 cm breiten Binden vom oberen Rand des geplanten Gipses (nahe Rippenbogen) bis zum Schambein, dann über die Schenkelbeuge zum Oberschenkel bis etwa handbreit oberhalb des Kniegelenkes gewickelt.

Spezielle Gipsverbände 175

1. Nun wird eine ca. 1 m lange Gipslonguette von der oberen Darmbeingegend der gesunden Seite über den Rücken und über den großen Rollhügel der kranken Seite zur Oberschenkelbeugeseite der kranken Seite spiralig gelegt (1 in Abb. 13.41).

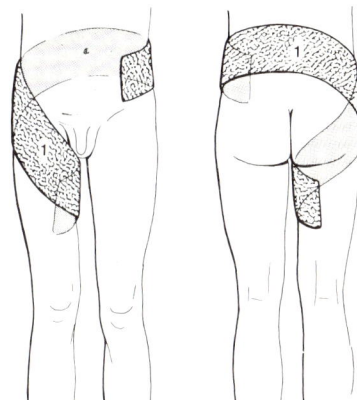

Abb. 13.41 Hintere spiralig angelegte Longuette (1) zum kranken rechten Bein für den Becken-Bein-Gips. Ansicht von vorn und hinten

2. Eine zweite 1 m lange Gipslonguette wird von der vorderen Darmbeingegend der gesunden Seite über den Bauch und über den großen Rollhügel der kranken Seite zur Oberschenkelstreckseite der kranken Seite ebenfalls spiralig gelegt (2 in Abb. 13.42). Hierdurch bilden diese beiden Longuetten in Schambeinhöhe einen festen Ring um das Becken.

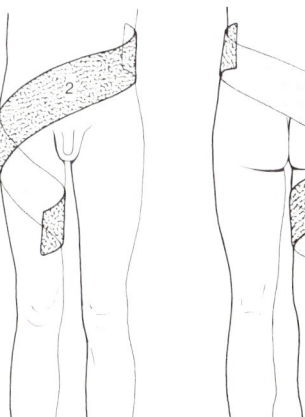

Abb. 13.42 Vordere spiralig angelegte Longuette (2) zum kranken rechten Bein für den Becken-Bein-Gipsverband. Ansicht von vorn und hinten

3. Die nächste Gipslonguette von ca. 1 m Länge wird von der oberen Darmbeingegend der kranken Seite über den Rücken spiralig zur anderen, gesunden Oberschenkelbeugeseite angelegt (3 in Abb. 13.43).

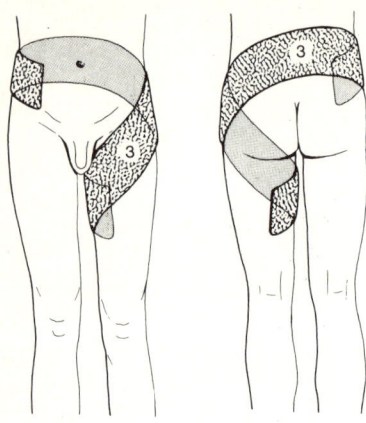

Abb. 13.43 Hintere spiralig gelegte Longuette (3) zum gesunden linken Bein für den Becken-Bein-Gipsverband. Ansicht von vorn und hinten

4. Die letzte, ca. 1 m lange Longuette verläuft spiralig von der oberen Darmbeingegend der kranken Seite über den Bauch zur anderen, gesunden Oberschenkelstreckseite (4 in Abb. 13.44).

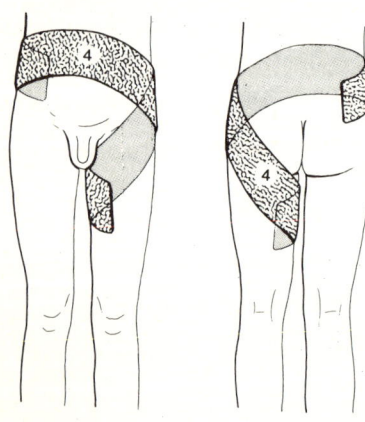

Abb. 13.44 Vordere spiralig gelegte Longuette (4) zum gesunden linken Bein. Ansicht von vorn und hinten

Diese Anwendung und dieser Verlauf der Gipslonguetten bei 3. und 4. gelten für den Fall, daß der zweite, gesunde Oberschenkel, wie meist üblich, mit eingegipst werden soll.

Alle diese Longuetten werden nun zunächst durch eine Schicht zirkulärer Gipsbindentouren bis zur Kniegegend fixiert.

Spezielle Gipsverbände

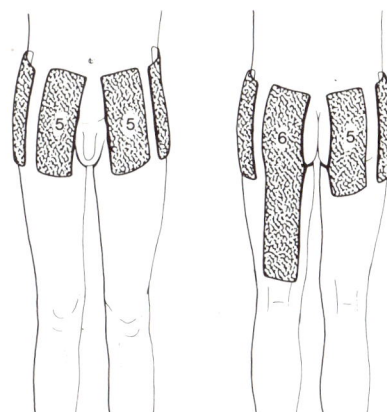

Abb. 13.45 Die kurzen Longuettenstücke (5) zur Verstärkung im Hüftbereich sowie dorsal zur Verstärkung bis zum gesunden Kniegelenk (6) beim Becken-Bein-Gipsverband. Ansicht von vorn und hinten

5. Zur Verstärkung der Hüftgegend auf der kranken Seite werden drei je 25 cm lange Longuettestücke (5) vorn, seitlich und hinten im Bereich der Hüfte aufgelegt und ebenfalls mit Gipsbinden angewickelt.

Am gesunden Oberschenkel werden vorn und seitlich ca. 25 cm lange Longuetten (5) im Bereich des Hüftgelenkes aufgelegt. Die dorsale Longuette (6) muß jedoch länger gewählt werden, sie reicht vom Gesäß bis kurz oberhalb der Kniekehle (Abb. 13.45). Zirkuläre Gipstouren fixieren und vollenden den Gips in diesem Abschnitt am gesunden Oberschenkel. Damit ist der erste Teil des Beckengipses abgeschlossen.

Das kranke Bein einschließlich Fuß bis zu den Zehen wird nun noch mit einer langen dorsalen Gipslonguette versehen, die mit Gipsbinden angewickelt wird (s. Oberschenkelgips). Zwei kürzere Longuettestücke können die Kniegegend an der Innen- und Außenseite verstärken.

Der Verband muß einwandfrei sitzen, damit während des meist sehr langen Krankenlagers für den Patienten nicht unerträgliche Druckpunkte entstehen. Deshalb müssen neben ausreichender Polsterung die folgenden Stellen gut anmodelliert werden:

1. das Gebiet ober- und unterhalb des Darmbeinkammes der gesunden Seite,
2. das Gebiet zwischen dem großen Rollhügel und dem Darmbeinkamm der kranken Seite,
3. das Schambein,
4. die Gegend der Sitzknochen (Abb. 13.46).

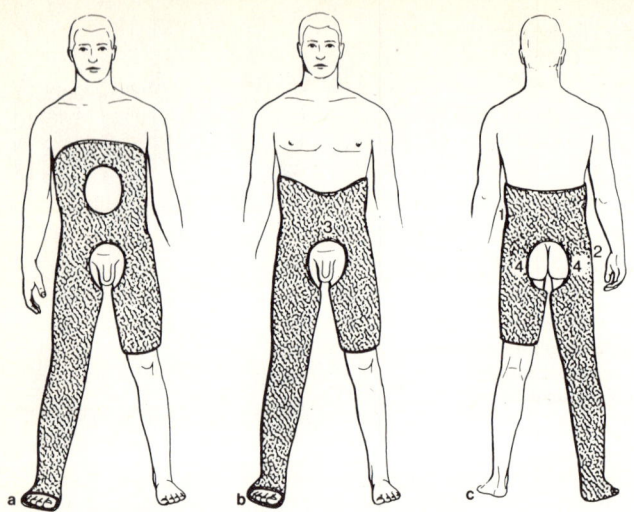

Abb. 13.46 Im Bauchbereich verschieden ausgeschnittene Becken-Bein-Gipse. Die Zahlen 1—4 geben die Bereiche an, die besonders gut anmodelliert werden müssen (s. Text)

Am feuchten Verband müssen bogenförmige Öffnungen für die Gesäßspalte in ganzer Länge und die Genitalien und eventuell für die Magengegend ausgeschnitten werden. Meist genügt es, das Wattepolster in der Magengegend zu entfernen. Reicht der Verband aus besonderen Gründen bis zu den Brustwarzen, sollte besser ein Magenfenster von ca. 25 cm Durchmesser herausgeschnitten werden (Abb. 13.46). Ist der gesunde Oberschenkel nicht mit eingegipst worden, so wird die gesunde Leistengegend bogenförmig ausgeschnitten (Abb. 13.38).

Zwischen beide Oberschenkel sollte schräg von der Vorderfläche des Oberschenkels der gesunden Seite bis etwa zur Kniescheibe der kranken Seite ein Metall- oder Holzstab eingegipst werden. Neben einer Erhöhung der Stabilität des Gipses läßt sich damit eine Vereinfachung der Pflege erzielen. Am Zwischenstück kann man den Patienten zum Töpfen oder Betten anheben (Abb. 13.37). Nach Möglichkeit sollte man nicht den gegipsten Fuß des Patienten zum Anheben benutzen, durch sehr große Hebelkraft bricht der Gips in der Leistengegend oder am Knie.

Eine weitere Möglichkeit, den Rumpfteil eines Beckenbeingipses herzustellen, ist folgende:

1. Eine 8fache Longuette wird am oberen Ende des geplanten Rumpfteiles wie ein Gürtel um den Rücken geführt. Die vorderen Enden laufen auf dem Bauch schräg abwärts oder werden wie ein Gürtel vorn zusammengeführt (Abb. 13.47).
2. Eine zweite gleiche Longuette wird am unteren Ende des Rumpfteiles etwa in Höhe des oberen Trochanter-major-Bereiches um das Becken gelegt (Abb. 13.47).

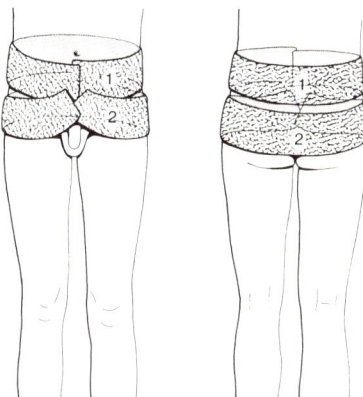

Abb. 13.47 Andere Ausführung eines Becken-Bein-Gipsverbandes. Ringförmige Longuetten im Bereich des Rumpfes (1 und 2). Ansicht von vorn und hinten

3. Auf jeder Seite wird eine Longuette von oberhalb des Gesäßes spiralig nach vorn über die Leistengegend zur Innenseite des Oberschenkels gelegt (Abb. 13.48).

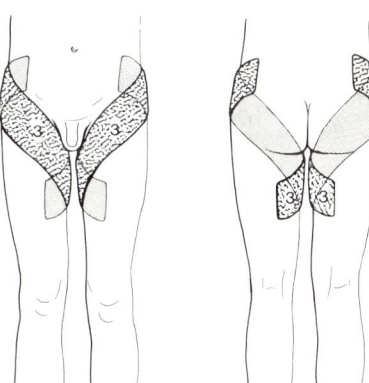

Abb. 13.48 Spiralige Anlage zweier langer Longuetten auf jeder Seite (3). Ansicht von vorn und hinten

4. Kurze, ca. 25–30 cm lange Longuettestücke verstärken den Gips auf jeder Seite in der Leistengegend, seitlich in der Trochantergegend und hinten. Die dorsale Longuette auf der gesunden Oberschenkelhinterfläche muß so lang sein, daß sie vom Gesäß bis kurz oberhalb der Kniekehle reicht (Abb. 13.49).

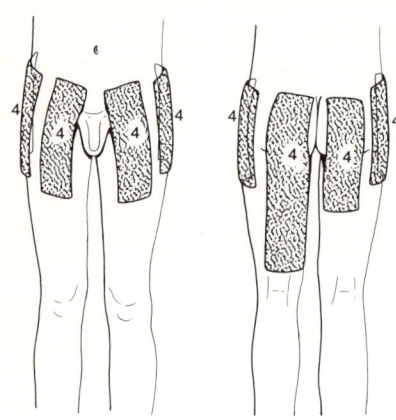

Abb. 13.49 Kurze Longuettenstücke zur Verstärkung der Hüftgegend, die Longuette am gesunden linken Bein reicht hinten bis zur Kniekehle. Ansicht von vorn und hinten

5. Das kranke Bein wird bis zu den Zehen mit einer L-förmigen Longuette fixiert.

Sämtliche Longuetten werden reichlich mit zirkulären Gipsbindentouren befestigt, anschließend wird der Gips wie oben beschrieben anmodelliert und ausgeschnitten.

13.4.11. Oberschenkelgips

Er wird unter anderen zur Ruhigstellung des Unterschenkels und Kniegelenkes angelegt. Zur Ausführung sind mindestens drei Personen nötig. Der Patient liegt auf dem Rücken. Sein Gesäß ruht auf einem straffen, dicken Kissen oder auf einer Beckenbank. Über das Bein wird von den Zehen bis zur Gesäßfalte ein Schlauchverband faltenlos gezogen. Der Hackenabschnitt, die Knöchel, das Kniegelenk und der Oberschenkel im Bereich des Gipsendes werden zirkulär mit Watte gepolstert, dann wird das gesamte Bein mit einer Papierbinde umwickelt. Der Fuß wird rechtwinklig, das Kniegelenk in geringer Beugestellung gehalten.

Eine dorsale Longuette aus 8- bis 10fachen Lagen wird von kurz unterhalb der Gesäßfalte bis zu den Zehenspitzen angelegt. Die Gipssohle überragt die Zehenkuppen um Fingerbreite. Die Longuette wird im Fersenbereich innen und außen eingeschnitten, um Druckstellen durch Wulstbildung zu vermeiden (Abb. 13.50). Danach wird sie mit zirkulären Gipsbindentouren angewickelt, die vorne ca. 4 cm unterhalb des Leistenbandes, seitlich über dem großen Rollhügel und hinten unter der Gesäßfalte verlaufen, und im Bereich der Fußsohle durch eine Kurzlonguette verstärkt. Knöchelgegend und Fußgewölbe werden gut anmodelliert (Abb. 13.51 a–d u. 13.52).

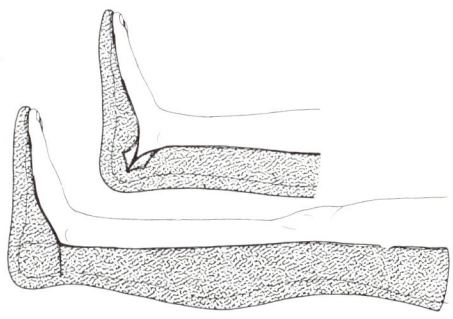

Abb. 13.50 Dorsale Oberschenkellonguette mit Ferseneinschnitt. Die eingeschnittenen Gipsecken werden faltenlos übereinander gelegt

Am oberen und zehennahen Ende des Gipses schlägt man den Schlauchverband um und glättet die Kanten. Auf der Fußoberseite bleiben die Zehen bis zur Zwischenzehenfalte frei, der Schlauchverband wird hier beim Umschlagen so weit zurückgezogen, daß die Zehen fußrückenwärts frei bewegt werden können. Die umgeschlagenen Schlauchverbandenden werden mit den letzten Gipsbindentouren fixiert.

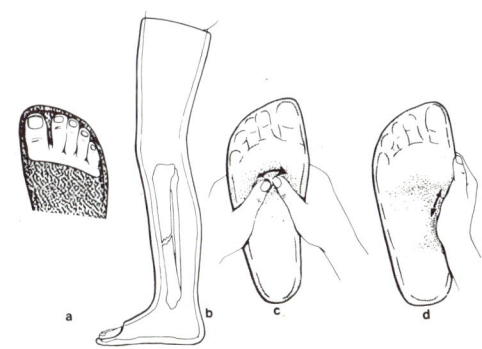

Abb. 13.51 Fertiger Oberschenkelliegegips. Anmodellieren der Fußsohle (s. Text)

13.4.12. Unterschenkelgips

Dieser Gips dient der Ruhigstellung der Knöchel und des Vorfußes. Zu seiner Ausführung werden mindestens zwei Personen benötigt.

Der Patient liegt auf dem Rücken, unter die Kniekehle stellt man quer das sogenannte Beckenbänkchen mit einem Polster, ein Helfer unterstützt den Unterschenkel mit der flachen Hand im Hackenbereich und bringt mit der anderen Hand den Fuß in rechtwinklige Stellung. Ein Schlauchverband wird von den Zehen bis zur Kniekehle übergestreift. Der Fußrücken nahe den Zehenfalten, die Ferse und der Unterschenkel nahe dem Kniegelenk (Wadenbeinköpfchen mit N. fibularis!) werden mit Watte gepolstert und der Unterschenkel einschließlich Fuß mit Papierbinden umwickelt.

Eine dorsale Longuette aus 12fachen Lagen überragt die Zehenkuppen und reicht bis unterhalb der Kniekehle. Die Beugefähigkeit des Kniegelenkes darf durch den Gips nicht beeinträchtigt werden. Im Bereich der inneren und äußeren Ferse wird die Longuette seitlich eingeschnitten (s. Oberschenkelgips). Die Fußsohle kann durch ein kurzes Longuettestück verstärkt werden. Von den Zehenfalten bis zum oberen Longuettenende wird nun mit Gipsbinden zirkulär gewickelt. Die zurückgeschlagenen Enden des Schlauchverbandes werden dabei mit fixiert. Das Fußgewölbe und die Knöchelgegend modelliert man gut aus (Abb. 13.52).

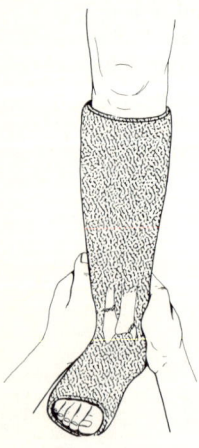

Abb. 13.52 Unterschenkelliegegips. Anmodellieren der Knöchelgegend

13.4.13. Gipsschuh

Der Gipsschuh wird für bestimmte Frakturen im Bereich des Fußes angelegt. Die Lagerung des Patienten, die Polsterung und die Stellung des Fußes erfolgen wie oben beim Unterschenkelgips dargestellt.

Spezielle Gipsverbände 183

Die Longuette wird hierbei so bemessen, daß sie dorsal etwas unterhalb der Unterschenkelmitte beginnt und die Zehen eben überragt (Abb. 13.53). Sie wird mit zirkulären Gipsbindentouren befestigt. Am oberen und unteren Gipsrand schlägt man den Schlauchverband um und glättet die Kanten des Gipsschuhs. Auch hier werden die Knöchel und vor allem die Fußsohle gut anmodelliert.

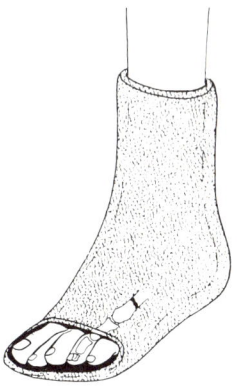

Abb. 13.53 Fertiger Gipsschuh oder Gipsstiefel

13.4.14. Gips beim Großzehengrundgliedbruch

Liegt eine Großzehengrundgliedfraktur vor, so wird zunächst nach entsprechender Vorbereitung eine Longuette wie für den Gipsschuh mit einigen Gipsbinden angewickelt. Dann legt man eine schmale Gipslonguette vom Fußrücken über die Großzehe, modelliert sie dort gut an und stellt den Gips durch zirkuläre Gipsbindentouren fertig (Abb. 13.54). Das Ausmodellieren der Fußsohle und Knöchelgegend darf nicht vergessen werden.

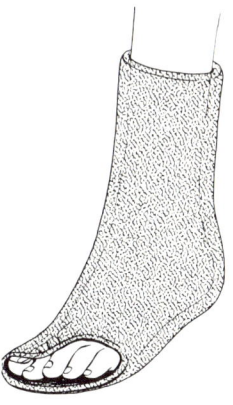

Abb. 13.54 Gipsschuh bei der Großzehengrundgliedfraktur

13.4.15. U-Schiene

Mit einer einfachen U-Schiene am Unterschenkel läßt sich das Fußgelenk fixieren. Sie erlaubt aber die aktive Übung der Dorsalflexion, welche in manchen Fällen erwünscht ist.

Lagerung des Patienten, Polsterung und Stellung des Fußes werden wie beim Unterschenkelgips vorgenommen.

Die 12- bis 16fache Longuette beginnt an der Innenseite des Unterschenkels dicht unterhalb des Kniegelenkes, sie läuft nach unten über den Knöchel, überquert die Fußsohle, steigt über den Außenknöchel und die Außenseite des Unterschenkels auf und endet auf gleicher Höhe wie der Anfang auf der Innenseite, d.h. unterhalb des Fibulaköpfchens (Abb. 13.55). Eine *zusätzliche Fußsohle* kann mit

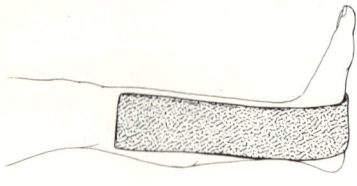

Abb. 13.55 Einfache U-Schiene

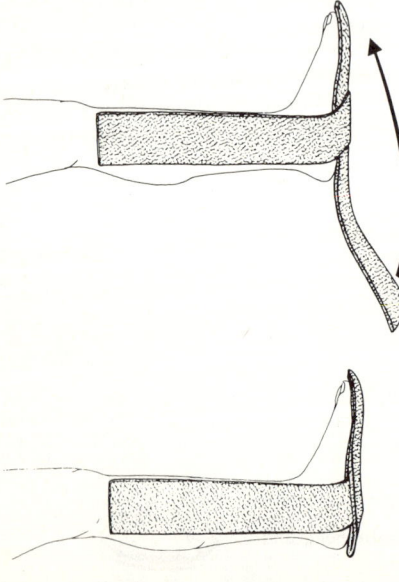

Abb. 13.56 U-Schiene mit Fußsohle. Anwicklung mit feuchten Mullbinden, elastischen Binden oder zirkulären Gipsbindentouren

einem kurzen Longuettestück hergestellt werden. Diese Art von Gipsschiene hat sich z.B. nach operativer Behandlung von Knöchelfrakturen bewährt, um frühzeitige aktive Bewegungen im Sprunggelenk nach dorsal zu ermöglichen (Abb. 13.56). Nachdem die Schiene gut anmodelliert worden ist, wird sie mit feuchten oder elastischen, zirkulär gewickelten Mullbinden befestigt. Die U-Schiene läßt sich durch zirkuläre Gipsbindentouren auch zum geschlossenen Gips ergänzen.

13.4.16. Gehgips

Oberschenkel-, Unterschenkel- und Fußgipse können durch einfache Maßnahmen in Gehgipse umgewandelt werden.

Unter die Fußsohle der Gipse werden in Verlängerung der Achse des Unterschenkels Gehabsätze oder Gehrollen (Abb. 13.57) ange-

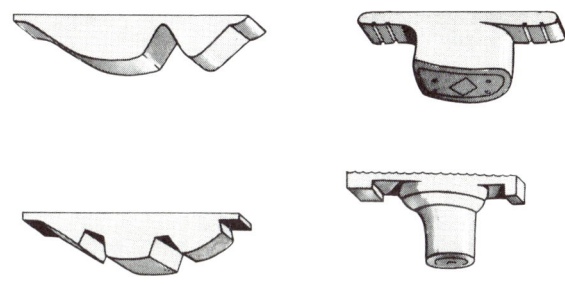

Abb. 13.57 Verschiedene Formen von Gehrollen und Gehabsätzen

bracht und die Hohlräume zwischen Gipssohle und Gehstollen oder Gehrollen mit Hilfe von Gipsbinden ausgefüllt. Einige zirkuläre Gipsbindentouren, die durch die Einkerbungen und über die vorderen und hinteren Nasen der Gehrollen oder Absätze geführt werden, befestigen diese Gehhilfen (Abb. 13.58a–e).

Man weise den Patienten darauf hin, daß er auf der gesunden Seite am besten einen gut sitzenden Schuh mit hoher Sohle und hohem Absatz tragen soll, um einen mühelosen Gang zu erreichen. Gegebenenfalls muß der Schuh an Sohle und Absatz entsprechend erhöht werden.

Eine einfache Plastiktüte oder eigens dafür hergestellte Überzüge schützen den Gehgips vor Nässe und die Zehen vor Kälte.

186 Gipsverbände

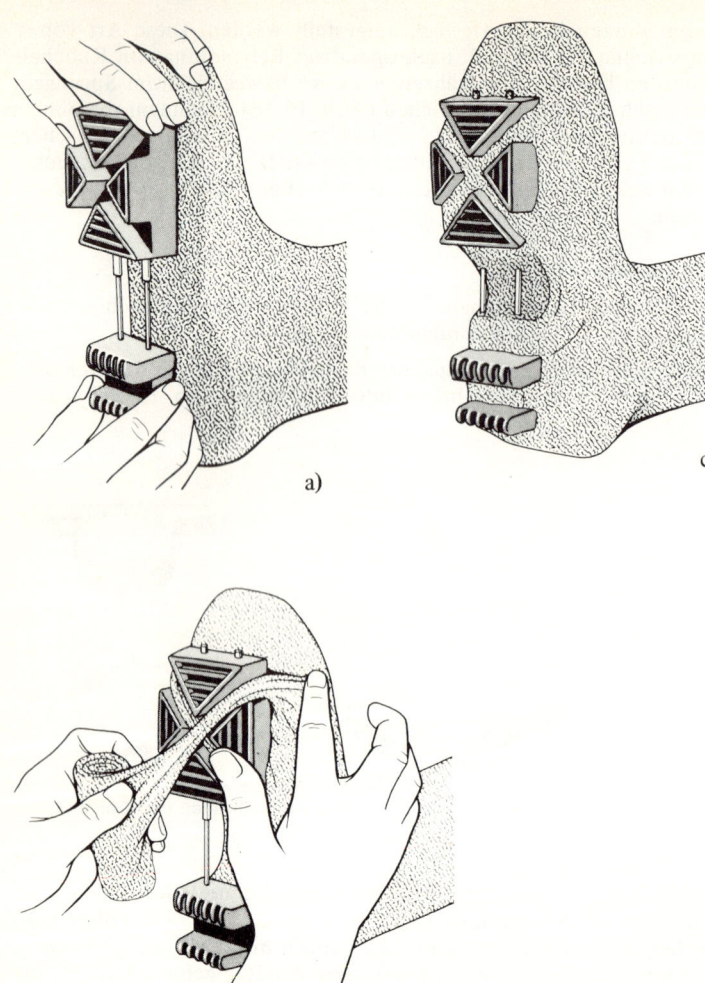

Abb. 13.58a—e Gehgipse mit Gehrollen bzw. Gehabsatz

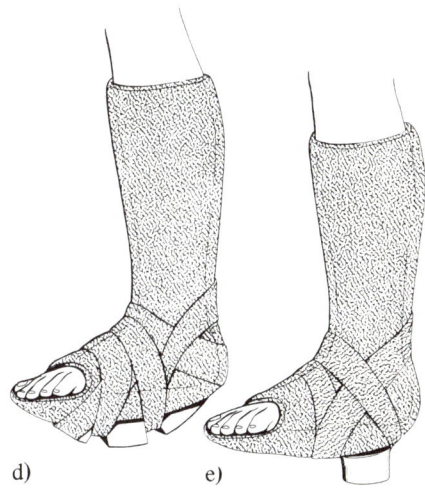

Abb. 13.58a—e Gehgipse mit Gehrollen bzw. Gehabsatz

13.4.17. Gipshülse

Sie wird am Bein angelegt, wenn es nicht unbedingt erforderlich ist, das Knie völlig ruhigzustellen. Die Gipshülse verhindert nämlich nicht, daß noch leichte Dreh- und Stauchungsbewegungen im Kniegelenk stattfinden können. Bei bestimmten Verletzungen oder Erkrankungen ist sie aber angenehmer als ein anderer Gips zu tragen.

Der Patient liegt auf dem Rücken, unter das Gesäß wird ein dickes Kissen oder eine Bank geschoben. Zur Herstellung einer Gipshülse sind drei Personen erforderlich. Ein Helfer hält das Bein am Fuß, ein zweiter unterstützt während des Gipsens das leicht gebeugte Knie (ca. 170—175°) mit der flachen Hand. Die dritte Person polstert und gipst.

Ein Schlauchverband schützt die Haut von der Leiste bis zum Fuß. Die Kniegegend wird mit Wattetouren gepolstert. Der obere Rand des Gipses unterhalb des Leistenbandes bzw. unterhalb der Gesäßfalte und der untere Rand dicht über der Knöchelgabel werden gut mit Watte, besser mit einem breiten Filz- oder feinporigen, relativ festen Schaumstoffstreifen zirkulär gepolstert. Der Gips verursacht bei mangelhafter Polsterung vor allem im Knöchelbereich sehr leicht schmerzhafte Scheuerstellen.

Der Gipsverband wird mit einer 10- bis 12fachen dorsalen Gipslonguette von unterhalb der Gesäßfalte bis zur Knöchelgabel begonnen und durch zirkuläre Gipsbindentouren, die durch kurze seitliche Longuetten in Kniehöhe verstärkt werden können, fertiggestellt. Die oben und unten umgeschlagenen Schlauchenden und Polsterränder werden mit einigen Gipsbindentouren fixiert. Die gesamte Hülse muß gut anmodelliert werden (Abb. 13.59). Häufig wird ein sogenanntes

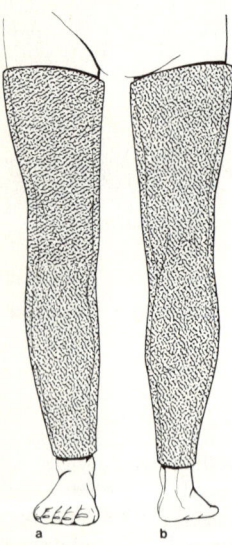

Abb. 13.59 Beingipshülse. Ansicht von vorn und hinten

Patellafenster ausgeschnitten, um Spannungsübungen des M. quadriceps (Patellaspiel) zu ermöglichen oder um einen rezidivierenden Erguß des Kniegelenkes durch Punktion oder um Wunden im Bereich der Patella behandeln zu können. Bei Ergußbildungen wird das Fenster mit Schaumgummikompressen ausgefüllt. Die Kompressen wickelt man mit elastischen Binden, die um den Gips geführt werden, fest an.

13.4.18. Knüppelgips

Ist bei bettlägerigen Patienten ein Oberschenkel- oder Unterschenkelliegegips angelegt worden, so fällt der Gips vor allem durch das Gewicht des Gipsfußes leicht zur Seite um. Eine Drehung nach innen oder außen ist aber in den meisten Fällen nicht erwünscht.

Diese Drehneigung läßt sich durch einen beiderseitigen Ausleger hinter der Hacke beseitigen. Quer zur Unterschenkelachse wird ein Holz-

oder Metallstab hinter der Ferse mit zirkulären und kreuzweise gelegten Gipsbindentouren fixiert (Abb. 13.60).

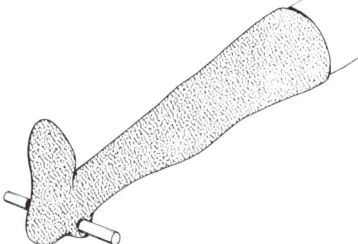

Abb. 13.60 Knüppelgips

13.4.19. Brückengipse

Bestehen an Extremitäten, die eingegipst werden müssen, offene Wunden, so werden Brückengipse hergestellt. Nach Anlegen der entsprechenden Gipsverbände zur Ruhigstellung der Extremitäten müssen unter Umständen große Fenster ausgeschnitten werden, so daß die Wunden einem täglichen Verbandwechsel zugängig sind. Die Wunden werden vor dem Gipsen frisch verbunden und anschließend markiert. Dazu legt man über die verbundenen Wunden Zellstoffkissen, Papprollen oder schmale kleine Pappschachteln, über die man die Gipsbinden wickelt. Nach dem Erhärten des Gipses wird die sich vorwölbende, erkenntlich gemachte Stelle ohne Mühe am richtigen Ort ausgeschnitten.

Durch diese großen Ausschnitte wird die Stabilität der Gipsverbände aber so sehr beeinträchtigt, daß die schmalen zurückbleibenden Stege brechen. Deshalb werden von vornherein Verstärkungen in den Bereich des Gipses eingelegt, der erhalten bleiben soll. Als Verstärkung eignen sich schmale Cramer- oder Aluminiumschienen, sowie sogenannte Schusterspäne (Furnierholzstreifen).

Über die Ausschnitte werden Brücken gelegt. Dazu nimmt man Cramer- oder Aluminiumschienen, die im Bogen über den Gipsausschnitt geführt werden. Zur zusätzlichen Verstärkung können diese Schienen noch mit Gipsbinden umwickelt werden (Abb. 13.61). Liegen zirkulär verlaufende offene Wunden im Bereich einer Extremität vor, die eine dauernde Beobachtung und gleichzeitig eine Gipsruhigstellung dieser Extremität (Frakturen, Osteomyelitis) erfordern, so kann man einen zirkulären proximalen und einen zirkulären distalen Gips durch mindestens drei Brücken miteinander verbinden.

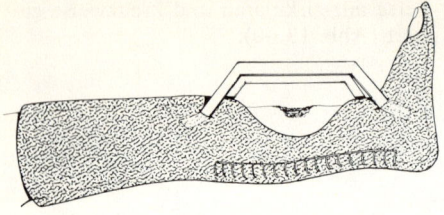

Abb. 13.61 Brückengips. An der Hinterfläche mit einer Cramer-Schiene verstärkt

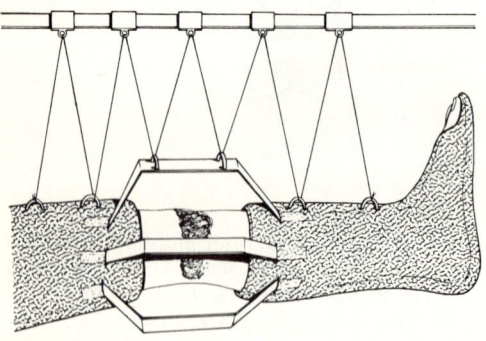

Abb. 13.62 Aufgehängter Brückengips, der einen zirkulären Abschnitt am Bein freiläßt. Er besteht aus einem oberen und einem unteren Gips, die durch Schienen verbunden sind

Im Bereich der Brücken und des Gipses können Ösen eingegipst werden, so daß die gesamte Extremität an einem besonderen Gestell schwebend aufgehängt werden kann (Abb. 13.62).

Die unangenehmen „Fensterödeme" bekämpft man durch Schaumgummikompressen, die in den gipsfreien Abschnitten aufgelegt und unter mäßigem Druck mit elastischen Binden angewickelt werden.

13.5. Gipsschalen

Für ganze Gliedmaßen oder Gliedmaßenabschnitte werden Gipsschalen hergestellt, um z.B. Fehlstellungen oder Kontrakturen zu vermeiden oder zu behandeln. Man benutzt sie in den Fällen, in denen ein zirkulärer Verband aus pflegerischen oder therapeutischen Gründen (Bewegungsübungen, Elektrisieren) ungeeignet ist.

Die Extremität wird mit einem Schlauchverband überzogen und mit einer Papierbinde umwickelt. Als Breite der Longuette soll der halbe

Gliedmaßenumfang gewählt werden. Die Longuette wird anmodelliert und mit Mullbinden fixiert. Nach dem Erhärten werden Schlauchverband und Mullbinden gespalten und die Schale abgenommen. Die überstehenden Partien der Mullbinden schneidet man ab. Die Schale wird gegebenenfalls verstärkt und an den Rändern mit mehreren Lagen Gipsbinden eingefaßt und innen und außen mit ca. zwei Lagen einer Gipsbinde belegt und geglättet (Abb. 13.63 u. 13.64). Eine Fuß-Bein-Schale wird in der Fersengegend mit einem Querstück aus Holz oder Metall versehen, um das Umkippen zu vermeiden (s. Knüppelgips).

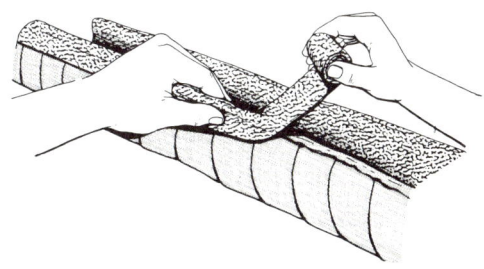

Abb. 13.63 Beinliegeschale. Die Kanten werden mit einer Gipsbinde geglättet

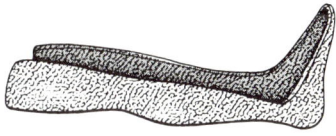

Abb. 13.64 Fertige, innen und außen sowie an den Rändern geglättete Beinliegeschale

13.6. Gipsbett

Nachdem der Rumpf mit einem Schlauchverband überzogen worden ist, legt sich der Patient bäuchlings auf eine harte Unterlage, Stirn und Brustkorb sind durch Kissen unterstützt (Abb. 13.65).

Die gesamte dorsale Rumpfpartie kann mit Watte oder einer Filzplatte gepolstert werden. Breitlonguetten aus 10- bis 12fachen Lagen

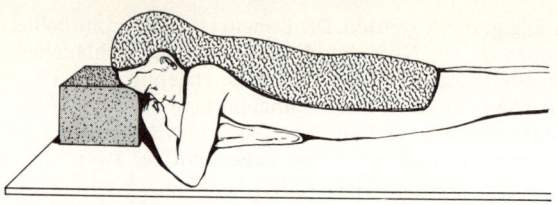

Abb. 13.65 Lagerung bei der Herstellung eines Gipsbettes

oder einfache Longuetten aus 12- bis 14fachen Lagen werden auf den Rücken aufgelegt und gut anmodelliert. Die einfachen Longuetten verstärkt man durch Gipsbinden, die zwischen den seitlichen Rändern hin und her abgerollt werden. Das Schema zeigt die Anordnung der Longuetten (Abb. 13.66)

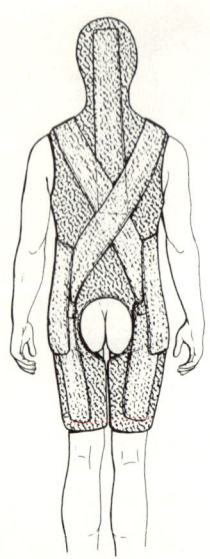

Abb. 13.66 Anordnung der Longuetten zur Verstärkung des Gipsbettes

Je nach Verwendungszweck kann eine Rumpfschale durch Schalenbildung für den Kopf, für die Oberschenkel oder für die Beine verlängert werden (Abb. 13.67). Schlauchunterzug, Polsterung und Longuetten mit Randverstärkung werden entsprechend angelegt. Nach dem Erhärten des Gipsbettes wird der Schlauchverband auf der Bauchseite gespalten und über die Ränder umgeschlagen. Die Hals-,

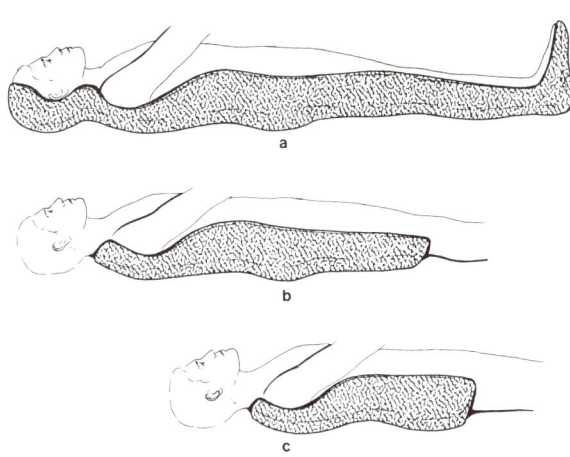

Abb. 13.67 Verschiedene Formen fertiger Gipsbetten

Schulter- und Dammpartien der Schale schneidet man aus und nimmt dann die Schale vom Patienten ab. Die Ränder werden nun mit Gipsbinden abgerundet und die Schalenflächen innen und außen mit Gipsbinden geglättet. Das Gipsbett muß einige Tage durchtrocknen, bevor der Patient hineingelegt werden kann.

13.7. Gipskorsett

Rumpfgipsverbände dieser Art erfordern eine vielgestaltige Anpassung an den Einzelfall, sie werden bei Erkrankungen oder Verletzungen der Wirbelsäule angelegt. Um das Korsett zweckentsprechend

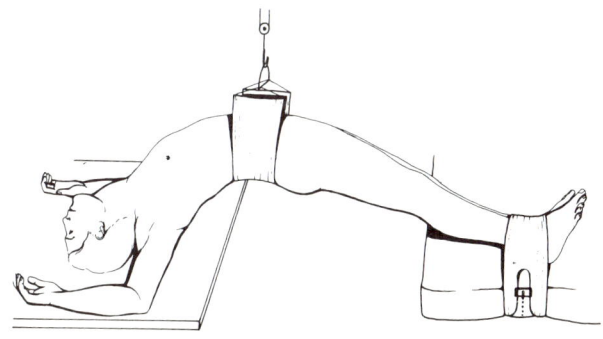

Abb. 13.68 Dorsaler Durchhang

herstellen zu können, ist es erforderlich, den Patienten durch eine Glisson-Schlinge beim Stehen zu unterstützen oder ihn im ventralen oder dorsalen Durchhang oder auch in bestimmten anderen Körperhaltungen nach Anweisung des Arztes in besonderen orthopädischen Extensionsrahmen zu lagern (Abb. 13.68 u. 13.69).

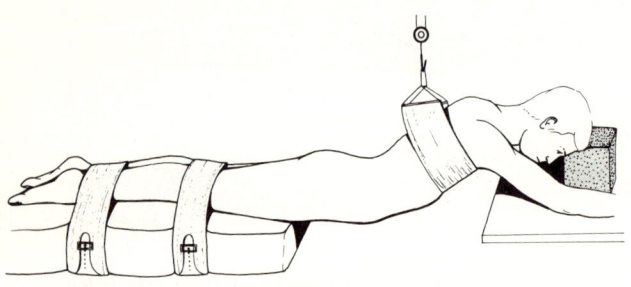

Abb. 13.69 Ventraler Durchhang

Spezielle orthopädische Rumpfgipsverbände zur Korrektur von Wirbelsäulen- oder Rumpfdeformitäten (redressierende Gipsverbände) werden hier nicht aufgeführt.

Zur Ausführung eines Gipskorsettes sind drei bis vier Personen notwendig.

Ein doppelter Schlauchverband wird ohne Falten vom Knie bis zur Achselhöhle übergestreift und in den Achseln etwas eingeschnitten. Die oberen Enden zieht man trägerartig von vorn und hinten über die Schulter. Die Haltegurte werden nun zwischen den beiden Schlauchverband-„Hemden" angelegt, vorübergehend mit eingegipst und später nach dem Abhärten des Gipses vorsichtig herausgezogen. Das Brustbein, die Symphyse, die Darmbeinkämme und die Dornfortsätze werden leicht gepolstert. In die Magengegend legt man ein dickes Wattepolster. Zunächst wird der Rumpf durch zirkuläre Gipsbindentouren umwickelt. Dann werden am oberen und unteren Rand des geplanten Korsettes ringsherum bogenförmig 6- bis 8fache Gipslonguetten (a) angelegt. Eine zirkuläre Longuette (b) in Höhe der Darmbeinkämme verstärkt den unteren Teil des Mieders (Abb. 13.70). In Längsrichtung (Abb. 13.71) werden Longuetten vorn über dem Brustbein (c) und beiderseits in der vorderen und hinteren Axillarlinie (c) und am Rücken eine Longuette über den Dornfortsätzen (c) oder zwei Longuetten gekreuzt (Abb. 13.72) aufgebracht.

Gipskorsett 195

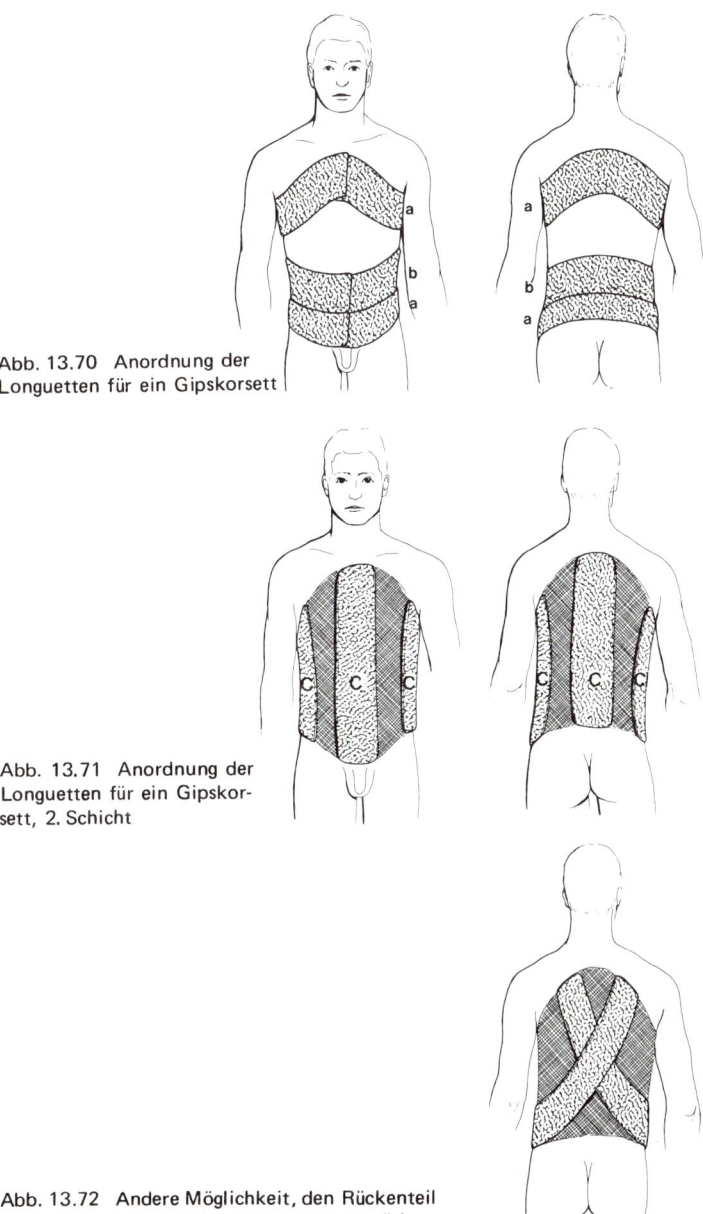

Abb. 13.70 Anordnung der Longuetten für ein Gipskorsett

Abb. 13.71 Anordnung der Longuetten für ein Gipskorsett, 2. Schicht

Abb. 13.72 Andere Möglichkeit, den Rückenteil des Gipskorsettes mit Longuetten zu verstärken

Zirkuläre Gipsbindentouren verbinden diese Schichten. Das Mieder wird vor allem in seinen unteren Abschnitten gut anmodelliert. Falls man beabsichtigt, später ein „Magenfenster" auszuschneiden, sollte die vordere Longuette in zwei schmaleren Teilen rechts und links vom Brustbein aufgelegt werden (Abb. 13.73).

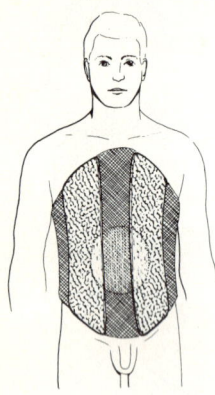

Abb. 13.73 Gipskorsett. Die punktierte Linie zeigt die Größe des auszuschneidenden „Magenfensters" an

Der Verband endet hinten oben zwischen den inneren Schulterblatträndern, hinten unten in Höhe des oberen Abschnittes der Gesäßfurche, seitlich oben handbreit unterhalb der Achselhöhle, seitlich unten in Höhe der großen Rollhügel, vorn oben in Höhe des oberen Brustbeinrandes und vorne unten am Schambein (Abb. 13.74). Das Korsett stützt sich hauptsächlich vorne am Brustbein, an der Symphyse und hinten im mittleren Abschnitt der Wirbelsäule ab.

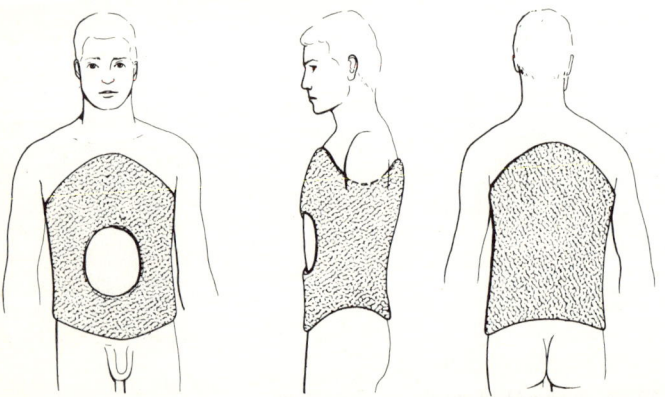

Abb. 13.74 Fertiges Gipskorsett von vorn, von der Seite und von hinten

Nach dem Abbinden des Gipses schneidet man die Achselhöhlen und Schenkelbeugen soweit aus, daß die Arme und Beine frei ohne Scheuerstellen bewegt werden können und der Patient bequem sitzen kann. Die überstehenden Teile des Schlauchverbandes werden umgeschlagen und mit einem dünnen Gipsschleier fixiert. Das Wattepolster in der Magengegend wird entfernt, gegebenenfalls ein Magenfenster von 25 cm Durchmesser ausgeschnitten.

Sind in der Vorderwand des Korsettes bei Frauen mit starken Brüsten große Löcher notwendig, so muß das Korsett mit beiderseitigen breiten Trägern aus Gipslonguetten über den Schultern verstärkt werden (Abb. 13.75).

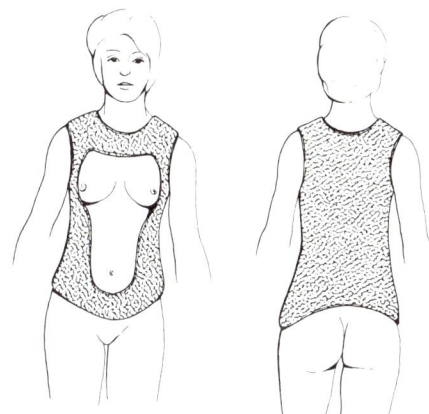

Abb. 13.75 Übersachselkorsett mit Ausschnitt für die Brüste

Ein Gipskorsett kann auch mit sogenannten Breitlonguetten in 8- bis 10facher Lage, die vorher entsprechend zugeschnitten wurden, in zwei Teilstücken oder als Ganzes hergestellt werden (Abb. 13.76).

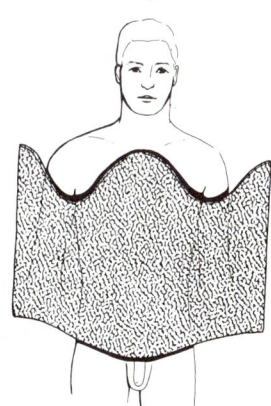

Abb. 13.76 Schnittmuster für ein Gipskorsett aus Breitlonguetten

14. Schienenverbände

E. Most

Für Schienen gelten folgende allgemeine Regeln:
1. Die benachbarten Gelenke müssen mit ruhiggestellt werden.
2. Das Anwickeln der Schiene beginnt am unverletzten Teil, nicht im Verletzungsbereich.
3. Die Schiene muß gepolstert sein.
4. Die angelegte Schiene darf keine Schmerzen verursachen, sondern muß durch Ruhigstellung schmerzlindernd wirken.

14.1. Vorbereitung der Schienen

Schienen können dem Körper nicht so formgerecht anmodelliert werden, wie dieses beim Gipsverband möglich ist. Die Ruhigstellung auf einer Schiene ist daher nicht optimal zu erreichen.

Die Schienenbreite muß dem Durchmesser der Gliedmaßen entsprechen. Bei zu breiten Schienen entstehen Hohlräume, die Bewegungsfreiheit geben; zu schmale geben nicht genügend Halt.

Die Schienen sind in der Regel aus Metall, sie müssen deshalb gepolstert werden. Diese Polsterung soll überall gleichmäßig stark aufliegen. Das Polster darf nicht so dünn sein, daß bei Belastung die Drahtschiene durchgedrückt wird. Vorzugsweise verwendet man hier synthetische Polsterwatte oder Schaumstoff. Für Cramer-Schienen empfiehlt sich z.B. ein Schaumstoffpolster von 1,5 cm Dicke.

Wird Watte als Polstermaterial verwendet, so soll hierfür die „Polsterwatte" genommen werden. Sie ist nicht entfettet und saugt daher sehr wenig Feuchtigkeit auf, so daß die Polsterwirkung nicht beeinträchtigt wird. Die Verbandwatte sieht vielleicht besser aus, ist aber als Polstermaterial denkbar ungeeignet. Sie ist entfettet, saugt sehr leicht Feuchtigkeit auf und hält diese auch noch längere Zeit im Material fest. Ist die Feuchtigkeit endlich aufgetrocknet, so ist auch die Watte zusammengeklebt und zeigt kaum noch Polsterwirkung. Die Patienten klagen dann gegebenenfalls über eine drückende Schiene, der Fehler kann aber durchaus in der falschen Polsterung liegen. Zellstoff ist überhaupt kein Polstermaterial für Schienen. Er zeigt nur geringe Polsterwirkung, dafür um so bessere Saugfähigkeit, so daß Feuchtigkeit sehr schnell aufgesogen wird, die nur langsam wieder abgegeben werden kann. Aber dabei verliert der Zellstoff dann noch die minimale Polstereigenschaft, denn aufgetrockneter Zellstoff wird hart.

Sehr sorgfältig müssen die Schienenenden abgepolstert werden, da eine hier ungenügende Polsterung besonders im körpernahen Bereich zu erheblichen Druckschmerzen führen kann. Verwendet man Schaumstoff als Polster, so wird dieses stets so zugeschnitten, daß es am oberen und unteren Schienenende umgeschlagen werden kann (Abb. 14.1). An beiden Längsseiten soll es gut überstehen, d.h. das

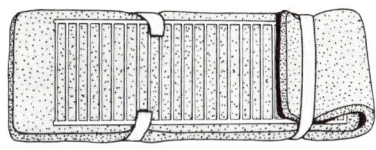

Abb. 14.1

Polster muß auch noch bei Belastung die Seitenkanten gut überdekken. Schaum*stoff*polster können lediglich mit Verbandpflasterstreifen auf den Schienen befestigt werden, da das Material physiologisch einwandfrei ist. Bei Schaum*gummi*polsterung muß die Schiene entweder einen doppelten Schlauchverbandüberzug erhalten, oder sie wird mit Binden umwickelt. Schaumgummi (Latex) soll nicht direkt mit der Haut in Kontakt kommen.

Verwendet man Polsterwatte, so muß sie auf jeden Fall zunächst auf der Schiene sicher angewickelt werden. Am einfachsten ist dies auch wieder mit einem doppelten Schlauchverbandüberzug möglich (Abb. 14.2). Der doppelte Überzug ist der einfachere Arbeitsgang, da man

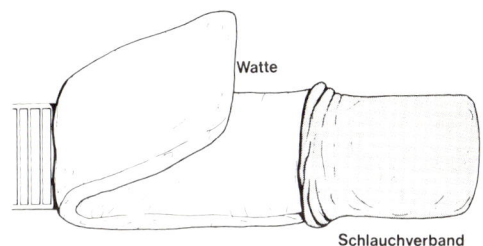

Abb. 14.2   Schlauchverband

an einem Schienenende durch eine Drehung des Schlauchverbandes das Ende sauber verschließt und am anderen Ende entweder den Schlauchverband umschlagen und mit Pflaster befestigen kann, oder durch Einschneiden zwei Zipfel erhält, einen Knoten schlägt und die Enden zur Öse verknotet, so daß man die fertigen Schienen aufhängen kann.

Die Polsterung der Beinschienen kann mit den Einmalpolstern maßgerecht vorgenommen werden. Die Einmalpolster wurden auf S. 47 ff. besprochen. Die Volkmann-Schiene kann auch mit Polsterwatte belegt und dann mit Binden umwickelt werden. Hierbei ist aber zu beachten, daß die Binden so gleichmäßig und locker liegen müssen, daß die Mulde dieser Schiene erhalten bleibt. Auch mit Schlauchverband kann die Schiene überzogen werden. Man schließt den Schlauchverbandanfang mit einem Bändchen und bezieht dann unter Spannung die Schiene; zwei Schichten genügen. Zu beachten ist, daß man das T-Stück am Fußende vorher abziehen muß. Ist der Überzug fertig, trennt man vorsichtig den Schlauchverband an der Einschubstelle für das T-Stück auf und befestigt dieses wieder mit der Schraube.

Stehen für die Braunsche Schiene keine Einmalpolster zur Verfügung, so wird die Schiene gleichmäßig mit Cambric- oder Mullbinden umwickelt, die so locker angelegt werden müssen, daß das Bein in einer flachen Mulde liegen kann. Es ist darauf zu achten, daß die Binden wirklich gleichmäßig angewickelt werden, es dürfen sich auf keinen Fall irgendwo Stränge bilden, auch nicht bei längerer Belastung.

Die Volkmann- und die Braunschen Schienen sind erst fachgerecht gepolstert bzw. vorbereitet, wenn auch drei lose Zusatzpolster je Schiene bereitliegen. Diese Polster werden im Fersenbereich, unter der Kniekehle und am proximalen Schienenende benötigt. Man kann sie aus Polsterwatte oder Schaumstoff selbst herstellen, sie werden, wenn irgend möglich, mit Schlauchverband überzogen. Die Zusatzpolster müssen in unterschiedlichen Formaten vorrätig sein, da die Größe der Patienten zu berücksichtigen und ein Einheitsmaß nicht verwendbar ist.

Sobald die Anordnung erfolgt, daß die Schienenlagerung nicht mehr erforderlich ist, wird das ganze Polster von der Schiene entfernt, auch dann, wenn es makroskopisch „sauber" aussieht. Eine benutzte Schiene ist immer als infiziert zu betrachten. Die Schiene wird deshalb fachgerecht desinfiziert oder sterilisiert und erst dann mit neuem Polstermaterial versehen.

14.2. Fingerschienenverband

Für den Fingerschienenverband kann man entweder das gepolsterte Aluminiumband, fertige Fingerschienen (z.B. nach Böhler oder Kienle) oder schmale Cramer-Schienen verwenden. In der Regel wird die Schiene so lang sein, daß das Handgelenk mit ruhiggestellt werden kann. Wird das Handgelenk von der Schiene umfaßt (wie z.B. von der Böhler-Schiene), so muß auch die Polsterung im Bereich des Handgelenkes sorgfältig ausgeführt werden.

Die Finger sollen normalerweise nicht in Streckstellung geschient werden, da hierdurch eventuell später die Funktionsfähigkeit beeinträchtigt wird. Die Schiene wird deshalb so zurechtgebogen, daß die Hand in Mittelstellung aller Gelenke liegen kann. Um dem Patienten unnötige Schmerzen zu ersparen, wird die richtige Figur der Schiene an der gesunden Hand anprobiert. Liegt eine offene Wunde oder Operationsnaht vor, so wird das Wundgebiet zunächst mit einer sterilen Kompresse abgedeckt, die fachgerecht befestigt werden muß. Erst dann wird die Schiene mit Mull- oder elastischen Fixierbinden angewickelt.

14.3. Armschienenverbände

Muß eine Unter- oder Oberarmschiene angelegt werden, so wird stets die Hand in diesen Verband mit einbezogen. In der Regel nimmt man den Daumen nicht mit in den Verband hinein, die Finger sollen ebenfalls nicht fest angewickelt werden. Der Bindenverband wird deshalb im Handbereich nur bis zur Höhe der Fingergrundgelenke ausgeführt. Ob die Finger über das Schienenende hinausragen sollen oder nicht, richtet sich nach der Anordnung des Arztes. Dürfen die Finger frei bleiben, wird die Schiene bis zur Mittelhand angewickelt. Das Schienenende muß sehr gut gepolstert werden; die Finger sollen leichte Greifübungen um das Schienenende ausführen können.

Die Länge der Schiene wird am gesunden Arm abgemessen. Für die Handlagerung muß die Schiene in diesem Bereich so angebogen werden, daß die Hand in leichter Mittelstellung aller Gelenke (leichte Dorsalflexion im Handgelenk, mittlere Beugestellung aller Fingergelenke) angewickelt werden kann. Die Länge einer Unterarmschiene muß grundsätzlich bis zum Ellenbogenhöcker bemessen werden.

Eine Oberarmschiene soll bis zur Achselhöhle reichen. Im Bereich des Ellenbogens wird sie im rechten Winkel umgebogen (Abb. 14.3a). Die Schiene kann mit Mull-, elastischen Fixier- oder elastischen Binden angewickelt werden.

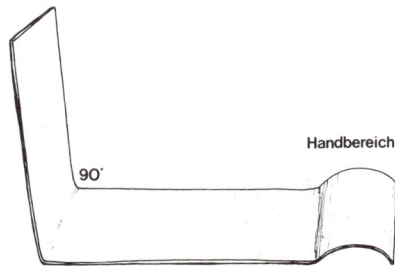

Abb. 14.3a

14.3.1. Infusionsschutzschiene

Liegt in der Ellenbogenvene eine Injektionsnadel oder Plastikkanüle zur Infusion, muß durch eine Schiene die Beugemöglichkeit im Ellenbogengelenk aufgehoben werden. Dazu hat die Firma Sterimed, Saarbrücken, eine sinnreiche Schiene in den Handel gebracht:

In einem bestimmten Abstand laufen zwei Metallschienen parallel zueinander, die an ihren Enden durch ein Plastikband oder einen Gurt quer verbunden sind. Die Schiene wird bei gestrecktem Ellenbogengelenk derart am Arm angelegt, daß die beiden Gurte auf der Innenfläche des Armes und die beiden Schienen an der inneren und äußeren Seite des Ellenbogengelenkes liegen. Ein Klettenband wird in Höhe der Ellenbogenspitze hinten herum von einer zur anderen Schiene geführt (Abb. 14.3 b). Die Beugung wird dadurch unmöglich gemacht, die Kanüle kann nicht mehr durch Bewegungen im Ellenbogengelenk aus der Vene herausrutschen.

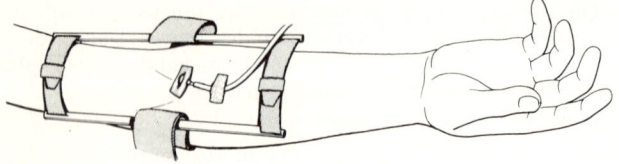

Abb. 14.3 b Infusionsschutzschiene

14.3.2. Abduktionsschiene

Liegen Verletzungen im Bereich des Oberarmkopfes vor, so wird evtl. eine Abduktionsschiene benötigt, mit der man auch eine Ruhigstellung des Schultergelenkes erreicht. Diese Schienen kann man notfalls aus breiten Cramer-Schienen selbst herstellen. Außer dem benötigten Schienenmaterial und stabilem (aber biegsamen) Draht sollte man ein paar gute Zangen zum Anbiegen der Drahtschlingen besitzen. Bei der Herstellung der Schienen ist zu bedenken, daß man linke und rechte Abduktionsschienen benötigt. Die Herstellung ist einfach: Aus einer langen Cramer-Schiene wird ein rechtwinkliges Dreieck gebogen, dessen Seite a der Länge Achsel-Ellenbogen, Seite b der Länge Achsel-Darmbeinkamm entspricht. Die Seite c muß so lang sein, daß sie noch wieder zur Seite b mindestens handbreit umgebogen werden kann, damit die beiden Enden mit stabilem Draht fest verbunden werden können (Abb. 14.4). Am Übergang der Seite a zur Seite c wird rechtwinklig eine Cramer-Schiene (d) befestigt, die so lang sein muß, daß der Unterarm gut darauf gelagert werden kann. Zur Stabilisierung dieser freitragenden Schiene wird eine Schiene (e) als Strebe, wie die Abb. 14.5 zeigt, angearbeitet. Zur Abstützung am Brustkorb wird am unteren Teil von b eine Schiene (f) quer befestigt, die so gebogen werden muß, daß sie sich dem Körper gut anlegen läßt. Da die Schiene gut gepolstert werden muß, ist zu bedenken, daß die Drahtschienen nicht zu reichliche Längen haben dürfen, da man dann Gefahr laufen wird, daß der Unterarm nicht mehr auf der Schiene (d) gelagert werden kann. Die Abduktionsschiene wird mit elastischen Binden angewickelt. Der Arm soll nicht streng rechtwinklig liegen, sondern möglichst nur einen Abspreizwinkel von 70° aufweisen; die richtige Stellung wird vom Arzt bestimmt.

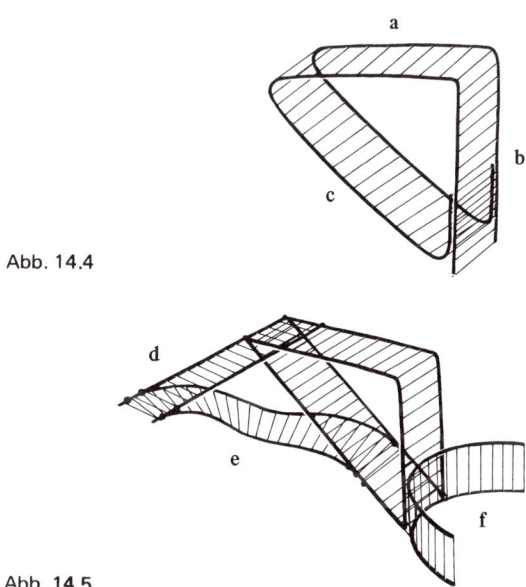

Abb. 14.4

Abb. 14.5

14.4. Schienenverbände am Bein

Nur in Notfällen lagert man ein verletztes Bein auf einer Cramer-Schiene, in allen anderen Fällen verwendet man die typischen Beinschienen, z.B. nach Volkmann, Braun, Böhler, Schultze u.a. Im Abschnitt „Vorbereitungen der Schienen" ist bereits darauf hingewiesen worden, daß ein Bein auf den Metallschienen erst richtig gelagert ist, wenn drei Zusatzpolster mit verwendet sind. Ein Polster soll so im Fersenbereich liegen, daß der Achillessehnenansatz am hinteren Höcker des Calcaneus mit vom Zusatzpolster gestützt wird (Abb. 14.6). Das zweite Polster liegt unter der Kniekehle, es muß so viel Masse haben, daß das Kniegelenk flach angewinkelt werden kann. Ein durchgestrecktes Kniegelenk schmerzt nach kurzer Zeit. Das dritte Polster

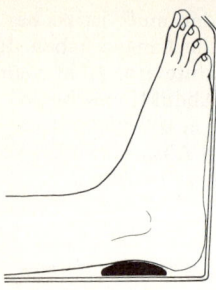

Abb. 14.6

soll, wie bereits an anderer Stelle erwähnt wurde, am proximalen Schienenende liegen, um den Übergang von der Schiene zur Matratze zu ebnen.

Befindet sich am Bein eine offene Wunde, so wird diese wie üblich mit sterilen Kompressen abgedeckt, die zunächst mit einer Mullbinde oder mit Verbandpflaster befestigt werden. Das Bein wird dann auf die Schiene gelegt und mit elastischen Binden angewickelt.

14.4.1. Lagerung auf Volkmann-Schienen

Das Bein liegt in Streckstellung auf der Schiene, nur das Knie wird durch ein Zusatzpolster angehoben. Die Schiene darf nicht zu lang sein, denn der Fuß soll Halt an der Fußplatte finden. Die Ferse liegt in der Aussparung und das 2. Zusatzpolster wird − wie bereits beschrieben − in der Höhe des Achillessehnenansatzes auf der Schiene deponiert.

Durch seitlich der Schiene angelegte Sandsäcke kann man die Lage der Schiene stabilisieren.

14.4.2. Lagerung auf Braunschen Schienen

Das Bein liegt in halbgebeugter Stellung auf der Schiene, da der Schienenteil für den Oberschenkel im Winkel von 45° ansteigt. Für die Kniekehle ist ein Zusatzpolster erforderlich, es liegt auf dem geraden Teil der Schiene, und zwar am Übergang von der schrägen zur geraden Achse (s. auch Abb. 3.12). Das 2. Zusatzpolster liegt, wie oben beschrieben wurde, in der Höhe des Achillessehnenansatzes. Der Fußrahmen kann mit Mull- oder elastischen Binden (mit kurzem Zug) bespannt werden und dadurch dem Fuß eine Anlegefläche geben. − Ursprünglich war der Rahmen allerdings für die Befestigung des Vorfußes vorgesehen, dem man zu diesem Zweck einen Trikotschlauch aufklebte und diesen dann am Quereisen befestigte. − Heute könnte man gegebenenfalls einen Schlauchfußverband anlegen und mit einer Verlängerung des Verbandes den Fuß am Gestänge befestigen.

Die Größe der Schiene richtet sich nach der Länge des Beines. Die Kniekehle soll im allgemeinen (es gibt nur wenige Ausnahmen) in Höhe des Überganges von der schrägen zur geraden Ebene liegen. Die Auflagefläche für den Unterschenkel soll so lang sein, daß der Fuß am bespannten Rahmengestell Halt findet, bzw. mit einem Schlauchverband am Rahmen befestigt werden kann, ohne dabei in „Spitzfußstellung" zu geraten.

Die Braunsche Schiene muß im Bett immer auf einem Brett stehen, weil sie anderenfalls umkippen würde. Durch Auflage von Sandsäkken auf den unteren, nicht bespannten Eisenrahmenteil kann man die Position dieser Schiene zusätzlich stabilisieren.

14.4.3. Lagerung auf Schaumgummi- oder Schaumstoffschienen

Aus diesem Material gibt es Beinlagerungsschienen vom Typ der Braunschen wie auch vom Typ der Volkmann-Schienen. Die Schienen werden mit Schlauchverbandmaterial oder maßgerechten Überzügen bezogen. Die Zusatzpolster werden angebracht wie oben beschrieben. Da die Schienen etwas hochgezogene Seitenteile haben, liegt das Bein in einer tiefen Mulde und findet dadurch Halt. – Möglicherweise muß eine Schaumgummi- bzw. Schaumstoffschiene auf einen Stabilisierungsrahmen gelegt werden, damit sie die gewünschte Stellung beibehält; eine weiche Matratze ist nur ein instabiles Widerlager.

14.5. Notschienung mit Plastikschnellbandagen

In der Ersten Hilfe ist es oft nicht möglich, einen fachgerechten Schienenverband anzulegen, denn in den seltensten Fällen sind die erforderlichen Schienen greifbar. Gut bewährt haben sich bei Notschienungen die aufblasbaren Schnellbandagen. Hier handelt es sich um Plastikhüllen, die in verschiedenen Größen (Hand, Arm, angewinkelter Arm, Unterschenkel, ganzes Bein) geliefert werden können. Je nach Fabrikat sind die Verschlüsse dieser Schnellbandagen und die Bandagen selbst unterschiedlich. Z.Z. gibt es Bandagen, die geknöpft werden müssen, ferner solche, die mit einem Reißverschluß zu schließen sind und solche mit ganz schnellen Klettenverschlüssen, die sich auch dann noch schließen lassen, wenn die Klettenstreifen nicht ganz exakt aufeinanderliegen. Alle Verschlüsse sind für Röntgenstrahlen durchlässig.

Die Schnellbandagen werden erst um die verletzten Extremitäten gelegt, verschlossen und dann aufgeblasen. Dazu wird jede Bandage mit einem Ventil ausgestattet, das entweder durch Drehung nach rechts oder links, oder durch eine Verformung des Verschlusses mittels Fingerdruckes geöffnet wird. Durch einen kleinen Schlauch oder durch ein herausragendes Ventil kann man dann die Bandage gleichmäßig aufblasen. Ist die Bandage in Längsrichtung nicht durch Stege unterbrochen, so ist beim Aufblasen darauf zu achten, daß die Plastikhülle nicht zu prall gefüllt wird, da man möglicherweise dann eine Blutleere heraufbeschwört. Andererseits kann man jedoch auch mit diesen Plastikbandagen bei stärkeren Blutungen einen Druckverband herstellen. Die Ventile dieser Bandagen sind stets so konstruiert, daß die Luft während des Transportes nicht entweichen kann. Es empfiehlt sich aber, die genaue Bedienungsanweisung rechtzeitig und nicht erst im Notfall durchzulesen, da die Typen nicht genormt und deshalb unterschiedlich in der Handhabung sind (Abb. 14.7 u. 14.8); Warenname: *First Aid-Schnellbandage* (20).

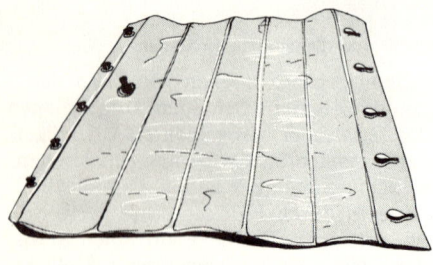

Abb. 14.7 Plastik-Schnellbandage vor dem Anlegen

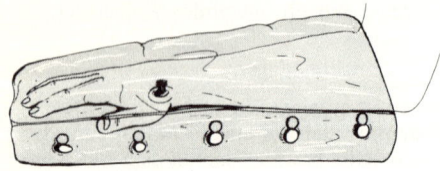

Abb. 14.8 Plastik-Schnellbandage geschlossen und gefüllt

14.6. Luftgefüllte Plastikbandagen als Schutzkissen

Kurze, gekammerte Plastikbandagen lassen sich vielfältig als Schutzpolster verwenden, so z.B. am Fußgelenk, wenn die Gefahr besteht, daß sich an der Ferse ein Dekubitus bildet oder eine Verletzung im Bereich der Wade druckfrei gelagert werden soll.

Die Schutzkissen bestehen aus drei miteinander verbundenen Kammern, nur *ein* Ventil ist zum Aufblasen erforderlich. Das Plastikmaterial ist hautfreundlich und für Röntgenstrahlen durchlässig. Geschlossen werden die Bandagen entweder durch Kletten- oder Reißverschlüsse. Besteht bei sehr dünnen Extremitäten die Gefahr, daß das Schutzkissen verrutscht, so kann man dies durch Einlegen von Mull oder Schaumstoff verhindern. Das Schutzkissen ist unter dem Namen *Fersenkissen* (16) erhältlich.

15. Vorbereitungen zur Anwendung von Bewegungsschienen

N. Kaiser

Um eine frühzeitige funktionelle Behandlung im Bereich der unteren Extremitäten nach Frakturen oder anderen Verletzungen vornehmen zu können, sind verschiedene Bewegungsschienen entwickelt worden: Frankfurter Bewegungsschiene nach Dr. Bimler (1).

Diese Geräte dienen der schwerelosen, aktiven und passiven Bewegungsbehandlung des Beines.

Im folgenden wird der Aufbau einer über dem Bett schwebenden Frankfurter Bewegungsschiene gezeigt (Abb. 15.1).

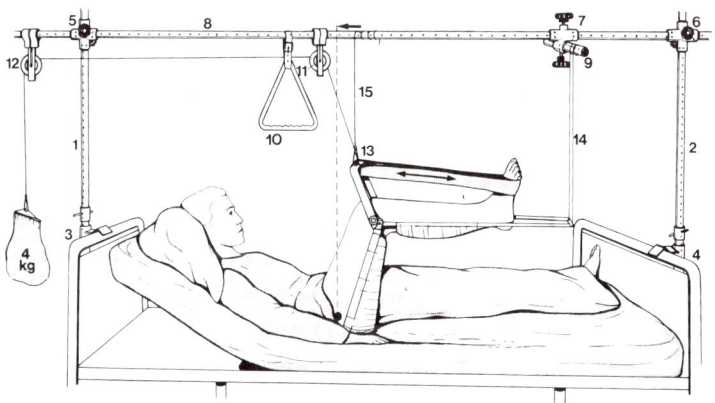

Abb. 15.1 Gesamtansicht einer aufgebauten Frankfurter Bewegungsschiene (Abb. 15.1–15.3 Skizzen nach Vorlagen von Dr. Bimler, Wiesbaden)

Mit Hilfe von Lochstabgeräten verschiedener Länge und Zubehör wird ein Gestell über dem Bett des Kranken aufgebaut.

Im einzelnen werden benötigt:

1. Zwei Einspannstäbe 1 und 2 von je 140 cm Länge. Diese werden nicht in der Mitte der Bettbügel 3 und 4, sondern handbreit davon in Richtung auf das verletzte Bein hin angeschraubt.

2. Zwei Kreuzhülsen 5 und 6 werden wie in den Abbildungen ersichtlich aufgesteckt und fixiert.

3. Ein langer Lochstab 8 von ca. 220 cm Länge, auf dem die Kreuzhülse 7 in Richtung Fußende befestigt wurde, verbindet über die Kreuzhülsen 5 und 6 die beiden Einspannstäbe am Kopf- und Fußende des Bettes.

4. Ein Lochstab von 60 cm Länge wird als Querstab 9 in die Kreuzhülse 7 gesteckt und befestigt.
5. An dem Lochstab 8 wird ein Handgriff 10 befestigt, der das Selbstaufrichten des Kranken erleichtert.

In dieses Gestell wird nun die Frankfurter Bewegungsschiene nach folgender Anweisung eingehängt:

6. Die vordere Rolle 11 dicht oberhalb des Hüftgelenkes (s. gestrichelte Linie) und nicht über dem Knie anbringen.
7. Hintere Rolle 12 soweit am Ende des langen Lochstabes 8 befestigen, daß die Gewichte oder der mit Sand gefüllte Balance-Plastiksack nicht am Bettbügel reiben.
8. Karabinerhaken des Zugseils in das Mittelloch 13 des Kniebügels einhängen.
9. Zugseil in die Rollen 11 und 12 einhängen.
10. Aufhängeseil 14 am Fußende der Bewegungsschiene mit Hilfe zweier Stifte senkrecht am 60 cm langen Querstab 9 befestigen. Das untere Schienenende soll dabei dicht über dem Bettbügel 4 schweben (Abb. 15.2).

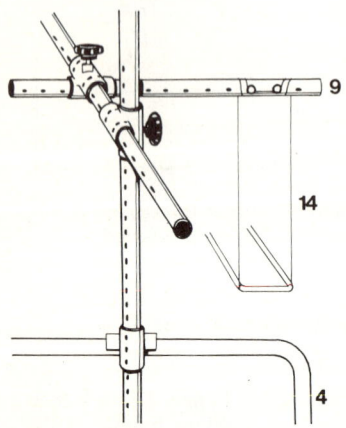

Abb. 15.2 Aufhängung und Höhe des Fußendes der Bewegungsschiene (s. Text)

11. Gummigurt zur Fußgymnastik am Kniebügel seitlich einhaken und nur wenig spannen, da sonst das Bein aus der Schiene gezogen wird.
12. Um ein Hochschnellen der leeren Schiene zu vermeiden, werden die Balancegewichte am Kopfende des Bettes am besten abgenommen. Man kann aber auch am Bügel des Gewichtes ein zwei-

tes kurzes Seil befestigen, dessen freies Ende mit einem S-Haken versehen ist. Dieses Seilstück führt man über den langen Lochstab 8 und hängt den S-Haken in beliebiger Höhe in die Löcher

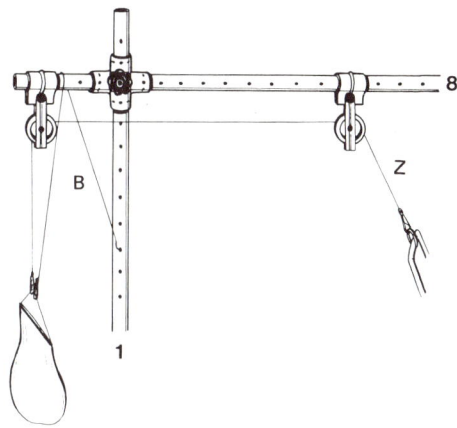

Abb. 15.3 Anordnung des Zugseils (Z) von der Schiene zum Balancegewicht und Anordnung des Bremsseils (B) vom Balancegewicht zum Einspannstab

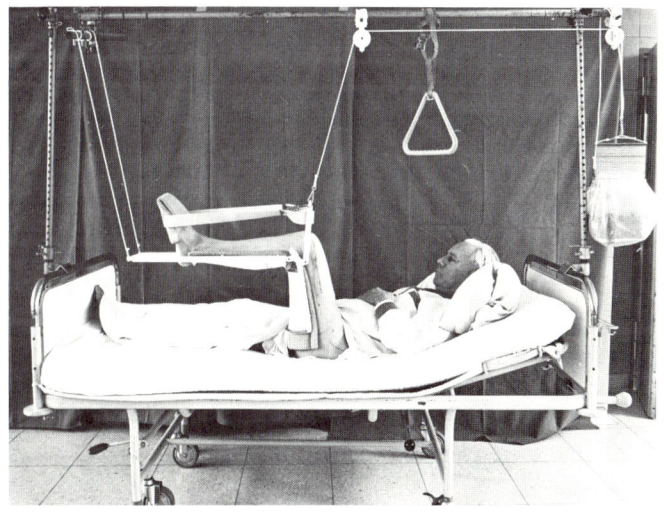

Abb. 15.4 Gesamtansicht der Frankfurter Bewegungsschiene mit übendem Patienten in Beugestellung des Beines (Abb. 15.4 u. 15.5 Fotos von Dr. Bimler, Wiesbaden)

210 Vorbereitungen zur Anwendung von Bewegungsschienen

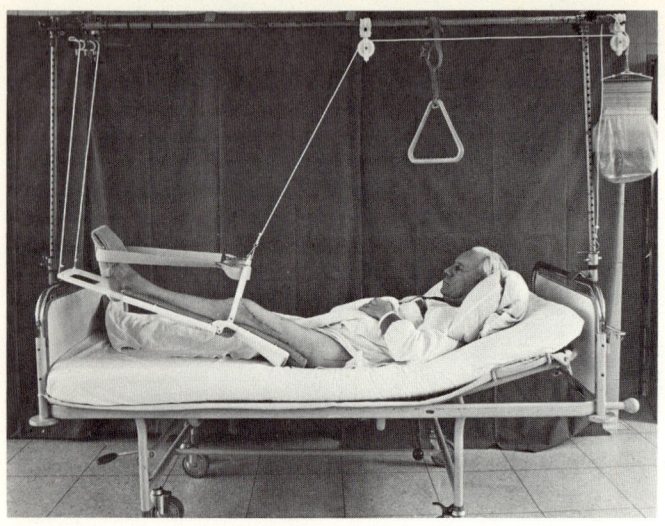

Abb. 15.5 Gesamtansicht der Frankfurter Bewegungsschiene mit übendem Patienten in Streckstellung des Beines

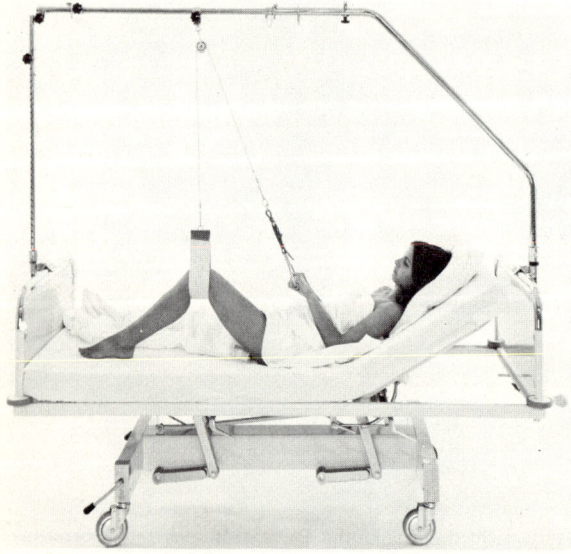

Abb. 15.6 Einfache Vorrichtung zur unterstützten Bewegung des Knie- und Hüftgelenkes (Foto der Fa. Braun und Pfau-Wanfried, Melsungen)

des Einspannstabes 1. Damit wird das Balancegewicht aufgefangen und das Hochschnellen der leeren Schiene verhindert (Abb. 15.3).
13. Während der Ruhe wird der Kniebügel am Arretierungsseil 15 eingehakt. Damit bleibt die Stellung des Kniegelenkes je nach Länge des Seiles fixiert (Abb. 15.1).

Die Abbildungen 15.4 und 15.5 zeigen die fertig montierte Schiene in verschiedenen Stellungen. Das Arretierungsseil 15 ist hier nicht angebracht.

Eine sehr einfache, aber wirksame Vorrichtung zur unterstützten Bewegung des Knie- und Hüftgelenkes zeigt die Abb. 15.6. Durch variablen Zug am Griff kann der Patient seine aktiven Bewegungsübungen selbst mehr oder weniger unterstützen.

16. Zug- oder Streckverbände
N. Kaiser

Zugverbände oder -vorrichtungen verfolgen mehrere Zwecke:

1. Sie können zur Entlastung von Wunden dienen, wenn der Muskelzug den Wundrand zum Klaffen bringen würde. So übt man z.B. mit diesem Verband einen Zug an der Weichteilumhüllung des Gliedmaßenstumpfes zur Entspannung der Amputationswunde aus.
2. Kurzzeitige Extensionen benötigt man bei Einrichtung von Knochenbrüchen, die sich anschließend durch Gipsverbände oder operativ fixieren lassen.
3. Durch einen Dauerzug können Brüche langsam eingerichtet (reponiert) werden. Man wendet Dauerzug z.B. bei bestimmten Formen von Oberschenkelschaftbrüchen oder bei Schenkelhalsfrakturen an, die infolge kräftigen Muskelzugs zu starker Verschiebung neigen.

   Bestimmte Formen offener, nicht operativ zu behandelnder Brüche, die gleichzeitig eine Hautpflege verlangen, oder Knochenbrüche bei Patienten in so schlechtem Allgemeinzustand, daß man ihnen die Anlage eines größeren Gipsverbandes oder eine Operation nicht zumuten kann, erfordern ebenfalls einen Dauerzug an den verletzten Extremitäten. Durch Dauerzug behandelt man auch Kontrakturen der Gelenke oder Einklemmungen der Nervenwurzeln in den Zwischenwirbelkanälen.
4. Der zusätzliche Dauerzug ist außerdem für diejenigen Knochenbrüche bestimmt, die durch einen Gipsverband allein nicht gehalten werden können. Dazu gehören u.a. Trümmerfrakturen, die ohne Dauerzug auch nach guter Reposition meist nicht in dieser Stellung verbleiben, sondern sich bald wieder verschieben.

In den meisten Fällen dient das Körpergewicht des Patienten als Gegenzug. Um das Gegengewicht zu erhöhen, kann man bei Beinextensionen zusätzlich das Bett am Fußende, bei seitlich gerichteten Armextensionen die Längsseite des Bettes auf 20–30 cm hohe Klötze setzen. Damit verhindert man auch, daß der Patient langsam aus dem Bett gezogen wird (Abb. 16.1). Die unteren Extremitäten, an denen gezogen wird, werden auf einer Braunschen oder Böhlerschen Schiene gelagert.

Auf die richtige Zugbelastung ist besonders zu achten, zu weit auseinandergezogene Bruchenden heilen nicht (Pseudarthrose). Der Zug darf auch zeitlich nicht zu lange angewandt werden. Die Gewichte werden außerhalb des Bettes angebracht und wirken über Seile und Rollen auf die Extensionsvorrichtungen. Über die einzelnen Gewichte und Zeiten für eine Extensionsbehandlung verschiedener Frakturen bei Erwachsenen gibt die nachfolgende Tab. 16.1 Auskunft:

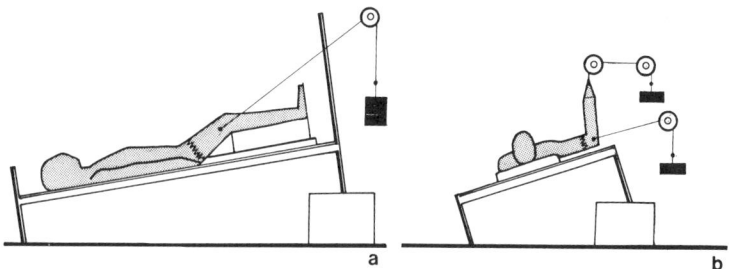

Abb. 16.1 Verstärkung des Gegenzuges bei Extensionsvorrichtung durch entsprechende Erhöhung des Bettes

Tabelle 16.1 Extensionsbehandlung von Frakturen bei Erwachsenen

	Gewicht	Dauer
Hüftpfannenbruch	9–11 kg	12 Wochen
Schenkelhalsfraktur	5 kg–1/7 des Körpergewichtes	8–12 Wochen
Oberschenkelschaftfraktur	1/7 des Körpergewichtes	8–10 Wochen
Unterschenkelschaftfraktur	2–4 kg	4– 6 Wochen
Oberarmschaftfraktur	2–3 kg	4 Wochen

16.1. Heftpflasterextension

Sie wird vor allem zur Behandlung kindlicher Extremitätenfrakturen angewandt. Bei Erwachsenen reichen die Zugkräfte, die sich durch eine Plasterextension übertragen lassen, nur in seltenen Fällen aus, um Frakturen zu reponieren. Bei Anwendung größerer Zugkräfte entstehen Hautblasen oder sogar Hautnekrosen.

Am Arm oder Bein werden Heftpflasterstreifen in Form eines U geklebt, wobei die Pflasterenden möglichst weit körperwärts vom Knochenbruch angebracht werden. Damit das Pflaster auf der Haut besser hält, empfiehlt es sich, vorher die Haut mit Äther zu reinigen und nach dem Kleben des Pflasters eine elastische Binde oder elastische Pflasterbinde zusätzlich serpentinenartig über das geklebte Pflaster anzuwickeln. Am körperfernsten Teil des U, d.h. im Umschlagbereich einer losen Schlinge des Pflasterstreifens, wird ein Holzbrettchen eingebracht, dessen Mitte gelocht ist. Das Brettchen soll bei Extension am Bein mindestens so breit wie der Knöchelabstand, bei Extension am Oberarm mindestens so breit wie die Oberarmknorren

214 Zug- oder Streckverbände

des Patienten sein. Durch das Pflaster wird an gleicher Stelle wie im Brettchen ebenfalls ein Loch gebohrt und dort eine Schnur durchgezogen. Die Schnur wird an der Innenseite des Spreizbrettchens durch mehrfache Knoten verdickt oder um ein Holzspatelstück verknotet, so daß sie sich nicht wieder aus dem Loch im Brettchen herausziehen kann (Abb. 16.2). Das Spreizbrettchen soll die Knöchel-

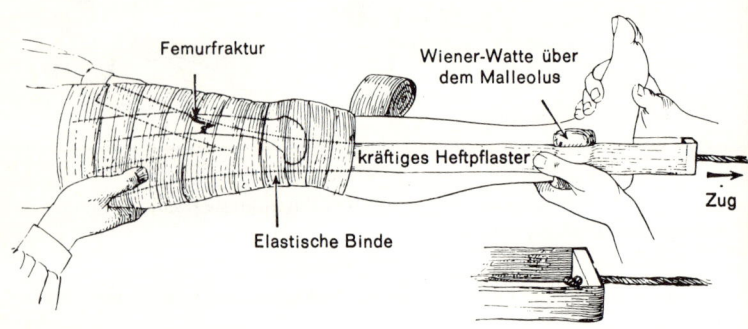

Abb. 16.2 Herstellung eines Pflasterzuges am Bein. Beachte die Polsterstellen und die Breite des Spreizbrettchens. Das breite Heftpflaster ist im Beispiel wegen der Stärke des Oberschenkels Y-förmig am Oberschenkel gespalten. Meist genügt es jedoch, ein breites Heftpflaster seitlich am Oberschenkel ohne Verbreiterung anzubringen (Abb. 16.2, 16.17, 16.19, 16.25 aus: COMPERE, E.L., S.W. BANKS, Cl.L. COMPERE: Frakturenbehandlung. Thieme, Stuttgart 1966)

bzw. die Ellenbogengegend vor dem Druck der Pflasterzügel schützen. Es empfiehlt sich jedoch, zusätzlich am Bein im Bereich der Knöchel, der Oberschenkelknorren und des Fibulaköpfchens bzw. im Bereich der Oberarmknorren ein dünnes Polster von Pflasterbreite unterzulegen.

Das Gewicht bei der vertikalen Oberschenkelextension wird so bemessen, daß sich das Gesäß des Kindes durch den Zug gerade von der Unterlage abhebt. Sollte in besonderen Fällen der Zug noch mehr verstärkt werden müssen, so ist das Becken des Kindes mit einem Tuch zusätzlich auf der Unterlage zu fixieren. Dieses Tuch wird von der einen Seite des Bettes über das Becken zur anderen Seite des Bettes geführt und an beiden Seiten fest verankert. Auch mit einem Mieder wie in Abb. 16.3 läßt sich das Kind fixieren. Die Abb. 16.3 und 16.4 zeigen verschiedene fertige Pflasterextensionen.

Heftpflasterextension 215

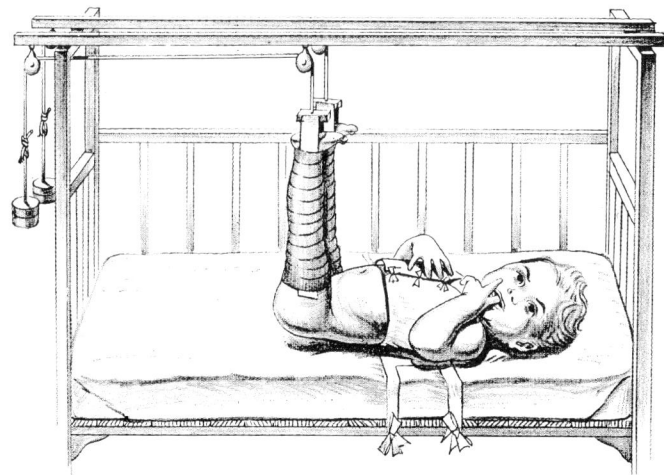

Abb. 16.3 Vertikale oder Überkopf-Pflasterextension beim Kind. Zur Vermeidung von Drehungen im gebrochenen Oberschenkel extendiert man auch in gleicher Weise das gesunde Bein. Die Zuggewichte sind so bemessen, daß sich das Gesäß des Kindes gerade abhebt (Abb. 16.3 u. 16.4 aus: BLOUNT, W.P.: Knochenbrüche bei Kindern. Thieme, Stuttgart 1957)

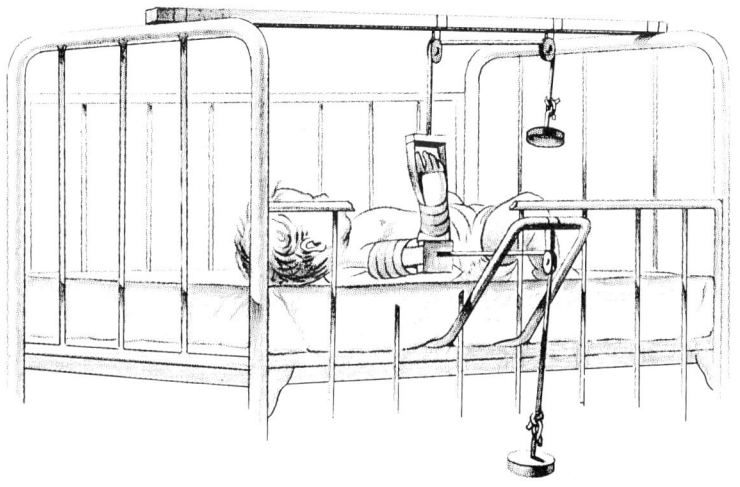

Abb. 16.4 Oberarmpflasterextension beim Kind

16.2. Schlauchzugverband

Auch mit Hilfe des Schlauchverbandes lassen sich Zugverbände herstellen. Nachdem der Schlauchverband über die verletzte Extremität soweit wie möglich nach körperwärts übergezogen worden ist, läßt sich die Zugkraft gleichmäßig auf eine große Hautoberfläche verteilen. Von der Industrie werden für das körperferne Ende des Verbandes verschiedene Extensionsringe fertig geliefert, z.B. Stülpa- oder tg-Extensionsringe. Man kann sich jedoch auch selbst für das Ende eines derartigen Verbandes einen Ring aus gebogener, schmaler Cramer-Schiene oder aus einem kreisrund gebogenen Aluminium- oder Blechstreifen (Abb. 16.5) oder behelfsweise auch aus Holzspateln herstellen, die zu einem Mehrfachkreuz übereinandergelegt und mit Pflaster in ihrem Mittelpunkt gehalten werden (Abb. 16.6 a).

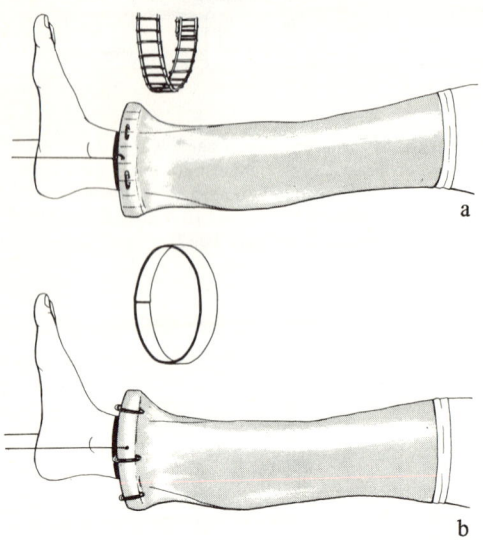

Abb. 16.5 Verschiedene selbst hergestellte Ringe zum Spreizen eines Schlauchverbandes

Die zu einem Ring gebogenen Cramer- oder Aluminiumschienen fixiert man mit zahlreichen Sicherheitsnadeln im Schlauchverband derart, daß sie einzelne Querverstrebungen der Cramer-Schiene oder die Aluminiumschiene in querer Richtung fassen. Die Ringe sollen den Schlauchverband gleichmäßig spreizen und nicht in ihm umkippen. Das „Spreizkreuz" aus Spateln wird am Ende eines Schlauchverbandes eingesetzt, damit dieser nicht die Zehen oder die Finger zusammenpreßt (Abb. 16.6 b u. c). Eine weitere Möglichkeit, sich einen Ring herzustellen, besteht darin, über einen starken Draht einen weichen Plastikschlauch zu schieben. Dieses Gebilde biegt man zu einem Ring und führt es in den Schlauchverband ein. Dort kann man den Ring mit Sicherheitsnadeln, die durch den Plastikschlauch gestochen werden, am Schlauchverband befestigen.

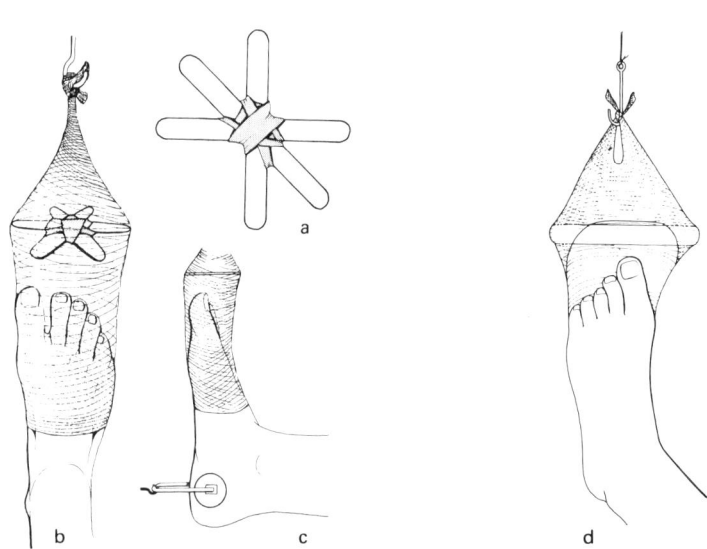

Abb. 16.6a—c Spreizvorrichtungen aus Holzspateln

Abb. 16.6.d Fußaufhängung mit Schlauchverband, der nur an der Fußsohle angeklebt wurde. Eine Einschnürung des Fußes mit der Gefahr von Drucknekrosen, Durchblutungsstörungen und Nervenschädigungen besteht nicht

Die einzelnen Schritte zur Anlage eines Schlauchextensionsverbandes werden im folgenden nach der Stülpatechnik gezeigt. Das tg-Verfahren ist im Prinzip ähnlich.

Für den Streckverband nimmt man eine Schlauchverband*breite,* die der zu extendierenden Extremität entspricht. Nun wird z.B. für eine Schlauchverbandextension am Bein ein Schlauchverbandstück bereitgestellt, das in seiner *Länge* 4mal der Entfernung Hüfte bis Fußsohle entspricht.

Der Schlauchverband dieser Länge wird *einwärts* bis auf ein ca. 40 cm langes Ende aufgerollt. Den Oberschenkel bestreicht man von oberhalb des Knies bis zur Gesäßfalte ringsum mit Mastisol oder Arasol. Die weit gedehnte Schlauchverbandrolle wird mit dem offenen Ende voraus über das Bein etwa bis unterhalb des Knies geführt. Dann wird das offene Schlauchverbandende nach oben gezogen und auf dem untersten körperfernen Abschnitt der Mastisol- bzw. Arasolfläche faltenlos festgeklebt. Das heißt also, es bleiben zunächst noch Anteile der Klebefläche unbenutzt!

Nun zieht man den Verband unter leichtem Drehen nach unten. Dabei wird die Kniescheibe mit abwärts gezogen. Deshalb muß der Zug kurz unterbrochen werden, so daß die Patella in ihre normale Lage zurückkehren kann. Der Verbandschlauch wird unter leichtem Zug und gleichzeitigem Drehen bis handbreit oberhalb des Fußrückens abgerollt (Abb. 16.7). Dann wird zuerst der Zugring, danach der Spreizring über den Fuß und über die Schlauchverbandrolle nach oben geführt (Abb. 16.8). Anschließend wird die Schlauchverbandrolle über den Spreizring gestülpt und durch den Zugring hindurch körperwärts weiter ausgerollt (Abb. 16.9). Der Zugring wird auf den von Schlauchverband umhüllten Spreizring aufgesetzt, eine Hilfsperson hält diesen Zugring an den Zugstangen fest, so daß beide Metallringe handbreit oberhalb des Knöchels stehen bleiben (Abb. 16.10).

Schlauchzugverband 219

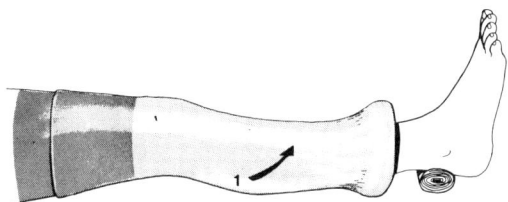

Abb. 16.7 Herstellung einer Schlauchverbandextension, der einwärts aufgerollte Schlauchverband entsprechender Länge (s. Text) wird auf die untere Hälfte des mit einem Klebemittel bestrichenen Oberschenkels aufgeklebt und fußwärts abgerollt

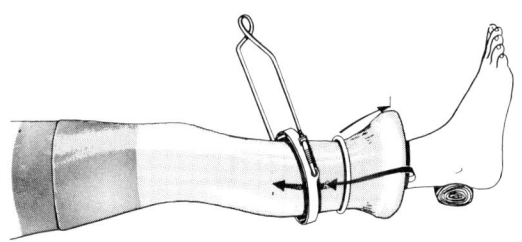

Abb. 16.8 Der Zugring und danach der Spreizring werden über den Fuß und über die Schlauchverbandrolle nach oben geführt

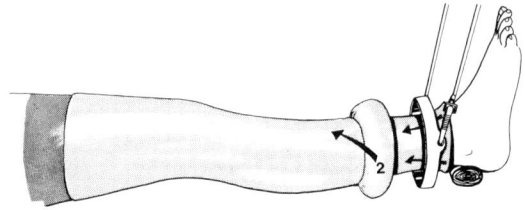

Abb. 16.9 Der Spreizring wird durch Zurückrollen der Schlauchverbandrolle mit Schlauchverband umhüllt. Nun wird der Zugring auf den Spreizring aufgesetzt

Der Schlauchverband wird zur 2. Lage unter leichtem Drehen und Ziehen über das Bein bis zur Hälfte der am Oberschenkel freigebliebenen Mastisol- oder Arasolfläche abgerollt und dort durch Festkleben verankert (Abb. 16.9). Der Rest der Schlauchverbandrolle wird nun zur 3. Lage wieder fußwärts abgerollt (Abb. 16.10). Am Ende muß man den Zugring wieder soweit zurückschieben, daß die restliche Schlauchverbandrolle durch ihn hindurch über den Spreizring geführt und leicht verankert werden kann. Nun wird die letzte aufgerollte Lage des Schlauchverbandes wieder über den Spreizring zurückgestülpt und der Zugring angezogen (Abb. 16.11). Am Zugring streckt eine Hilfsperson den Verband. Die letzte 4. Lage des Schlauchverbandes wird dann unter leicht drehendem Zug nach oben geführt und auf der restlichen Mastisol- oder Arasolfläche festgeklebt. Das obere Ende kann durch breite Pflasterstreifen, die mit ihrer Klebefläche halb auf die Haut und halb auf den Schlauchverband gebracht werden, fixiert werden (Abb. 16.12).

Abb. 16.13 zeigt eine fertige Schlauchverbandextension am Arm.

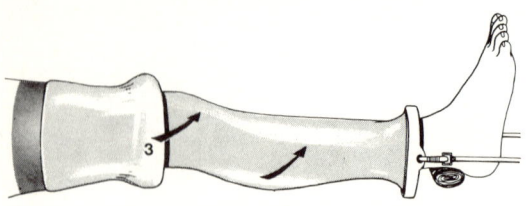

Abb. 16.10 Die Schlauchverbandrolle wird nach oben auf die Klebefläche geführt und wieder nach unten abgerollt

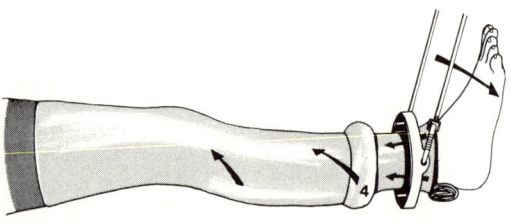

Abb. 16.11 Der Zugring wird etwas kopfwärts geschoben, damit die Schlauchverbandrolle unter ihm hindurch bis zum Spreizring gebracht und wieder zurückgeführt werden kann. Danach wird der Zugring wieder auf den Spreizring aufgesetzt. Der Rest der Schlauchverbandrolle wird zum Oberschenkel entrollt und das Ende auf der restlichen Klebefläche angeklebt

Schlauchzugverband 221

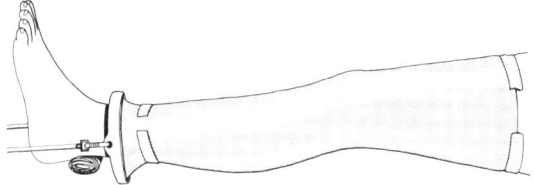

Abb. 16.12 Der obere Rand des Schlauchverbandes wird mit einem Pflasterstreifen, der mit seiner einen Hälfte die Haut, mit der anderen Hälfte den Schlauchverband faßt, fixiert

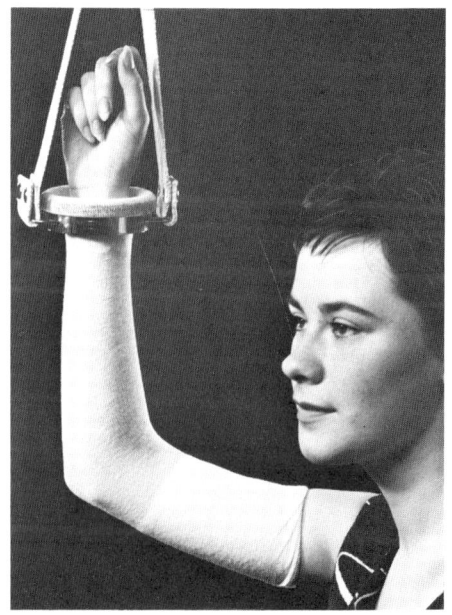

Abb. 16.13 Schlauchverbandextension am Arm (Foto der Fa. Lohmann KG, Fahr)

16.3. Stumpfextension nach Amputationen

Nach Amputationen hat die Weichteilhülle der Extremitäten die Neigung, sich durch die Kontraktion der Muskeln zurückzuziehen und die Wunde zum Klaffen zu bringen. Deshalb legt man einen Zugverband aus Trikotschlauch oder Schlauchmull an. Nachdem die Amputationswunde verbunden ist, wird die Haut möglichst hoch über dem Stumpf mit Klebstoff bestrichen und ein passender Schlauchverband über die so vorbereitete Haut gezogen. Man kann den geklebten Abschnitt noch zusätzlich mit einer elastischen Binde umwickeln. Ein ca. 20–30 cm über die Wunde überstehendes Stück des Schlauchverbandes spreizt man durch einen Ring aus schmaler Cramer-Schiene oder durch Holzspatel, die man mit Heftpflaster untereinander zu einem Mehrfachkreuz verbunden hat. Die Spreizvorrichtung muß mindestens den Durchmesser des Stumpfes aufweisen. Auf diese Weise entlastet man die Wunde von einem direkten Druck, der entsteht, wenn man den Schlauchverband unmittelbar am Stumpfende zu einem Knoten zusammenziehen würde. Hinter dem Spreizring wird der Schlauchverband geknotet und in den Knoten wird der Haken für die Schnur zur Extension eingehängt (Abb. 16.14).

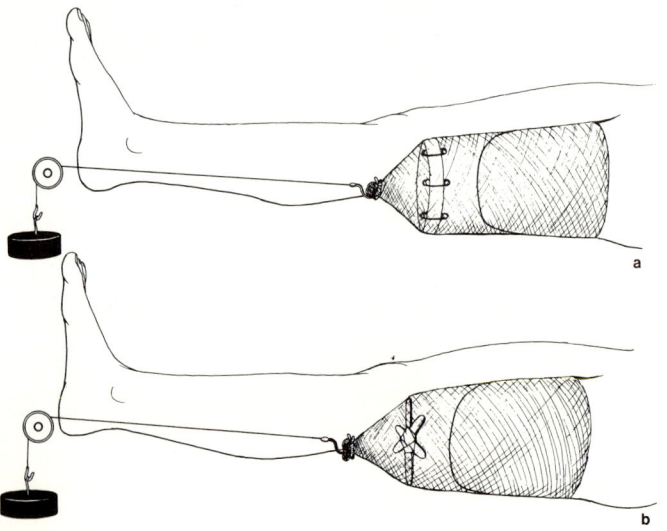

Abb. 16.14 Stumpfextensionsverband aus Schlauchmull mit selbst hergestellten Spreizvorrichtungen

16.4. Gamaschenzugverband

Durch Ledermanschetten, die entweder durch Schnüre oder Lederriemen auf den entsprechenden Extremitätenumfang eingestellt werden können, kann man größere Kräfte nur für kurze Zeit übertragen. Es treten sehr leicht Druckstellen und Hautnekrosen auf. Der Gamaschenzugverband wird deshalb fast nur für die Dauer einer Operation am Extensionstisch verwandt (Abb. 16.15).

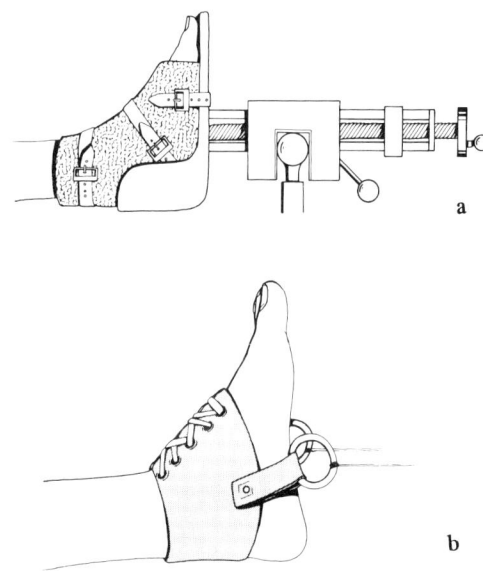

Abb. 16.15 Vorrichtungen für Gamaschenzugverband (a) bzw. Manschettenextension (b)

16.5. Beckenkompressionsverband

Beim Vorliegen bestimmter Beckenbrüche oder bei der Symphysensprengung nach Geburten wird der Patient oder die Patientin in einem hängematteähnlichen Verband aus Tüchern oder vorgefertigtem Segeltuch schwebend gelagert. Die Becken- oder Hüftschlinge wird an ihren Enden entweder senkrecht nach oben oder zur Ausübung einer stärkeren Kompression gekreuzt nach oben (Beckenschlaufenverband) über Rollen an entsprechende Gewichte geführt (Abb. 16.16 u. 16.17).

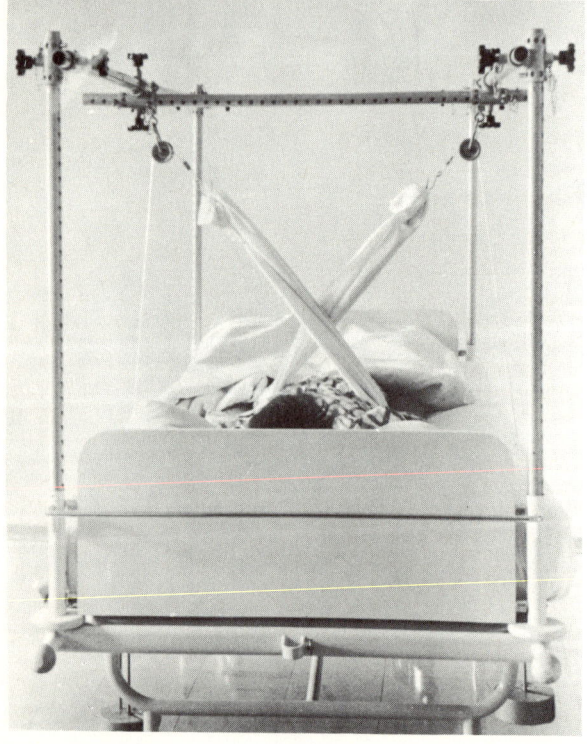

Abb. 16.16 Aufbau und Anordnung eines Beckenkompressionsverbandes mit überkreuzter Beckenschlinge (Abb. 16.16, 16.18, 16.23, 16.26, 16.27 aus: FUCHS, F.: Die Helferin des Chirurgen, 11. Aufl. Thieme, Stuttgart 1972)

Beckenkompressionsverband 225

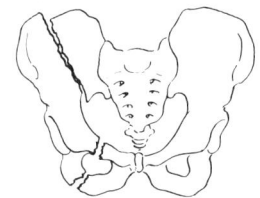

Beckenbruch. Das laterale Fragment ist nach oben und außen disloziert.

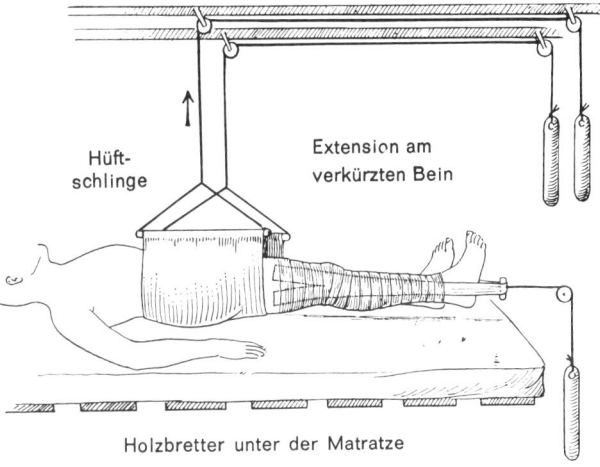

Hüftschlinge

Extension am verkürzten Bein

Holzbretter unter der Matratze

Abb. 16.17 Beckenkompressionsverband mit senkrecht nach oben geführter Beckenschlinge

16.6. Kopfextension

Um eine Zugwirkung auf die Halswirbelsäule auszuüben, wendet man entweder eine *Glisson-Schlinge* oder eine *Crutchfield-Zange* am Kopf an. Dabei muß das Bett am Kopfende erhöht werden, um den Patienten nicht kopfwärts aus dem Bett zu ziehen.

Die *Glisson-Schlinge* besteht aus verschiedenen gepolsterten Lederriemen, die um Kinn und Nacken gelegt werden. Ein Teil der Lederriemen endet in Metallösen, die schädeldachwärts geführt und dort in einen Metallbügel eingehängt werden. An diesem Spreizbügel setzt der Zug an (Abb. 16.18).

Die *Crutchfield-Klammer* muß vom Arzt durch besondere Maßnahmen im seitlichen Schädeldachknochen verankert werden. Der schädeldachwärts liegende Bügel dient zur Übertragung des Zuges (Abb. 16.19).

Kopfextension 227

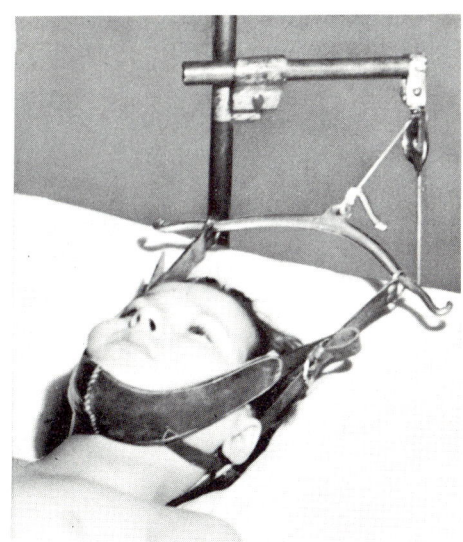

Abb. 16.18 Glisson-Schlinge. Der Zug wird in Längsachse der Wirbelsäule ausgeübt

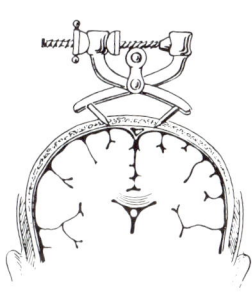

Crutchfield-Klammern für Skelettzug am Schädel

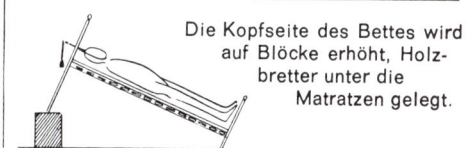

Die Kopfseite des Bettes wird auf Blöcke erhöht, Holzbretter unter die Matratzen gelegt.

Abb. 16.19 Crutchfield-Zange. Die Stifte der Zange werden am Schädeldach oder häufiger an den Scheitelbeinen vom Arzt verankert. Zur Ausübung eines größeren Zuges wird das Kopfende des Bettes auf Klötze gestellt

16.7. Finger- und Zehenextension

Mit sogenannten Mädchenfängern (Abb. 16.20) läßt sich an den Fingern oder Zehen ein kräftiger Zug ausüben, diese Hülsen sind jedoch nicht für länger dauernde Extensionen geeignet. Das scherenartige Geflecht, das sich beim Überschieben öffnet und beim Anziehen verengt, führt zu Durchblutungsstörungen der Finger und Zehen. Deshalb darf diese Extensionsvorrichtung nur kurzzeitig angebracht werden. Einen Extensionsverband aus Schlauchmull zeigt die Abb. 16.21. Über die Anwendung der Finger-Drahtextension s. Kap. 16.8.

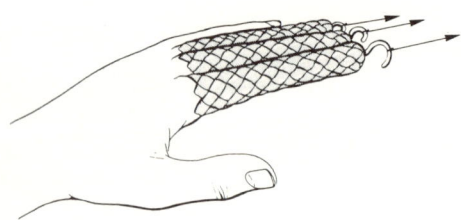

Abb. 16.20 Mädchenfänger. Fingerhülsen aus scherenartigem Geflecht

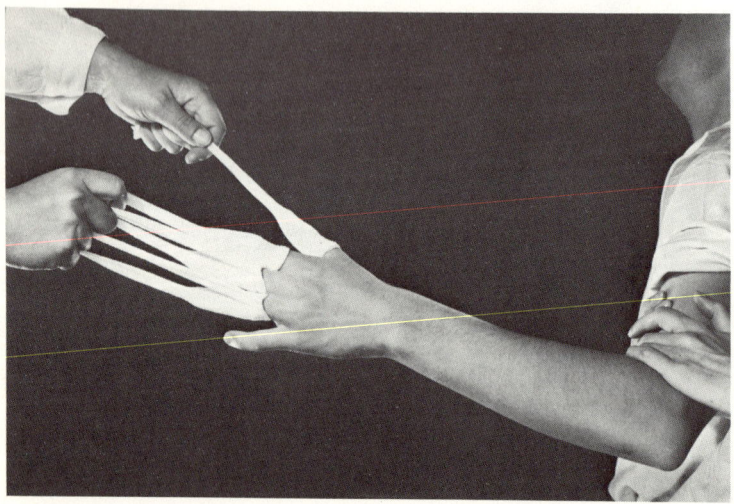

Abb. 16.21 Fingerextension mit Schlauchmull (aus: tg. Ein fortschrittlicher Verbandstoff, 3. Aufl. Lohmann KG, Fahr)

16.8. Drahtextension

Wenn andere Behandlungsmöglichkeiten ausgeschlossen sind und der Arzt eine Drahtextension anlegen muß, sind bereitzustellen:

Bohrmaschine,
Spannbügel verschiedener Größe,
Schraubenschlüssel bzw. Spezialschlüssel zum Spannen (Abb. 16.22);
sterile Kirschner-Drähte,
sterile geschlitzte Metallteller (Abb. 16.22),
sterile Spritze mit Kanüle für Lokalanästhesie,
steriles, spitzes Skalpell,
sterile Tupfer und 2 Watteträger,
sterile Handschuhe;
Hautdesinfektionsmittel,
Lokalanästhetikum.

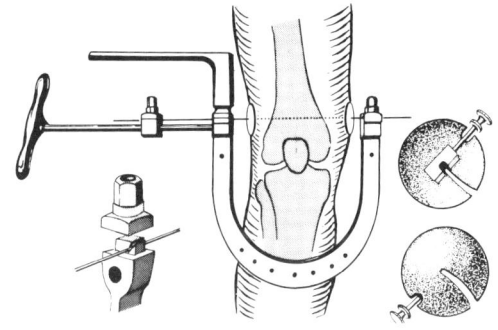

Abb. 16.22 Drahtextension nach Kirschner und Zubehör (aus: HELLNER, H., R. NISSEN, K. VOSSSCHULTE: Lehrbuch der Chirurgie, 6. Aufl. Thieme, Stuttgart 1970)

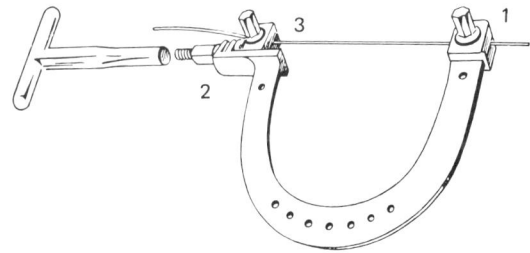

Abb. 16.23 Drahtextensionsbügel anderer Bauart. Mit dem Schlüssel wird zunächst der Draht auf der rechten Seite (1) im Bügel festgeklemmt, dann mit der Schraube links außen gespannt (2) und schließlich mit der zweiten Schraube links in der Klemmvorrichtung (3) fixiert. Die verschiedenen Löcher im Bogen des Bügels erlauben eine genaue Einstellung der Zugrichtung

Vor dem Einbohren des Drahtes wird die Haut auf beiden Seiten des entsprechenden Extremitätenabschnittes genügend weit mit einem Desinfektionsmittel bestrichen. Nach lokaler Betäubung auf beiden Seiten der geplanten Bohrstelle (Abb. 16.24 u. 16.25) wird der

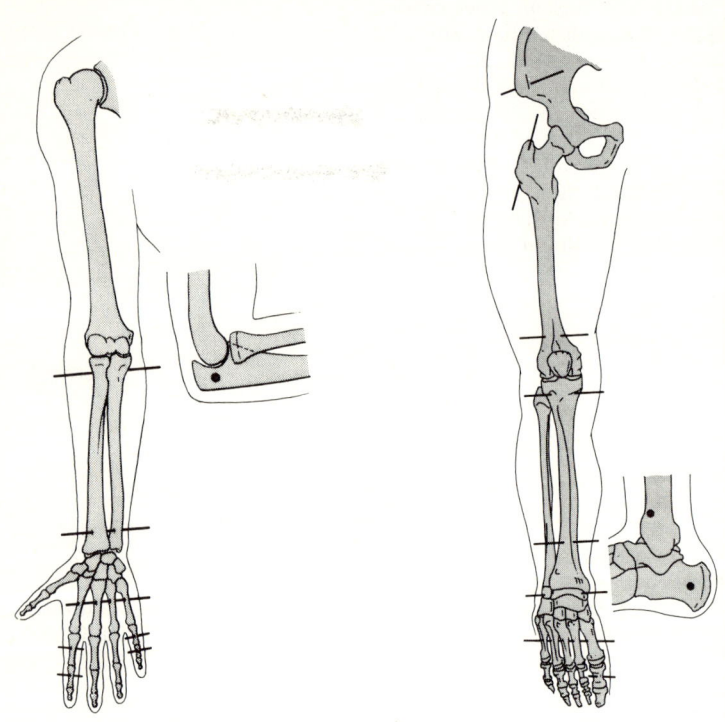

Abb. 16.24 Bohrstellen für Drahtextensionen an der oberen und unteren Extremität (aus: SCHWAIGER, M., G. RODECK, I. STAIB: Kurzes Lehrbuch der Allgemeinen Chirurgie. Thieme, Stuttgart 1969)

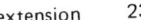

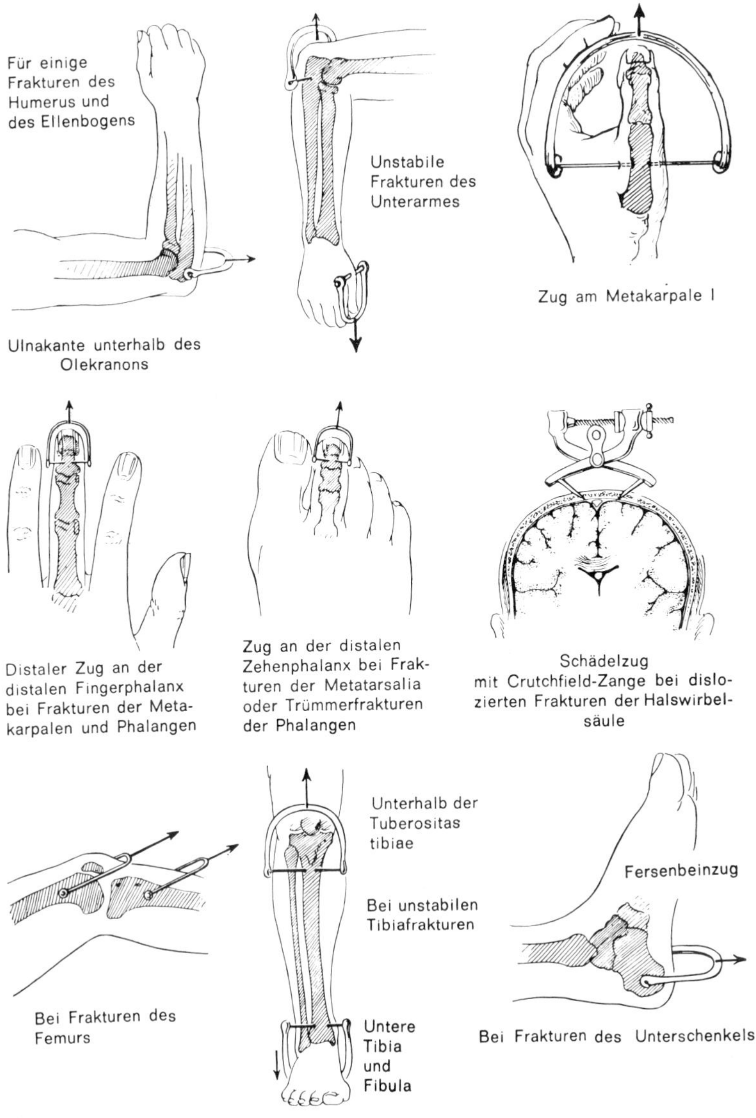

Drahtextension

Für einige Frakturen des Humerus und des Ellenbogens

Ulnakante unterhalb des Olekranons

Unstabile Frakturen des Unterarmes

Zug am Metakarpale I

Distaler Zug an der distalen Fingerphalanx bei Frakturen der Metakarpalen und Phalangen

Zug an der distalen Zehenphalanx bei Frakturen der Metatarsalia oder Trümmerfrakturen der Phalangen

Schädelzug mit Crutchfield-Zange bei dislozierten Frakturen der Halswirbelsäule

Bei Frakturen des Femurs

Unterhalb der Tuberositas tibiae

Bei unstabilen Tibiafrakturen

Untere Tibia und Fibula

Fersenbeinzug

Bei Frakturen des Unterschenkels

Abb. 16.25 Bohrstellen für Drahtextensionen

Draht (eventuell nach Stichinzision der Haut an diesen Stellen) eingebohrt und mit dem Bügel gespannt. Dazu wird der eingebohrte Draht auf der einen Seite im Bügel mit der Klemmvorrichtung fixiert. Bevor der Draht auf der anderen Seite des Bügels eingeklemmt wird, muß er gespannt werden. Dazu dienen je nach Bauart der Bügel entweder gesonderte, wieder abnehmbare Spannvorrichtungen, oder diese sind gleich am Bügel fest angebracht (Abb. 16.22, 16.23). Um ein seitliches Hin- und Hergleiten des Drahtes im Bohrkanal zu verhindern, werden nahe der Ein- und Austrittsstelle des Drahtes geschlitzte Metallteller aufgesetzt. Unter diese legt man zur Polsterung jeweils 1–2 Tupfer (Abb. 16.26). Falls der Bügel durch die Ex-

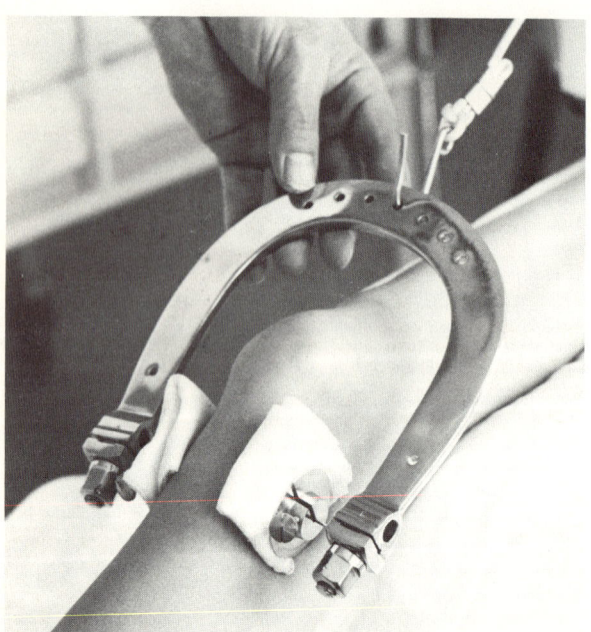

Abb. 16.26 Ansicht eines fertig montierten Extensionsbügels am körperfernen Oberschenkel

tension nicht schwebend gehalten wird, muß er an seiner Auflagestelle, z.B. im Bereich der Tibiakante bei der Oberschenkeldrahtextension, unterpolstert werden. Der Zug am Spannbügel wird über Seile und Rollen durch Gewichte, die außerhalb des Bettes hängen, ausgeübt. Der Zug soll in Verlängerung des gebrochenen Gliedmaßenabschnittes wirken(Abb. 16.1 u. 16.27a–d). Auf die richtige Bemessung des Gewichtes für die Zugvorrichtung ist zu achten (s.S. 213).

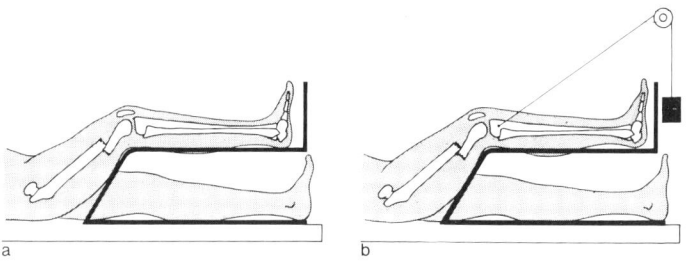

Abb. 16.27 Wirkung einer Drahtextension: a Lagerung des gebrochenen Oberschenkels auf einer Braunschen Schiene

Abb. 16.27b Schienbeinkopf-Drahtextension

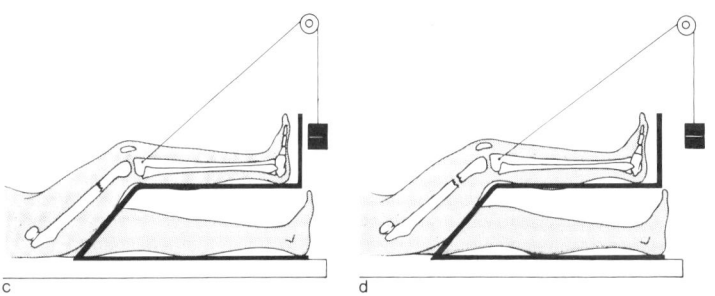

Abb. 16.27c Durch entsprechende Gewichte ist die Verkürzung ausgeglichen

Abb. 16.27d Die Knochenbruchenden sind auseinandergezogen durch zu hohes Gewicht oder durch zu lange einwirkenden Zug

234 Zug oder Streckverbände

Eine besondere Extensionsvorrichtung läßt sich bei Brüchen distal der Fingergrundgelenke anwenden. Diese Brüche neigen immer wieder zur Verschiebung. Durch Ruhigstellung in einem Extensionsverband kann man derartige Frakturen, wenn sie in Narkose reponiert worden sind, fixieren. Diese Dauerextensionsbehandlung ist nicht wie sonst dazu geeignet, eine Reposition der Fraktur herbeizuführen Dazu wären am Finger solche großen Kräfte erforderlich, die zu einer Schädigung des Fingers führen würden. Hier dient die Extension nur dazu, die reponierte Fraktur in Beugestellung der Finger festzuhalten (Abb. 16.28).

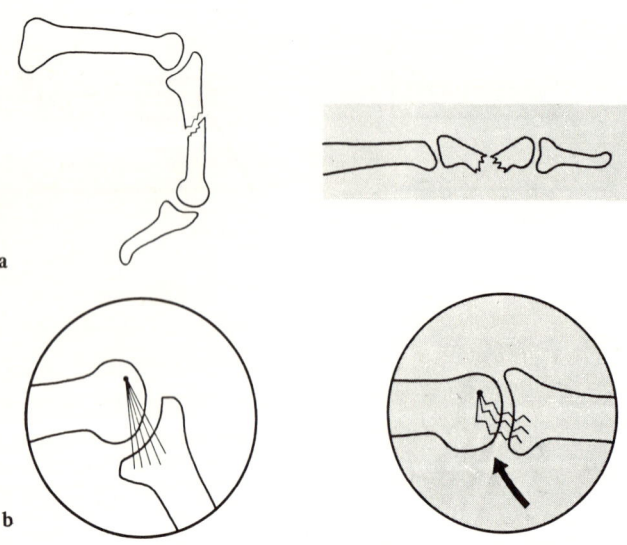

Abb. 16.28 Beugestellung der Finger nach Reposition eines Fingerbruches. In Streckstellung wird die Fraktur abgewinkelt und gibt ein sehr schlechtes funktionelles Ergebnis (a). Außerdem verkürzen sich die Seitenbänder der Fingergelenke mit späterer Beweglichkeitseinschränkung in Streckstellung (b) (Abb. 16.28—16.30 aus: MOBERG, E.: Dringliche Handchirurgie, 3. Aufl. Thieme, Stuttgart 1972)

Die Abbildung 16.29 zeigt die Anordnung des Verbandes. Eine Cramer-Schiene wird entsprechend gebogen und mit einem zirkulären Gips am Unterarm fixiert. Der Unterarmgips darf nicht zu kurz sein, da er sonst keinen ausreichenden Halt ergibt.

Auf Abbildung 16.30 erkennt man den Streckdraht, der vom Arzt durch den Nagel und das Periost des Fingerendgliedes geführt wird. Der Draht wird über eine Spreizvorrichtung mit einem doppelten Gummiband an der entsprechend vorbereiteten und gebogenen Cramer-Schiene befestigt. Durch diesen Zug wird die reponierte Fraktur bis zur knöchernen Festigung gehalten.

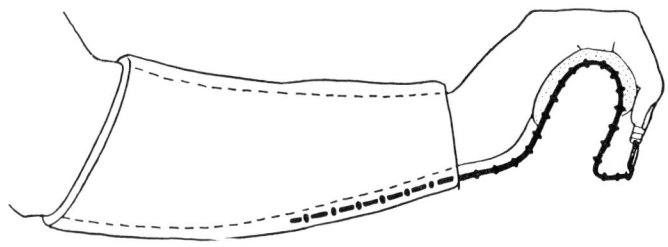

Abb. 16.29 Anordnung einer Fingerextension in Beugestellung. Ein zirkulärer Gips am Unterarm fixiert eine Cramer-Schiene, an der die Extensionvorrichtung angebracht ist

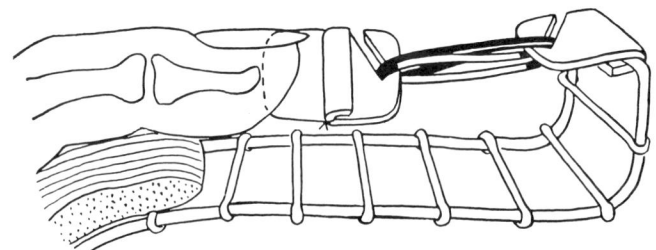

Abb. 16.30 Einzelheiten der Extensionsvorrichtung für den gebeugten Finger, nachdem vom Arzt eine Drahtschlinge durch den Nagel und das Periost des Fingerendgliedknochens angebracht wurde

16.9. Lochstabgeräte

Lochstabgeräte dienen dazu, nach dem Baukastensystem aus Rohrteilen ein Gerüst aufzubauen. So kann man z.B. an jedem Bett mit

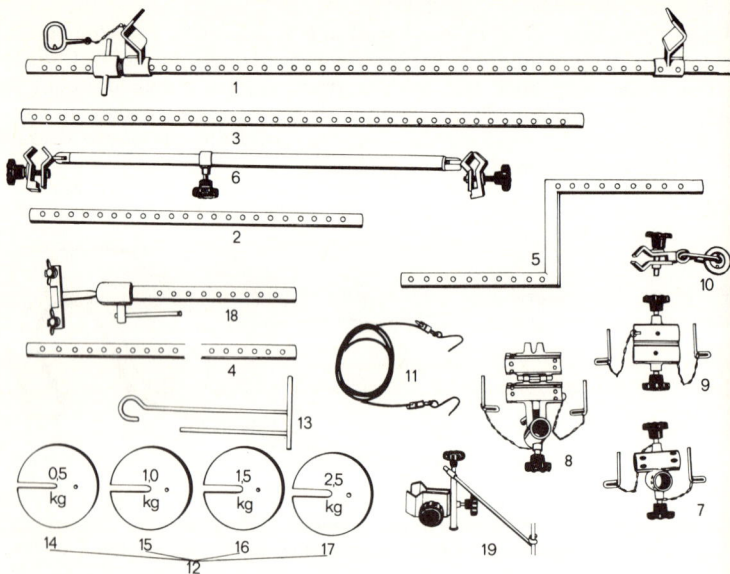

Abb. 16.31 Die Einzelteile der Extensionsvorrichtungen

1. Einspannstab, 125 und 140 cm lang
2. Lochstab, 60 cm lang
3. Lochstab, 100 und 140 cm lang
4. Lochstab, 220 cm lang
5. Gekröpfter Lochstab, 60 cm lang
6. Verstellbare Gelenkstrebe
7. Kreuzhülse
8. Scharnierkreuzhülse
9. Parallelhülse
10. Pendelrolle mit Klemmvorrichtung
11. Zugseil mit Haken in verschiedenen Längen, 75–200 cm lang
12. Gewichtssatz, komplett mit Halter, 8,5 kg und in anderer Ausführung 1 kg
13. Gewichthalter, 0,5 kg Eigengewicht
14. Gewicht 0,5 kg
15. Gewicht 1,0 kg
16. Gewicht 1,5 kg
17. 2 x 2,5 kg
18. Schienenhalter mit Kugelgelenk
19. Gewichtsführung

(Abb. 16.31–34, 16.37, 16.41 u. 16.43: nach Fotos der Fa. Braun und Pfau-Wanfried, Melsungen)

Hilfe der verschiedenen, genormten Lochstäbe und ihrem Zubehör in kurzer Zeit durch Kombination aller Teile die verschiedensten Extensionsgerüste errichten. An diesen Aufbauten wird über Gewichte, Rollen und Seile ein Zug in bestimmten Richtungen hergestellt, wie man ihn nach Anlage der oben beschriebenen Zugverbände benötigt. Außerdem erlauben diese Gerüste die Befestigung oder Aufhängung von Extremitäten ohne Zugeinwirkung, von Schienen, von Aufricht- oder Übungsvorrichtungen.

Zur Extremitätenaufhängung ohne Zug seien folgende Beispiele genannt:
Je nach Möglichkeit können Extremitäten mit Knochenbrüchen und schweren Weichteilschäden statt mit Brückengipsen (s. dort) auch mit den sogenannten äußeren Spannern versorgt werden. Um die weitere Pflege zu vereinfachen, hängt man diese so stabilisierten Extremitäten an Schnüren mit und ohne Rollen an einem Lochstabgerüst auf (Abb. 16.32a).

Wenn es sich nur um ausgedehnte, sekundär heilende Weichteilverletzungen handelt, kann man eine einfachere schwebende Aufhängung der Extremität an einem Lochstabsystem durchführen. Die

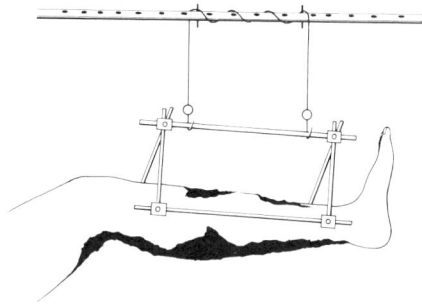

Abb. 16.32a Aufhängevorrichtung für eine mit äußeren Spannern versorgte Unterschenkelverletzung

Pflege wird dadurch sehr erleichtert, Druckstellen und Sekretansammlungen an den sonst aufliegenden Wundstellen werden vermieden.

Man benutzt Röhrchendrahtextensionen. Hierbei werden zunächst nach Vorbohren Röhrchen durch den Knochen gesteckt, durch die jeweils ein Kirschner-Draht für den Spannbügel geführt wird. Damit wird verhindert, daß sich ein direkt durch den Knochen gebohrter Kirschner-Draht bei Bewegungen der Extremität im Knochen und in den Weichteilen dreht und Entzündungen verursacht (Abb. 16.32b).

Die Erfahrung zeigt aber immer wieder, daß Gerüste aus Lochstabgeräten meist viel zu umständlich montiert werden. Standardlösungen für Extensionsprobleme sind viel zu wenig bekannt und die bei der Anschaffung mitgelieferten Gebrauchsanweisungen sind längst abhanden gekommen. Abb. 16.31 zeigt die verschiedenen Einzelteile, die für die meisten Extensionsgerüste notwendig sind.

Einige Gerüste für die am häufigsten angewandten Extensionsvorrichtungen werden in den folgenden Abb. 16.32–16.43 vorgestellt. Neben einfachen, den Zweck erfüllenden, aber nicht besonders stabilen Aufbauten werden auch besser ausgestattete und durch das geschlossene System stabilisierte Gerüste aufgeführt. In den Legenden wird auf Besonderheiten hingewiesen, außerdem sind die notwendigen Einzelteile in Form einer Liste zusammengestellt.

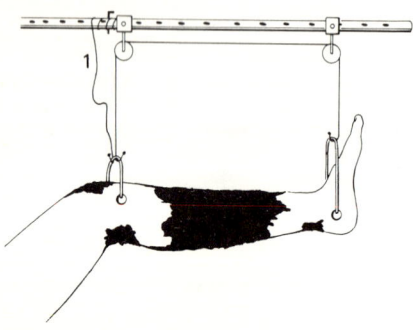

Abb. 16.32b Aufhängevorrichtung für eine untere Extremität, die mit einer Röhrchendrahtextension versorgt wurde. Das Seil 1 verhindert das völlige, auf Dauer unangenehm empfundene Durchhängen des Kniegelenkes

Lochstabgeräte 239

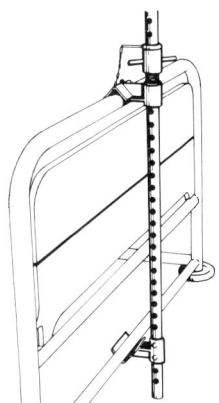

Abb. 16.32c Anbringung des Einspannstabes am Bettende

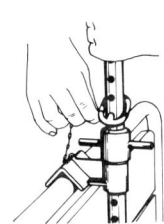

Abb. 16.33 Zum Verklemmen des Einspannstabes am Bettende wird ein Absteckstift oder ein ovaler Ring mit dem Zapfen in ein Loch gesteckt und das Gewindestück mit den beiden kleinen Griffen nach oben gegen diesen Stift oder Ring gedreht

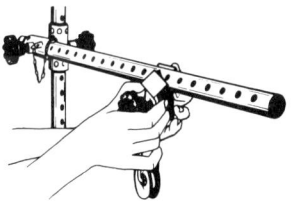

Abb. 16.34 Anbringen einer Pendelrolle mit Klemmvorrichtung

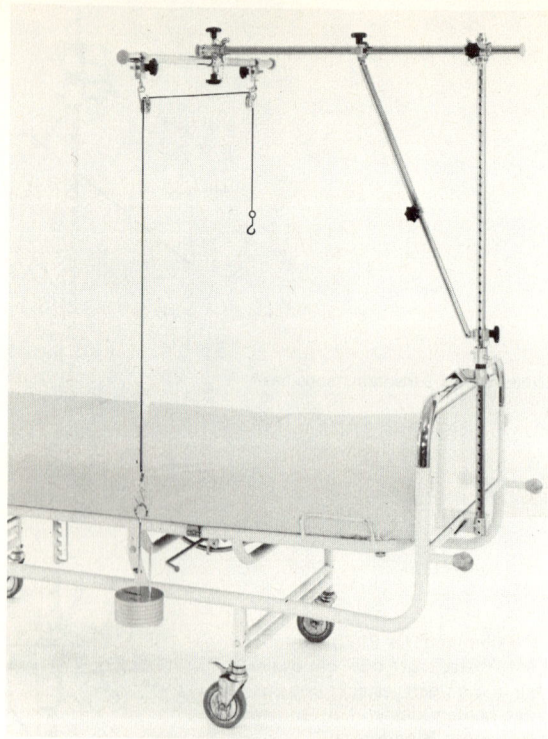

Abb. 16.35 Grundsätzliche Aufbauform für einen vertikalen Zug nach oben. Dazu sind notwendig (Die Zahlen in Klammern entsprechen den Nummern der Einzelteile in der Übersichtsabbildung 16.31)

1. ein Einspannstab (1)
2. ein Lochstab, 60 cm (2)
3. ein Lochstab, 100 cm (3)
4. eine verstellbare Gelenkstrebe (6)
5. zwei Kreuzhülsen (7)
6. zwei Pendelrollen (10)
7. Zugseile (11)
8. Gewichtssatz (12)

(Abb. 16.35, 16.36, 16.38–16.40, 16.42: Fotos der Fa. Braun und Pfau-Wanfried, Melsungen)

Lochstabgeräte 241

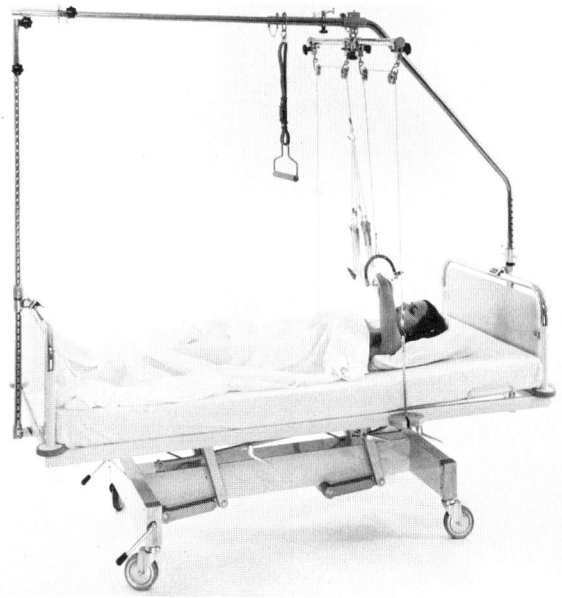

Abb. 16.36 Extensionsvorrichtung für Zug nach oben im sog. geschlossenen System aus Lochstäben und Braun-Aufrichter

242 Zug- oder Streckverbände

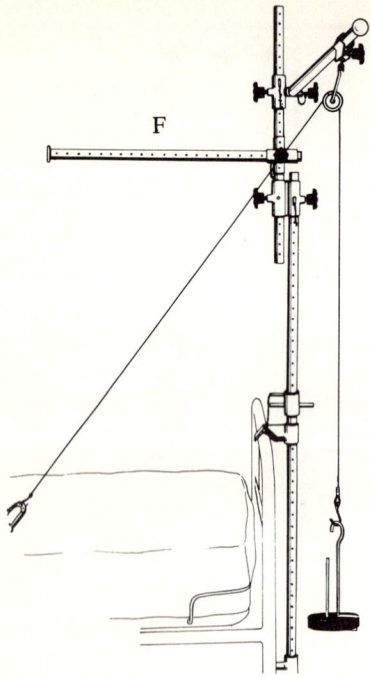

Abb. 16.37 Einfaches Lochstabgerüst für einen schrägen Zug nach oben (z.B. bei Oberschenkelschaftbrüchen, Schenkelhalsbrüchen, Hüftverletzungen). Der Lochstab F ist für die Aufhängung des Fußes vorgesehen. An Einzelteilen sind notwendig:

1. ein Einspannstab (1)
2. zwei Lochstäbe 60 cm (2)
3. ein gekröpfter Lochstab (5)
4. zwei Kreuzhülsen (7)
5. eine Parallelhülse (9)
6. ein bis zwei Pendelrollen (10)
7. Zugseil (11)

Lochstabgeräte 243

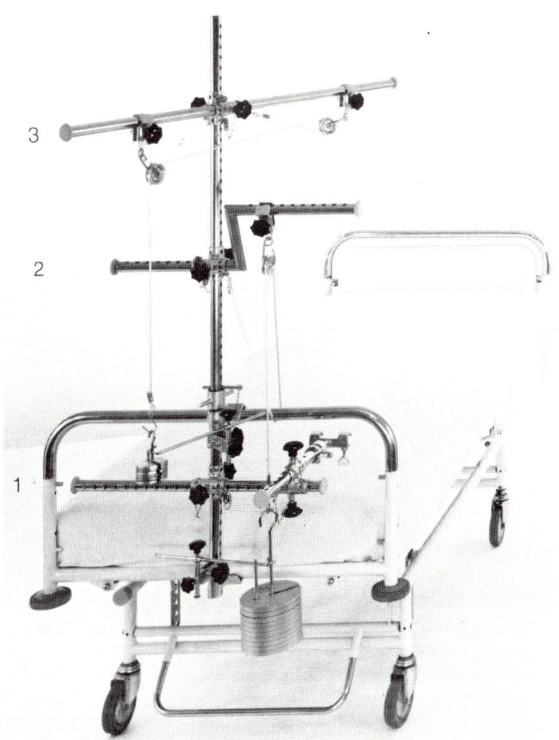

Abb. 16.38 Standardisierter Aufbau für schrägen Zug nach oben oder waagerechten Zug an den unteren Extremitäten, sog. ,,identischer Aufbau in 3 Etagen im BLS-Verfahren" (Braun-Lochstab-System): Beginn mit der Befestigung eines Einspannstabes.

1. Etage: Unterster Querstab zur Befestigung einer Schiene und eines Fußbrettes
2. Etage: Gekröpfter Lochstab (,,Blitz") mit Pendelrolle, Seil und Gewichten
3. Etage: 60–100 cm Lochstab mit Pendelrollen, Seil und Gewichten zur Fußaufhängung (Vermeidung eines Spitzfußes und Fersendekubitus)

244 Zug- oder Streckverbände

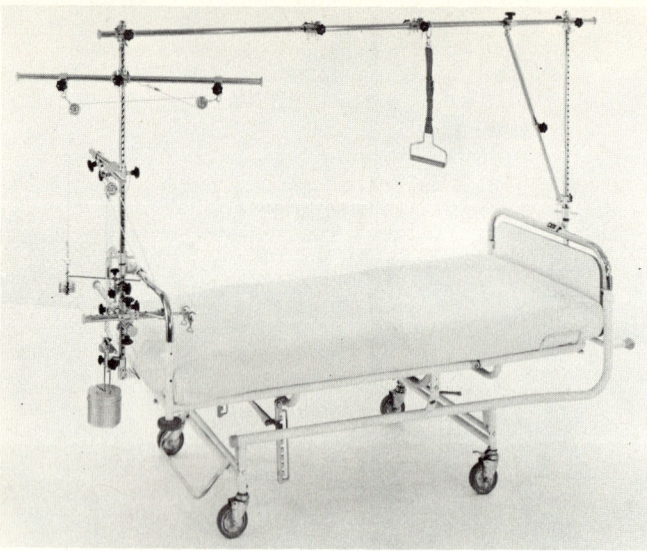

Abb. 16.39 Standardaufbau für Zug an den unteren Extremitäten im geschlossenen Lochstabsystem, das die Stabilität des Gerüstaufbaus wesentlich erhöht und dem Patienten das Aufrichten erleichtert

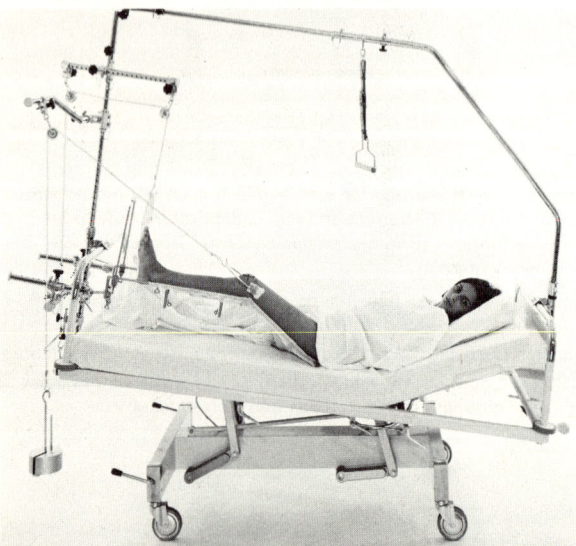

Abb. 16.40 Standardaufbau für Zug an den unteren Extremitäten. Geschlossenes System unter Verwendung des Braun-Universal-Aufrichters

Lochstabgeräte 245

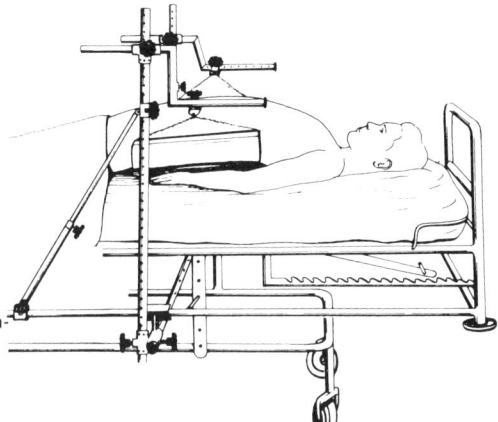

Abb. 16.41 Rauchfußsche Schwebe. Aufbau mit Lochstäben. Angewandt z.B. bei bestimmten Wirbelsäulenveränderungen. Sie wird aus folgenden Einzelteilen hergestellt.

1. ein Einspannstab (1) quer unter dem Bett
2. drei Lochstäbe, 100 cm (3)
3. zwei gekröpfte Lochstäbe, 60 cm (5)
4. zwei verstellbare Gelenkstreben (6)
5. vier Kreuzhülsen (7)
6. zwei Haken mit Klemmvorrichtung, ein breites Tuch mit Spreizvorrichtung (Holzstab) an den Enden

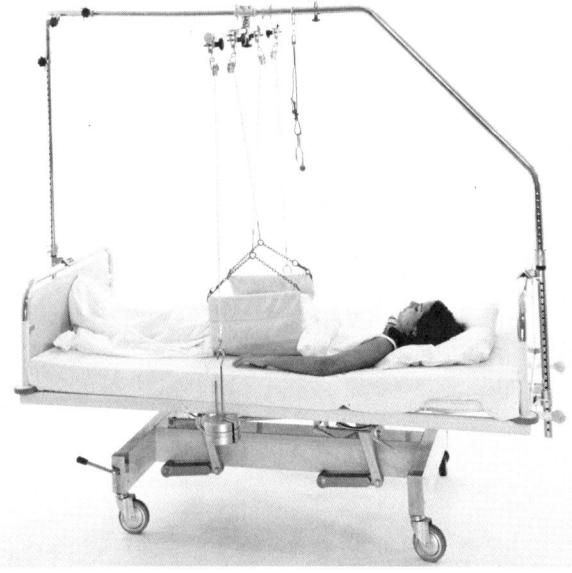

Abb. 16.42 Rauchfußsche Schwebe im geschlossenen System

9 Most/Kaiser, Verbandlehre

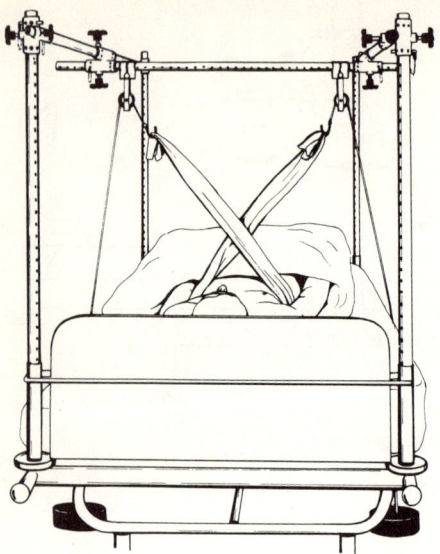

Abb. 16.43 Aufbau des Lochstabgerüstes zur Fixierung des Beckens mit einer Beckenschlinge. Dazu sind folgende Einzelteile notwendig:

1. fünf Lochstäbe, 100 cm lang (3)
2. zwei Rohrstäbe, 220 cm lang (4)
3. sechs Kreuzhülsen (7)
4. zwei Pendelrollen mit Klemmvorrichtung (10)
5. zwei Zugseile mit Haken, 120 cm lang (11)
6. zwei Gewichtssätze
7. ein breites Tuch

Die Abb. zeigt den Aufbau des Gerüstes in einem Bett, dessen Bettbügel abgenommen werden können und in dessen Rohre am Kopfende die Rohrstäbe hineinpassen. An Betten anderer Art muß am Fuß- und Kopfende mit Einspannstäben ein gleiches Gerüst aufgebaut werden

17. Immobilisierende Zwangsverbände
E. Most

Immobilisierende Zwangsverbände haben nur indirekten Einfluß auf den Heilverlauf bei Erkrankungen oder Verletzungen. Sie werden nur angeordnet, wenn bei unruhigen oder somnolenten Patienten die Gefahr besteht, daß Verbände, Drainagen, Infusionen usw. abgerissen werden können. Der Patient wird mit diesem Verband vor sich selbst geschützt.

Zum Festlegen der Handgelenke verwendet man häufig sogenannte Klettenmanschetten (Originalname: *Medic-Armfessel* [21] mit Klettenverschluß). Hier handelt es sich um breitere Kunststoffbänder, die anstelle von Riemchen und Schnallen einen Klettenverschluß besitzen. Der Klettenverschluß ermöglicht ein genaueres Anlegen der Manschette. An der Außenseite befindet sich ein stabiler Ring, an dem man eine kräftige Leine aus Mull- oder Idealbinden befestigen kann. Der Zügel wird dann am Matratzenrahmen verknotet, und zwar so, daß die Arme noch eine geringe Bewegungsfreiheit behalten, aber nicht mehr zum Körper hinkommen können (Abb. 17.1).

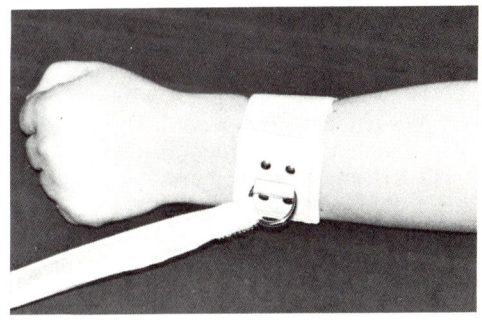

Abb. 17.1 Festlegen eines Handgelenkes mit einer Klettenmanschette (aus: LAWIN, P.: Praxis der Intensivbehandlung, 2. Aufl. Thieme, Stuttgart 1970)

Werden bei Kindern Klettenmanschetten (oder Ledermanschetten) angelegt, so ist darauf zu achten, daß die Befestigung der Leine am Matratzenrahmen vorgenommen wird. Es wäre ein unverantwortlicher Leichtsinn, wollte man die Leinen an den Streben der seitlichen Bettgitter befestigen; die Kinder können sich dann hochziehen und bei Ausreißversuchen stürzen, die Unfallgefahr ist in dieser Situation beträchtlich! Die gleiche Gefahr besteht übrigens bei den Kindergurten, wenn diese an den seitlichen Streben befestigt werden.

248 Immobilisierende Zwangsverbände

Die Kunststoffmanschetten sollte man nicht bei Patienten mit Blutungsneigungen (z.B. Hämophilie, Thrombopathien, Marcumarbehandlung u.ä.) anlegen, da es bei Ausreißversuchen zu Hämatombildungen oberhalb der Manschetten kommen kann. Hier sind auf jeden Fall weiche Zwangsverbände angezeigt.

Mit Schlauchverband lassen sich weiche Zwangsverbände anlegen. Man zieht über jeden Arm entsprechend breiten Schlauchverband, schneidet ihn in der Achselhöhle etwas ein und zieht die Zipfel zum Nacken, wo sie miteinander verknotet werden. Über die Hand hinaus wird der Schlauchverband bis zum Matratzenrahmen gezogen und dort befestigt.

Will man lediglich die Armtätigkeit inaktivieren, so zieht man genügend Schlauchverband über beide Arme und verknotet wieder die Zipfel im Nacken. Die Arme werden rechtwinklig dem Körper angelegt, und der noch überhängende Schlauchverband an den Händen wird in Taillenhöhe zum Rücken geführt und dort miteinander verknotet.

Bei ganz unruhigen Patienten passiert es, daß sie sich aus Kletten- oder Ledermanschetten befreien, weil sich irgendwie der Verschluß öffnen ließ. Soll dies verhindert werden, so kann man Spezialbandagen verwenden, die sich nur mit einem Magnetschlüssel öffnen lassen, so daß der Patient sich nicht selbst befreien kann. Dieser magnetische Verschluß besteht aus drei Teilen: dem Sockel (Abb. 17.2c), der in die Bandage eingesetzt wird und durch Aufstecken des Patentknopfes (b) verschlossen wird. Dieser Verschluß kann nur durch den Magnetschlüssel (a) wieder geöffnet werden. Der Magnetschlüssel ist nicht fest mit dem Knopf verbunden, er soll auch nicht in Reichweite des Patienten deponiert werden, allerdings so stationiert sein, daß das Pflegepersonal ihn jederzeit schnell erreichen kann. Die Magnetschloßbandagen sind unter dem Namen *Segufix-Bandagen* (15) erhältlich.

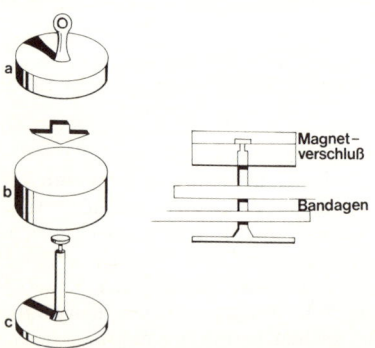

Abb. 17.2 *Segufix*-Patentknopf

18. Sonderverbände

N. Kaiser

18.1. Zinkleimverband

Der Zinkleimverband wird am Unterschenkel zur Prophylaxe oder Behandlung der Thrombose und ihrer Folgezustände angewandt. Vor dem Anlegen eines Zinkleimverbandes werden vorstehende Knochenabschnitte (Knöchel, Schienbeinkante) mit dünnen Wattestreifen gepolstert. Außerdem legt man ein schmales Polster aus Watte oder Schaumstoff in die Gruben hinter den Knöcheln, um auch dort eine Druckwirkung durch den Verband zu erzielen.

Die einzelnen Bindentouren werden gleichmäßig und nur so stramm angewickelt, daß es an den Zehen gerade eben nicht zu Stauungserscheinungen kommt. Wenn sich die einzelnen Touren nicht ideal anschmiegen, soll man die Binde abschneiden und eine neue Tour beginnen. Diese halben Achtertouren weisen zunächst oberhalb der Knöchel einen steilen Verlauf auf, in Kniegelenksnähe verlaufen sie flacher. Mit Rundtouren schließt man den Verband ab. Umschlagtouren führen zu Einschnürungen, sie müssen vermieden werden.

Elastische Zinkleimbinden werden am Unterschenkel in vollständigen Achter- und Spiraltouren (s. elastischer Bindenverband) angelegt. Sie dürfen nicht in kurzen Stücken, d.h. *nicht* nach einer halben Achtertour abgeschnitten werden. Damit würde ihre elastische Eigenschaft verlorengehen.

Um die Kleidung zu schützen, wird als Abschluß über die Zinkleimbinde ein hautfarbener Schlauchverband von den Zehengrundgelenken bis unterhalb des Knies übergestreift. Am oberen und unteren Rand wird der Verband mit einem Verbandpflasterstreifen eingefaßt. Steht kein Schlauchverband zur Verfügung, überdeckt man die Zinkleimbinde mit einer hautfarbenen, elastischen Mullbindenwicklung.

Bei empfindlicher oder stark behaarter Haut empfiehlt es sich, zunächst einen Schlauchverband bis unterhalb des Kniegelenkes überzuziehen, darüber den Zinkleimverband anzulegen und den Rest des Schlauchverbandes vom Fuß her über den Zinkleimverband bis zum Knie drehend hochzuziehen (Abb. 18.1 a–d). Die Länge des Schlauchverbandes ist mit ca. 2 1/2 x Zehenspitze – Ferse – Knie zu bemessen.

Ein Zinkleimverband kann bis zu 3 Wochen belassen werden, ohne daß Hautreizungen zu befürchten sind.

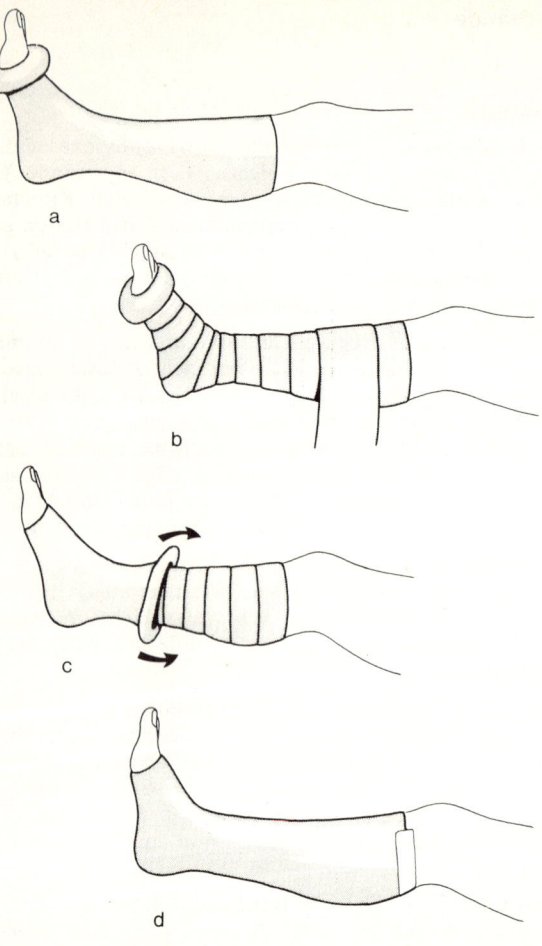

Abb. 18.1a–d a) Ein Schlauchverband in der Länge von 2 1/2 x Zehenspitze bis Knie wird von den Zehengrundgelenken bis zum Knie angelegt. Die eine Hälfte des Schlauchverbandes bleibt in Höhe der Zehen aufgerollt

b) Von den Zehengrundgelenken an wird ein Zinkleimverband in der üblichen Weise angelegt

c) Der 2., noch gerollte Teil des Schlauchverbandes wird bis zum Knie hochgeführt. Dabei wird er gedreht, damit er faltenlos sitzt

d) Der obere Rand wird mit einem Pflasterstreifen festgehalten. Man kann auch den oberen Rand einschneiden, die Zipfel ausziehen, kreuzen und miteinander verknoten

18.2. Feuchte Verbände

Schwellungs- oder Entzündungszustände werden gern mit feuchten Verbänden behandelt. Auf die entsprechenden Körperabschnitte wird ein lockerer Mullverband gelegt, um eine Verdunstung der aufgebrachten Flüssigkeit zu erzielen. Daher dürfen diese Verbände nicht durch eine wasserdichte Auflage abgeschlossen werden. Durch einen wasserdichten Abschluß entsteht eine feuchte Kammer, die nur in bestimmten Fällen bei besonderen Erkrankungen als Behandlungsmaßnahme geeignet ist. In allen übrigen Fällen schadet eine feuchte Kammer nur, sie führt zur Haut- und Gewebsmazeration und begünstigt die Ausbreitung einer Infektion.

Feuchte Verbände, die Schwellungen beseitigen sollen, werden mit 30—50%igem Alkohol oder einfach mit Leitungswasser begossen. Die immer wieder empfohlenen Zusätze von essigsaurer Tonerde oder Borwasser sind schädlich, sie weichen in unerwünschter Weise die Haut auf, stören die Wundheilung oder rufen sogar bei Berührung mit Wunden Vergiftungserscheinungen hervor. Schmierige, schlecht heilende Wunden säubern sich meist rasch bei der Anwendung von hypertonischer Kochsalzlösung. Durch die abdunstende Feuchtigkeit entsteht eine gewisse Saugwirkung auf die Wundsekrete in den Verband hinein. Das Ödem der Wundumgebung geht zurück, die Durchblutung bessert sich. Eine etwa 1,5%ige Kochsalzlösung stellt man sich selbst her, indem man einen gut gehäuften Eßlöffel Kochsalz in 1 l Wasser gibt. Durch die Verdunstung erhöht sich mit der Zeit die Salzkonzentration im Verband. Deshalb feuchtet man den Verband, wenn er nicht gewechselt wird, nach einiger Zeit nur noch mit Leitungswasser an.

18.3. Verbände bei Verbrennungen

Im Rahmen der Ersten Hilfe werden Verbrennungs- oder Verbrühungswunden nur mit sterilen Tüchern bedeckt. Dazu genügen im Notfall frisch gewaschene Taschen-, Hand- und Bettücher. Falls vorhanden, sind die verbrannten Körperabschnitte in Metallinetücher (s. dort) einzuschlagen. Salben, Gelee, Sprays, Puder, Öl, Mehl oder sonstige „Hausmittel" dürfen unter keinen Umständen auf die Verbrennungswunden gebracht werden.

Größere Verbrennungswunden sollten immer einem Arzt gezeigt werden, der unter anderem auch abschätzen muß, ob eine weitere Behandlung im Krankenhaus notwendig ist. Eine Klinikaufnahme wird ab 5—10% verbrannter Körperoberfläche je nach Verbrennungsgrad gefordert. Als Anhalt für die Schätzung der Verbrennungsfläche gilt, daß die Handfläche des Verbrannten etwa 1% seiner Körperoberfläche ausmacht. Das heißt also, ein Verbrennungsausmaß von 10% liegt vor, wenn die Handfläche des Verbrannten 10mal in seine verbrannte Hautfläche hineinpassen würde.

In der Klinik lagert man die Verbrannten auf sterilen Leinentüchern oder Metallinetüchern und bedeckt sie auch mit derartigen sterilen Tüchern. Auf strenge Asepsis bei allen Pflegemaßnahmen ist zu achten. Die verschiedenen Methoden der lokalen Behandlung großflächig verbrannter Körperabschnitte (Freiluftbehandlung, Verschorfungsmethode nach Grob, Lagerung in Spezialbetten) werden hier nicht beschrieben. Sollten jedoch Verbände notwendig werden, so verhindert man am besten das Verkleben des Verbandes mit den Verbrennungswunden durch besonders präparierte Gazen oder Tülls (Branolind, Sofratüll, Curatüll, Fucidinegaze u.a.). Auf diese unterste Lage des Verbandes legt man reichlich grobmaschige Mullkompressen und wickelt diese locker mit einer elastischen Mullbinde an.

Andere Verbandstoffe, die sich zum Abdecken von Verbrennungswunden eignen, bestehen aus einem saugfähigen Zellstoffpolster, das auf der zur Wunde gerichteten Seite mit einem nicht haftenden Schleier aus Synthesefasern versehen ist (s. S. 71). Auch diese Wundauflagen wickelt man mit einer elastischen Mullbinde an.

Ein mikroporöser Spezialverband (Epigard, Firma Parke Davis) kann nach Entfernung der verbrannten Haut mit seiner Schaumstoffseite auf die Wundfläche gelegt werden. Der Spezialverbandsstoff wird mit einer elastischen Mullbinde fixiert. Durch den besonderen Aufbau dieses Verbandstoffes reinigen sich die Wunden intensiv und bilden frische Granulationen, die für eine erfolgversprechende Hauttransplantation besonders wichtig sind. Der aufgelegte Spezialverband sollte nach 1−2 Tagen gewechselt werden.

Extremitäten mit ausgedehnten, tiefen, zirkulären Verbrennungswunden müssen gelegentlich zur besseren allseitigen Pflege und Abheilung schwebend aufgehängt werden, das gelingt z.B. mit Hilfe von Drahtextensionen an einem Lochstabgerüst.

18.4. Verbände nach Hauttransplantationen

Nach Hauttransplantationen hat es sich bewährt, auf die transplantierte Haut Aluminium- oder Silberfolie zu legen. Diese wirkt leicht bakterizid und verhindert, daß das Transplantat mit dem Verband verklebt. Die sehr dünne Folie zerbricht, sobald man sie auf die Haut aufgebracht hat. Zwischen den Rissen fließt das Wundsekret in den Verband ab.

Einen ähnlichen Effekt hat ein schleierartiges Gewebe aus feinsten Kunststoffäden, das unmittelbar auf dem Transplantat ausgebreitet wird. Es vermeidet ebenfalls weitgehend die Verklebung des Verbandstoffes mit dem Transplantat.

Eine besondere Klebefolie, die auf die vorgesehene Entnahmestelle aufgeklebt wird, erleichtert die Hautentnahme mit dem Dermatom.

Die Folie verbleibt auf dem Hautlappen und verhindert das Zusammenrollen des Transplantates. Gleichzeitig ist die Folie zunächst Trennschicht zum Verband. Auf den oben genannten Schleier oder die beschriebene Klebefolie kommt nun eine dickere Lage locker gelegter Mullkompressen oder eine dünne, saugfähige Mullage und dazu ein steriles Schaumgummistück. Eine sehr vorsichtig gewickelte, nur wenig komprimierende, elastische Binde schließt den Verband ab. Nach 4-6 Tagen wird die Klebefolie vorsichtig vom Transplantat entfernt und dieses nach Auflegen eines hauchdünnen Silberblattes u.ä. erneut mit leichter Kompression verbunden.

Eine dosierte Druckwirkung läßt sich auch mit Stahlwolle ausüben. Diese wird nicht unmittelbar auf die bloße Haut oder das Transplantat, sondern auf einen dünnen Gazeverband gelegt und angewickelt. Durch einen solchen Verband kann überdies die Feuchtigkeit sehr gut abdunsten. Diese Art von Kompressionspolster wird auch gern nach Handoperationen in der Hohlhand angewandt.

18.5. Verbände bei Wundrupturen

Unter einer Wunddehiszens oder Wundruptur versteht man das teilweise oder völlige Auseinanderweichen einer genähten Wunde. Vor allem im Bereich des Bauchraumes (Platzbauch) oder des Brustkorbes (Platzthorax) stellt dieses Ereignis die gefährlichste Komplikation einer Wundheilungsstörung dar. Nach einem Hustenstoß oder auch bei geringfügiger Bewegung weicht die Wunde infolge einer Heilungsstörung in einzelnen Schichten oder komplett auseinander. Beim Platzbauch treten großes Netz oder Darmschlingen durch die Wunde hervor. Weicht eine Wunde nach Lungenoperationen auseinander, so erscheint in der Wunde Lungengewebe.

Auf die vorgefallenen Eingeweide werden große sterile Stücke eines Verbandstoffes gelegt, der wundseitig mit Gaze bespannt ist. Kleine Tupfer oder Zellstoff dürfen niemals auf die ausgetretenen Eingeweide gebracht werden. Tupfer verschwinden auf Nimmerwiedersehen in der Leibeshöhle und Zellstoff klebt auf den Eingeweiden derart an, daß es nur in mühsamer, zeitraubender Arbeit wieder gelingt, alle kleinen Zellstoffetzen zu entfernen.

Durch breite Pflasterstreifen oder breite, elastische, zirkulär gewickelte Binden oder durch ein breites, straff angelegtes „Bauchtuch" (Bauchbinde) muß verhindert werden, daß weitere Eingeweide austreten.

Das „Bauchtuch" besteht aus einem 30–40 cm breitem Leinentuch, das um den Leib gelegt und mit Sicherheitsnadeln festgehalten wird (Abb. 18.1 e). Nach entsprechender Vorbereitung müssen die vorgefallenen Organe operativ zurückverlagert und die Wunden geschlossen werden.

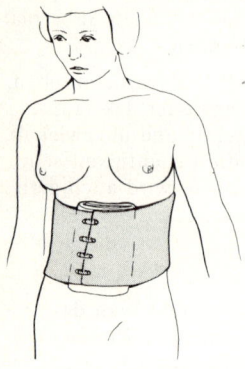

Abb. 18.1 e Bauchbinde beim Platzbauch

Zur Notversorgung kann man natürlich auch die industriell gefertigten Leibbinden mit Klettenverschluß verwenden, die sonst angelegt werden, um bei ungünstigen Wundverhältnissen im Bauchbereich (große Operationsschnitte, schlechte anatomische Verhältnisse der Bauchdecken) die Gefahr eines Platzbauches zu verringern.

18.6. Verbände und Unterlagen beim Dekubitus

Durchgelegene Stellen am Gesäß, Kreuzbein, an den großen Rollhügeln und Schulterblättern bedeuten in fortgeschrittenen Fällen tiefe, buchtenreiche, stark eitrig sezernierende Wundhöhlen, die ungünstig zu verbinden sind. Vor allem beim Gesäß- und Kreuzbeindekubitus lassen sich die notwendigen großen Verbände wie folgt herstellen:

Nach dem Austupfen und Reinigen des Dekubitus werden in lockerer Schicht reichlich sterile Mullkompressen aufgelegt, auf die 1—2 Lagen sterile Zellstoffmullkompressen gebracht werden können. Eine gut passende, selbst gefertigte Hose aus Schlauchmull oder Netzverband hält diese Wundauflagen an ihrem Platz fest. Man vermeide eine Befestigung mit Pflaster oder geklebtem Mullschleier. Beim Ablösen gibt es sonst an der empfindlich gewordenen Haut neue Verletzungsstellen.

Der Kranke liegt, wenn er in Rückenlage verbleibt, mit diesem Verband auf einer Krankenunterlage (z.B. der Fa. Camelia, Hartmann o.a.), die auf einer Seite sehr saugfähig, auf der anderen Seite völlig wasserundurchlässig ist. Man achte darauf, daß die Unterlage faltenfrei unter dem Kranken ausgebreitet ist.

Eine passend zugeschnittene Unterlage kann auch schon direkt auf die Wundauflagen mit ihrer saugfähigen Seite aufgelegt und mit in die Hose genommen werden.

Um einen Dekubitus bei hinfälligen Patienten oder sogenannten Pflegefällen, die Harn und Stuhl unkontrolliert abgeben, möglichst lange zu verhindern, haben sich spezielle Hosen bewährt, die in verschiedenen Größen und Ausführungen angeboten werden (u.a. Sanitas-Camelia). In diesen werden passende, saugstarke Unterlagen und Windeln oder Wundauflagen und Verbände zuverlässig gehalten.

Wenn man nicht über eine spezielle Antidekubitusmatratze (z.B. Antidecubitor, Drägerwerke) verfügt, lagert man den Patienten zur Vorbeugung und Behandlung eines Dekubitus auf weichen, anschmiegbaren Polstern, damit sich das Körpergewicht verteilt und der Druck nicht nur auf einzelne Punkte einwirkt. —

Nicht jedes beliebige Polstermaterial ist dazu geeignet. Seine Elastizität und sein Aufbau müssen den Anforderungen einer guten Gewichtsverteilung und Druckverminderung genügen. Ein dafür speziell entwickeltes Material wird z.B. in dem Reston-Polster der Firma 3 M angeboten.

18.7. Nabelbruchpflaster

Bei Kindern bis zum 1. Lebensjahr kann ein Verschluß der Nabelbruchpforte auf konservativem Weg versucht werden. Der Bruch wird mit dem Zeigefinger zurückgedrückt, d.h. reponiert. Dann wird zu beiden Seiten des Nabels eine Hautfalte gebildet und diese durch einen breiten, luftdurchlässigen Heftpflasterstreifen (Abb. 18.2 u. 18.3) oder durch ein Spezialpflaster (Poro-Nabelbruchpflaster [19]) fixiert.

Dieses Nabelbruchpflaster besteht aus zwei Teilen. Der eine Pflasterstreifen ist hantelförmig gestaltet, aus dem anderen ist ein rechteckiges Fenster ausgeschnitten (Abb. 18.4). Zunächst zieht man die Abdeckfolie im Abschnitt a und d ab. Diese beiden Pflasterenden klebt man in ca. 2 cm Abstand rechts und links vom Nabel auf (Abb. 18.5).

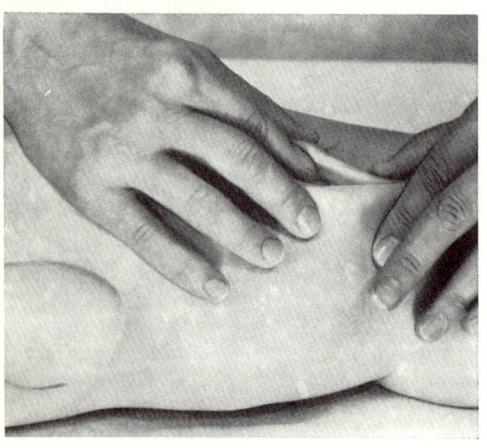

Abb. 18.2 Faltenbildung beim Anlegen eines einteiligen Nabelbruchpflasters (Abb. 18.2, 18.12a aus: CATEL, W., F.H. DOST, W. KÜBLER, J. OEHME: Das gesunde und das kranke Kind, 10. Aufl. Thieme, Stuttgart 1972)

Nabelbruchpflaster 257

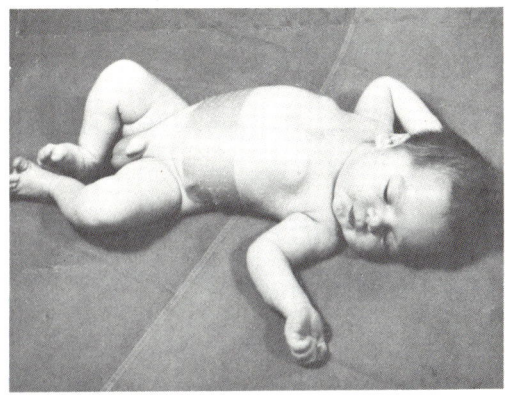

Abb. 18.3 Angelegtes Nabelbruchpflaster (Nabiline®; aus: Pflaster, Herstellung, Eigenschaften, Indikationen. Beiersdorf, Hamburg 1970)

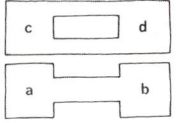

Abb. 18.4 Umrisse des zweiteiligen Nabelbruchpflasters der Firma Lohmann

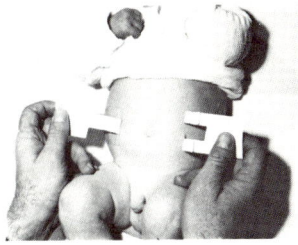

Abb. 18.5 Anlegen eines zweiteiligen Spezialnabelbruchpflasters (Abb. 18.5 u. 18.7 aus: Stütz- und Entlastungsverbände. Lohmann, Fahr 1964)

Nun wird der Abschnitt b durch das Fenster geführt und der Rest der Abdeckfolie entfernt. Jetzt übt man an den beiden Abschnitten b und c in entgegengesetzter Richtung einen Zug aus, dabei bildet sich eine Hautfalte, in der der Nabel verschwindet. Die beiden freien Pflasterenden klebt man auf die Haut auf (Abb. 18.6–18.7).

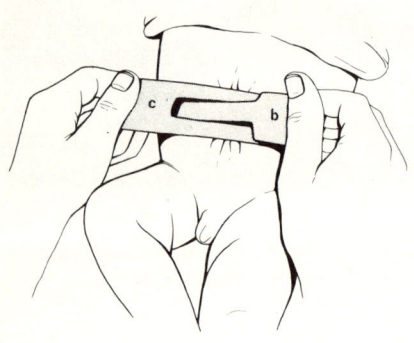

Abb. 18.6 Anlegen eines Spezialnabelbruchpflasters

Nabelbruchpflaster müssen immer so angelegt werden, daß beim Baden kein Wasser in die Nabelfalte gelangen kann.

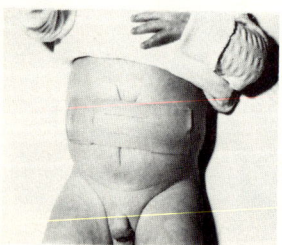

Abb. 18.7 Angelegtes Nabelbruchpflaster

18.8. Dachziegelverband

Nach Unfällen mit Rippenbrüchen kann man im Notfall die Bruchstelle mit einigen elastischen Bindentouren oder elastischen Pflastertouren ruhigstellen. Beim Anlegen der Touren atmet der Patient jeweils stark aus. Durch ständiges, langsames Anziehen erreicht man eine Kompression des Brustkorbes mit teilweiser Ruhigstellung (Abb. 18.8). Die Brustwarzen werden vor dem Aufkleben eines Pflasterverbandes mit einem kleinen Mulltupfer bedeckt.

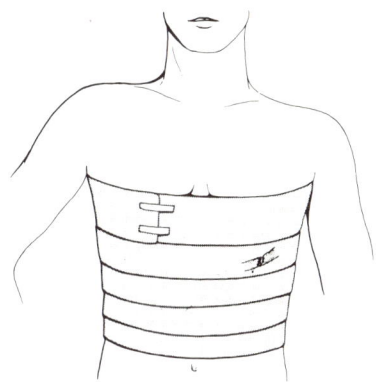

Abb. 18.8 Dachziegelverband

Einen halbseitigen Dachziegelverband legt man mit 5 cm breiten Heftpflasterstreifen an, die dachziegelförmig von unten nach oben auf der kranken Thoraxseite aufgeklebt werden. Auch hier atmet der Patient aus, bevor man den einzelnen Pflasterstreifen anbringt. Die vorderen und hinteren Enden dieser Pflasterstreifen bedecken in Handbreite auch die gesunde Seite des Brustkorbes und werden dort durch einen zusätzlichen, senkrechten, breiten Pflasterstreifen befestigt (Abb. 18.9). Es ist daran zu denken, die Brustwarze mit einem Mulltupfer zu schützen. Pflasterverbände dieser Art sollten am behaarten Thorax vermieden werden, sie machen erhebliche Beschwerden. Überhaupt werden Rippenbruchverbände nur noch selten angewandt. Sie nutzen meist nicht viel, sie schädigen die Haut und führen durch die eingeschränkte Atembeweglichkeit und Minderbelüftung der Lungen vor allem bei älteren Menschen zur Pneumonie.

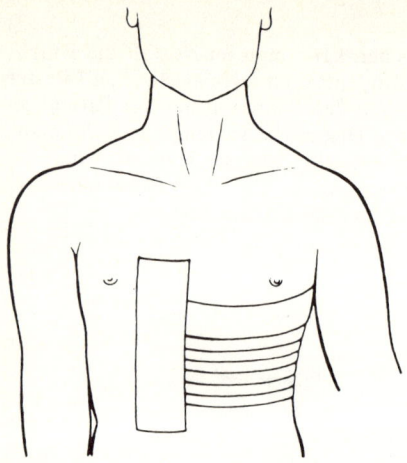

Abb. 18.9 Halbseitiger Dachziegelverband (Abb. 18.9, 18.11, 18.17 aus: REIFFERSCHEID, M.: Chirurgie, 2. Aufl. Thieme, Stuttgart 1972)

18.9. Schanzsche Halskrawatte

Bei Verletzungen oder bestimmten Verschleißerscheinungen im Bereich der Halswirbelsäule legt man eine Schanzsche Halskrawatte an. Diese wird wie folgt angefertigt: Man wickelt gleichzeitig eine breite Watterolle mit einer breiten Mull- und einer breiten elastischen Binde um den Hals, so daß immer auf eine Watteschicht eine Gaze- und darauf eine Bindenschicht folgt. Der Kopf wird dabei maximal gestreckt gehalten. Der Verband muß so breit gewickelt werden, daß der Kopf allseitig (vor allem am Hinterhaupt und an der Kinnspitze) hoch abgestützt wird und der Verband dem Oberkörper breit aufliegt (Abb. 18.10). Soll dieser Verband längere Zeit getragen werden,

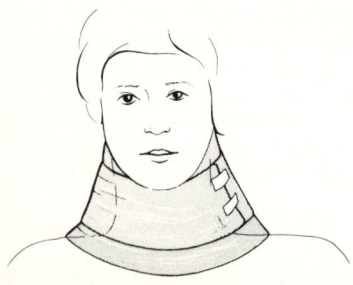

Abb. 18.10 Schanzsche Halskrawatte

so wickelt man eine feuchte Stärkebinde über die letzten Lagen der Watte, Mull- und elastischen Binden. Zur Herstellung des Schanz-schen Verbandes gibt es auch in verschiedenen Breiten und Längen fertige, industriell hergestellte Halskrawatten.

18.10. Rucksackverband

Der Rucksackverband wird bei der Schlüsselbeinfraktur oder bei der Sprengung des Schultereckgelenkes angewandt. Man füllt eine schmale Trikotschlauchbinde mit Watte. Die beiden Enden des Schlauchverbandes bleiben auf einen längeren Abschnitt ohne Watte, so daß sie sich knoten lassen. Die Achselhöhlen sollen mit einem Wattekissen gepolstert sein. Die Mitte der gefüllten Trikotschlauch-binde wird hinten auf den Nacken gelegt, dann nach vorn und anschließend durch beide Achselhöhlen nach hinten zum Rücken geführt. Die beiden Enden werden fest angezogen und miteinander auf dem Rücken zwischen den Schulterblättern straff verknüpft. Nun schlingt man das eine freie Ende des Schlauchverbandes um die Nakkenrolle und verknotet es unter Zug mit dem anderen Ende. Hierdurch entsteht eine zusätzliche Spannung des Verbandes (Abb. 18.11).

Eine andere Technik mit dem gleichen Ziel zeigen Abb. 18.12b und 18.13. Verwendet man tg oder Stülpa (tg 2, 2 R), so benötigt man ca. die 2 1/2fache erforderliche Länge, oder als anderes Maß: 2mal die reichliche Länge des Brustumfanges. Wird mit dem Applikator gearbeitet, so zieht man den abgemessenen Schlauchmull von „links" auf, d.h. der Schlauchmull wird zuerst durch den Applikator gezogen und dann von innen über das Gestell gestreift; es liegen dann die

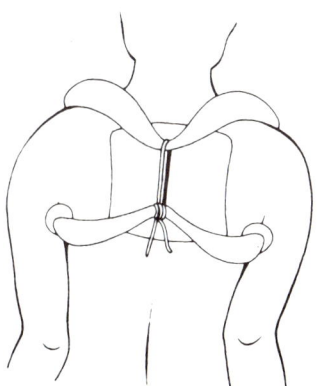

Abb. 18.11 Rucksackverband

262 Sonderverbände

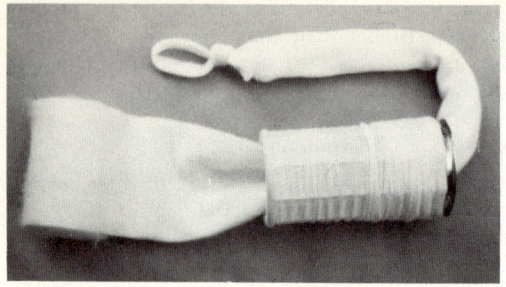

Abb. 18.12a Herstellung des Watteschlauches mit tg

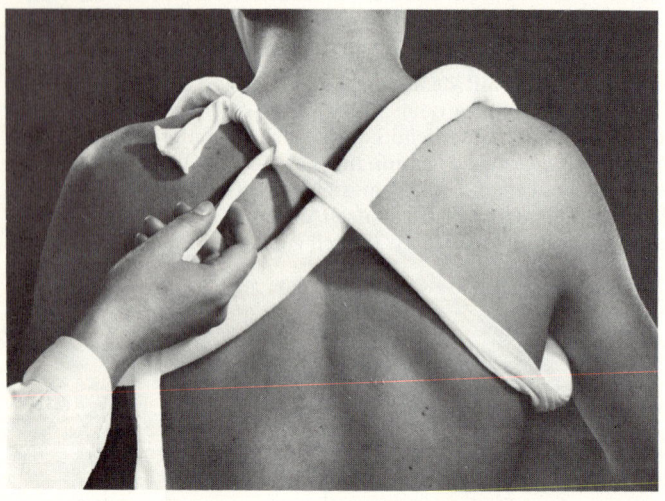

Abb. 18.12b Anlegen eines Rucksackverbandes (Abb. 18.12b u. 18.13 aus: tg, ein fortschrittlicher Spezialverbandstoff, eine moderne Verbandtechnik, 3. Aufl. Lohmann, Fahr)

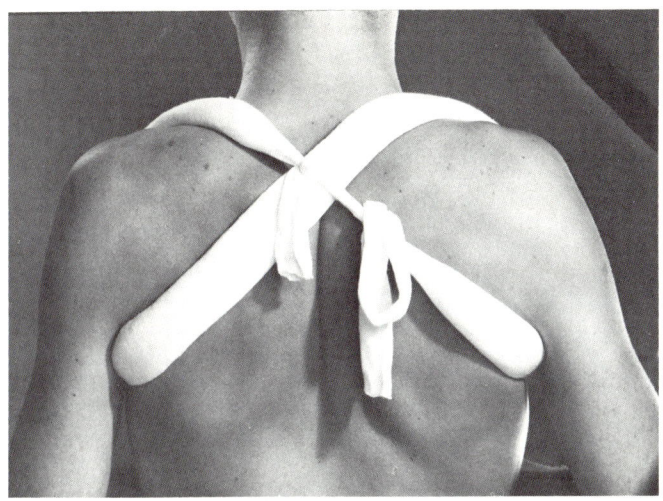

Abb. 18.13 Anlegen eines Rucksackverbandes

linken Maschen außen. Bevor das letzte Ende im Applikator verschwindet, knotet man eine Schlaufe hinein und zieht erst dann den Rest auf den Applikator, der nun vorn verschlossen ist. Es wird jetzt der vorbereitete Wattestrang eingelegt und zusammen mit dem Schlauchmull durch den Applikator gezogen (Abb. 18.12a). Der Wattestrang soll nicht bis zum Ende des Schlauchmulls reichen, da die Verknotung nicht zu auftragend sein darf. Man führt den Schlauchverband von der linken Schulter durch die linke Achselhöhle über den Rücken zur rechten Schulter und durch die rechte Achselhöhle zur Schlaufe zurück. Nachdem man das freie Ende durch die Schlaufe geführt hat, verknotet man den Schlauchverband unter gleichmäßigem kräftigen Zug. — Der Verband wird nach einem Tag und dann nach drei und sechs Tagen nachgespannt, da sich das Material langsam dehnt.

18.11. Kragen-Manschetten-Verband

Das Repositionsergebnis nach einer Ellbogenluxation oder einer kindlichen suprakondylären Fraktur kann in bestimmten Fällen durch einen sogenannten Kragen-Manschetten-Verband gehalten werden. Der verletzte Ellenbogen befindet sich nach der Reposition in spitzwinkliger Beugestellung. Um das Handgelenk und um den Hals wird eine gut gepolsterte Manschette gelegt, die beide derart durch eine unelastische Binde verbunden werden, daß die spitzwinklige Stellung des Ellenbogens erhalten bleibt (Abb. 18.14–18.16).

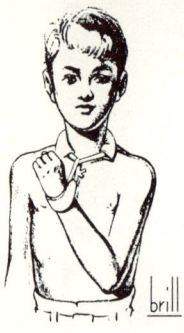

Abb. 18.14 Kragenmanschettenverband (aus: BLOUNT, W.P.: Knochenbrüche bei Kindern. Thieme, Stuttgart 1957)

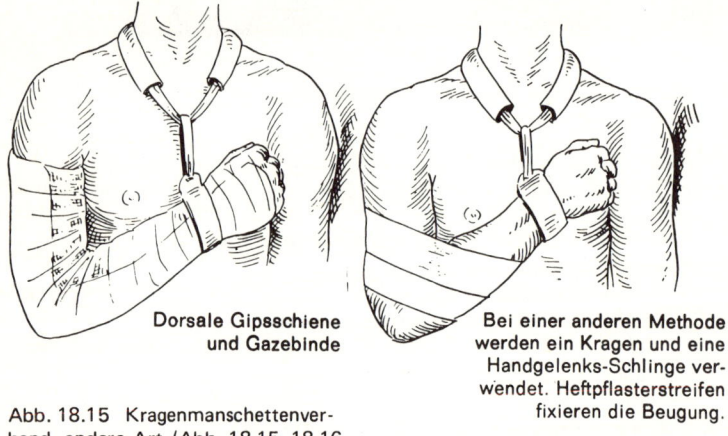

Dorsale Gipsschiene und Gazebinde

Bei einer anderen Methode werden ein Kragen und eine Handgelenks-Schlinge verwendet. Heftpflasterstreifen fixieren die Beugung.

Abb. 18.15 Kragenmanschettenverband, andere Art (Abb. 18.15, 18.16 aus: COMPERE, E.L., S.W. BANKS, Cl.L. COMPERE: Frakturenbehandlung. Thieme, Stuttgart 1966)

Abb. 18.16 Kragenmanschettenverband, andere Art

18.12. Verband bei der Oberarmfraktur des Neugeborenen

Bei einer Oberarmfraktur des Neugeborenen läßt sich eine ausreichende Ruhigstellung zur Heilung dadurch erzielen, daß man den gestreckten Arm an den Körper zur Schienung anwickelt (Abb. 18.17).

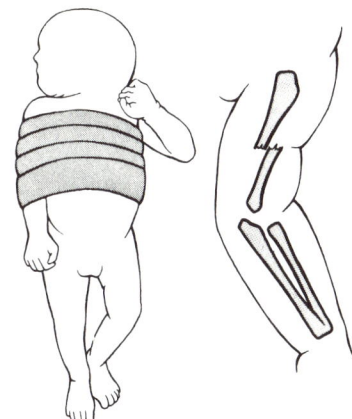

Abb. 18.17 Verband bei der Oberarmfraktur des Neugeborenen

18.13. Faustverband bei Fingersteife

Fingersteifen können aus verschiedenen Ursachen (Verletzungs- oder Entzündungsfolgen) eintreten. Dann kann es in bestimmten Fällen notwendig werden, neben den aktiven Bewegungsübungen der Hand eine passive Dehnung versteifter Finger durchzuführen. Diese wird nicht manuell, sondern durch Bandagierung der eingerollten Hand mit einer elastischen Binde während der Nacht (Faustverband) vorgenommen. Die Binde wird in einigen Touren um das Handgelenk gewickelt und darauf auf der Rückfläche der Hand über die gebeugten Finger zur Vorderfläche der Hand geführt. Dann erfolgt eine erneute Wicklung um das Handgelenk, um damit diejenigen Bindenlagen zu fixieren, die den Handrücken und den Handteller bedecken.

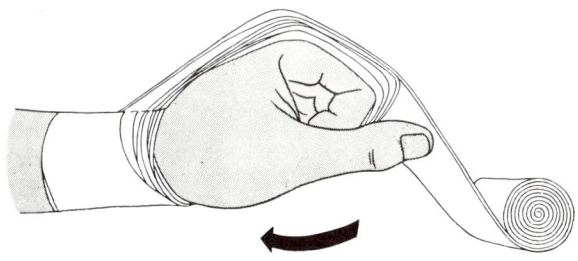

Abb. 18.18 Faustverband zur Behandlung der Fingersteife (Abb. 18.18–18.21 aus: MOBERG, E.: Dringliche Handchirurgie, 3. Aufl. Thieme, Stuttgart 1972)

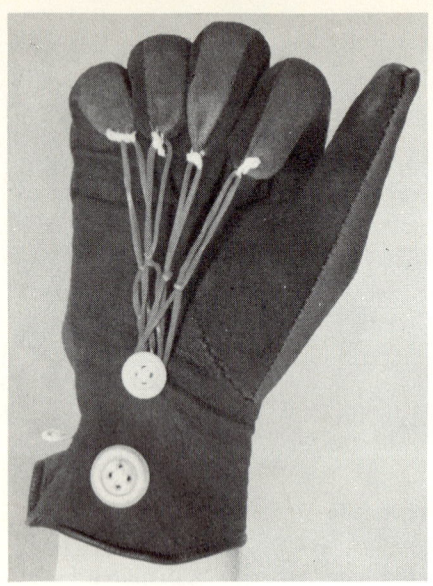

Abb. 18.19 Dehnung der Fingerbänder mit Hilfe eines besonders hergerichteten Handschuhs

Nun folgt die nächste Tour wieder über Handrücken und Finger und wird, wie oben geschildert, mit einer Tour um das Handgelenk befestigt usw. (Abb. 18.18). Man achte darauf, die Binde nur so stark anzuziehen, daß keine Beschwerden im Bereich der Hand entstehen.

Eine ähnliche passive Dehnung kann durch einen „Quengelverband" erreicht werden, der aus einem alten Handschuh hergestellt wird. An den Fingerspitzen des Handschuhs werden Gummibänder angebracht und diese mit mehr oder weniger starkem Zug an einem Knopf im Bereich des Handgelenkes fixiert (Abb. 18.19). Auch hier darf die Dehnung nur vorsichtig, ohne daß Schmerzen entstehen, vorgenommen werden.

18.14. Fingertüten-Schutzverband

Bandverletzungen der Finger erfordern nach der Abnahme des Gipsverbandes noch für längere Zeit einen Schutzverband. Dieser läßt sich durch zwei miteinander vernähte Fingertüten in der Weise herstellen, daß die Mittelwände der Tüten dem verletzten Seitenband am nächsten liegen (Abb. 18.20). Dieser Verband wird bei der Arbeit getragen und schützt das verheilende Seitenband vor den unvermeidbaren, immer wiederkehrenden Stößen und Prellungen beim Einsatz der Hand.

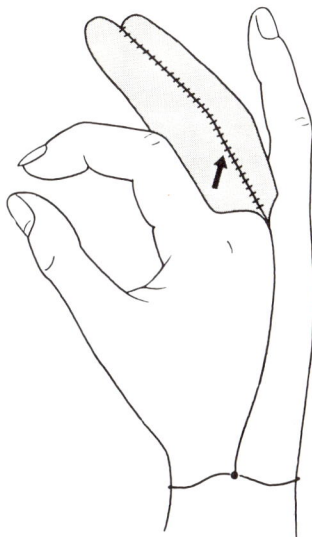

Abb. 18.20 Fingertüten-Schutzverband

18.15. Anlegen einer Blutleere

Bestimmte Operationen oder Versorgungen von Verletzungen werden an den Extremitäten in Blutleere ausgeführt. Durch die Blutleere erhält man eine gute Übersicht über die Gewebsstrukturen, kann Verletzungen in ihrem Ausmaß besser beurteilen und spart dadurch Zeit bei den Eingriffen.

Die Blutleere wird an der hocherhobenen Extremität angelegt. Zunächst wickelt man den Arm oder das Bein mit einer Gummi- oder elastischen Binde zirkulär unter mäßiger Spannung aus. Man beginnt peripher an den Zehen- oder Fingerspitzen und wickelt weiter körperwärts je nach den Erfordernissen bis zum Oberarm oder Oberschenkel. Um Oberarm oder Oberschenkel legt man eine Blutdruckmanschette oder eine besondere Manschette für Blutleeren und pumpt sie am Oberarm bis 300 mm Hg, am Oberschenkel bis 600 mm Hg auf (Abb. 18.21). Nun wird die zirkuläre Binde entfernt und die erhobene Extremität wieder abgelegt. Der Druck in der Manschette soll während der Operation nicht absinken. Blutleeren dürfen nie ohne Aufsicht und nie länger als 1 1/2 Stunden belassen werden. Außerdem darf die Blutleere für Operationen nicht mit einer Gummibinde (Esmarch-Binde) aufrechterhalten werden — diese dient nur dazu, das Blut von peripher nach körperwärts auszuwickeln. Die

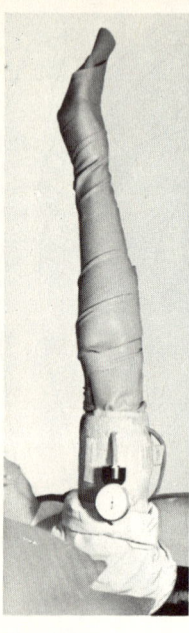

Abb. 18.21 Anlegen einer Blutleere

Kompression der Gefäße soll immer mit einer Luftmanschette unter Druckkontrolle vorgenommen werden.

Häufig genügt es allerdings, zur Operation nur eine Blut*sperre* anzulegen. Bei infektiösen Prozessen ist immer nur eine Blutsperre erlaubt, da beim Auswickeln die Keime ins Gewebe ausgepreßt und weiter verschleppt werden.

Zur Blutsperre hält man die Extremität 2−3 Minuten hoch und streicht sie, wenn keine Infektion vorliegt, mit den Händen von körperfern nach körperwärts aus. Dann pumpt man eine vorher locker umgelegte Blutdruckmanschette schnell auf die oben genannten Werte auf.

Abbindungen als Maßnahmen der Ersten Hilfe können natürlich mit breiten elastischen oder Gummibinden, Dreieck- oder Handtüchern angelegt werden. Stricke, Draht, schmale Gürtel u.ä. sind ungeeignet, sie führen zu nicht wiedergutzumachenden Weichteil- und Nervenschäden! An dieser Stelle soll nur das Anlegen eines Quengelverbandes am Oberschenkel als Notmaßnahme gezeigt werden (Abb. 18.22). Eine Dreiecktuchkrawatte wird um den Oberschenkel gelegt, in den Knoten bindet man einen Stab mit ein. Diesen dreht man, bis die

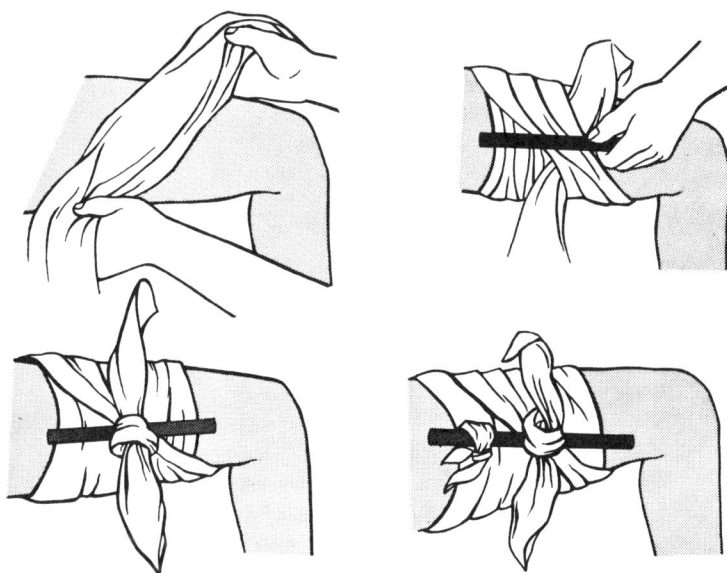

Abb. 18.22 Anlegen eines Quengelverbandes am Oberschenkel (aus: KÖHNLEIN, H.-E., S. WELLER, W. VOGEL, J. NOBEL: Erste Hilfe, 3. Aufl. Thieme, Stuttgart 1972)

Blutung steht. Dann wird der Quengel, d.h. Stab mit einem zweiten Tuch fixiert und so daran gehindert, sich selbsttätig zurückzudrehen. Weitere Abbindungsmaßnahmen bei Blutungen im Rahmen der Ersten Hilfe werden hier nicht vorgestellt. Dazu wird auf die entsprechenden Fachbücher verwiesen.

18.16. Verschlüsse für einen Anus praeternaturalis

Einen vorverlegten Darmausgang im Bereich des Dickdarmes nennt man „Kolostomie", einen Ausgang im Bereich des Dünndarmes bezeichnet man als „Ileostomie". Um den Darminhalt aus diesen Öffnungen aufzufangen, gibt es Kunststoffkapseln aus Zelluloid oder Plexiglas, die mit einer Leibbinde oder einem Gurt auf dem künstlichen Darmausgang festgehalten werden. – Eine Vereinfachung der Reinigung und Hygiene wurde dadurch erzielt, daß man Pelotten in Ringform konstruierte. In der ringförmigen Halterung wird ein passender Plastikbeutel, der nach Gebrauch weggeworfen wird, befestigt.

Den größeren Fortschritt brachten aber für Hygiene und Gesellschaftsfähigkeit die Kolostomiebeutel (Abb. 18.23) (Firma Medimex [22], Deutsche Abbot).

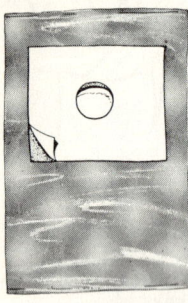

Abb. 18.23a—i a) Kolostomiebeutel

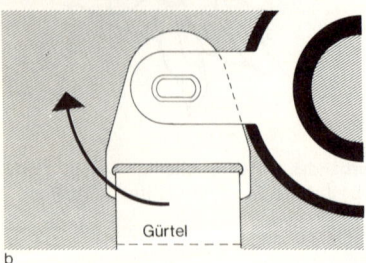

Abb. 18.23b Die Schutzfolie wird vom Karaya-Ring und von der Klebefläche des Anus praeter Ausstreifbeutels entfernt. Die Knöpfe an den Gürtelenden werden in den Löchern am Beutel befestigt. Dabei soll der Beutel etwas vom Körper weggehalten werden, um ein vorzeitiges Ankleben zu verhindern

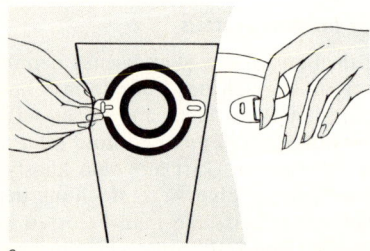

Abb. 18.23c Der Karaya-Ring und die Klebefläche des Beutels werden auf die trockene und fettfreie Haut fest angedrückt

Verschlüsse für einen Anus praeternaturalis 271

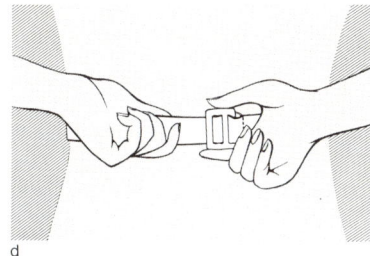

Abb. 18.23 d Nachdem der Beutel festgeklebt ist, stellt man die Gürtelschnalle hinten auf die gewünschte Weise an

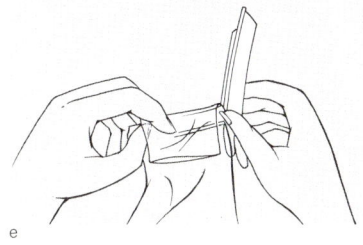

Abb. 18.23 e Der Ausstreifbeutel wird mit einer Plastikklammer verschlossen. Indem man auf ihren Dorn nach innen drückt, wird die Klammer geöffnet. Das offene Ende des Beutels wird faltenlos um die dünnere Hälfte der Klammer gelegt. Der Dorn zeigt zum Patienten

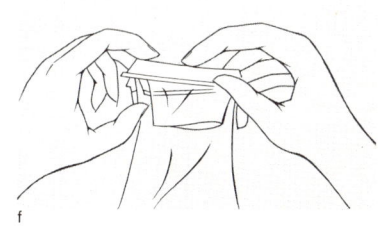

Abb. 18.23 f Der Beutel ist fest verschlossen, wenn der Dorn in das Scharnier völlig eingerastet ist. Die Klammer ist leicht gewölbt, um sich besser an den Oberschenkel anzupassen. Steht die Klammer mit der Wölbung vom Körper ab, ist sie falsch herum angebracht

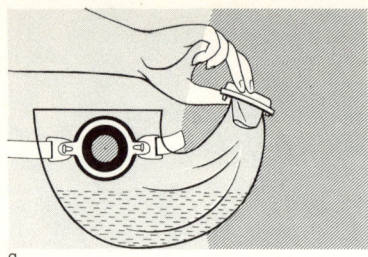

Abb. 18.23g Zur Reinigung des Ausstreifbeutels geht man folgendermaßen vor. Beim Ausleeren des Inhaltes bleibt der Beutel am Körper haften. Der Beutel wird über die Toilette gehalten und am unteren Ende leicht angehoben, damit der Inhalt etwas zurückfließt

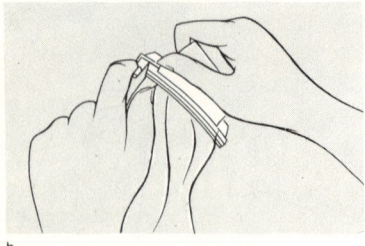

Abb. 18.23h Die Klammer wird durch Druck auf den Plastikdorn nach innen gelöst und geöffnet. Eine Hand hält dabei das Beutelende fest

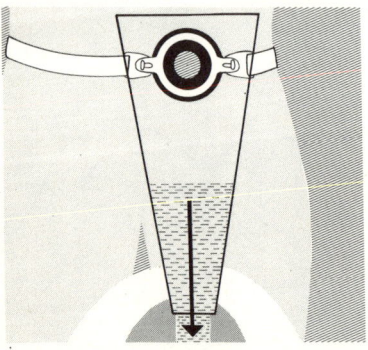

Abb. 18.23i Der Beutelinhalt wird nun vorsichtig in die Toilette entleert oder ausgestreift. Den leeren Beutel kann man mit klarem Wasser reinigen. Er wird dabei nicht vom Körper abgenommen. Der entleerte und gereinigte Beutel wird wieder verschlossen

Wenn die Haut- und Narbenverhältnisse es gestatten, fühlen sich die damit versorgten Patienten wieder so sicher, daß sie meist wieder ihrer gewohnten Arbeit und Freizeitgestaltung nachgehen können.

Der allseitig geschlossene Plastikbeutel wird in verschiedenen Größen (Größe 1, 2 und 3) hergestellt. Die Beutel sind je nach Größe in einem verschieden großen Abschnitt mit einem hautfreundlichen Klebstoff beschichtet, der mit einer abziehbaren Folie bedeckt ist. Im Zentrum der Klebefläche ist ein Loch vorgestanzt. Der vorgestanzte kreisförmige Abschnitt wird entfernt und das Loch, wenn nötig, durch Ausschneiden der Kunstaftergröße angepaßt. Die Öffnung im Beutel soll die Darmöffnung möglichst genau umschließen. Nach dem Abziehen der Abdeckfolie und vor dem Aufkleben auf die gesäuberte, völlig trockene, rasierte und fettfreie Haut bläst man etwas Luft in den Beutel. Nach dem Aufkleben entsteht dadurch ein Luftkissen, welches die Klebefläche des Beutels durch den Druck der Wäsche gegen die Haut preßt. Dieser Effekt bringt zusätzliche Sicherheit in der Abdeckung der Anus-praeter-Öffnung. Außerdem können sich Stuhlgang und Darmsaft ungehindert in den Beutel entleeren. – Füllt sich einmal der Beutel durch Aufnahme von Darmgasen zu prall, so sticht man ihn in einer oberen Ecke mit einer Nadel an, entlüftet ihn teilweise und verschließt das Loch mit der ausgestanzten Scheibe, die man aus der Klebefläche entfernt und auf die Vorderfläche des Beutels zur Aufbewahrung aufgeklebt hatte. Der gefüllte Beutel wird schonend und langsam von den oberen Ekken her abgelöst, nicht ruckartig. Hautverletzungen wären die unangenehme und unnötige Folge. Nach Gebrauch wird der Beutel weggeworfen. Man sollte den Beutel als Ganzes nur in eine Mülltonne oder in einen Verbrennungsofen geben – unzerkleinert verstopft er mit Sicherheit die WC-Rohre, besonders wenn er sich noch zusätzlich mit Wasser und Luft aufbläht. Deshalb gebe man den Patienten den Rat, den Beutel am oberen Ende zu fassen und mit einer Schere über der WC-Schüssel am unteren Ende aufzuschneiden und auslaufen zu lassen.

Den Rest des Beutels werfe man in die Mülltonne. – Muß man den Beutel ausnahmsweise in ein WC werfen, so klebe man die Pflasterflächen gegeneinander, damit der Beutel nicht irgendwo festklebt. Vorher schneide man alle vier Ecken über der WC-Schüssel ab, um ein Luftballonphänomen zu vermeiden.

Ileostomiebeutel haben eine etwas andere Form. Sie sind zugespitzt und werden mit zwei verschiedenen Lochdurchmessern geliefert. Bei ihnen besteht die Möglichkeit, den Beutel zur Entleerung mehrmals zu öffnen, ohne ihn von der Haut abzunehmen. Die Öffnung läßt sich durch einen besonderen Falzmechanismus sicher verschließen.

Die Anwendung dieser Beutel setzt voraus, daß die Haut intensiv gepflegt, gereinigt und trocken gehalten wird. Behaarte Hautabschnitte im Bereich des Anus praeternaturalis müssen in der Größe der Klebefläche des Beutels rasiert werden. Beginnt die Haut im Bereich der Klebeflächen zu nässen, muß sie unter Umständen vorübergehend mit Zinkpaste abgedeckt werden. Neben bestimmten diätetischen Maßnahmen (schlackenarme, die Haut nicht reizende Kost) wird die Haut in diesen Fällen oder am besten regelmäßig mit Mercurochrom eingepinselt oder mit besonders geeigneten Sprays eingesprüht (Delesan-, Nobecutan- u.a. Sprays).

Ein neuartiger „Stomahesive-Adhäsionsverband" für Ileostomien, Kolostomien, Ureterostomien, Fisteln klebt selbst auf feuchter, wunder Haut und läßt Hautschäden abheilen. Das Loch in dem Adhäsivverband wird so ausgeschnitten, daß Stomahesive dicht um die Körperöffnung anliegt.

Beim Beutelwechsel wird die Haut nicht mehr verletzt, da der Beutel vom Stomahesive-Adhäsionsverband, der mehrere Tage auf der Haut bleibt, vorsichtig abgezogen werden kann.

Andere Ileostomie- oder Kolostomiebeutel (bzw. -Ausstreifbeutel) werden mit einem sehr hautschonenden Karayaharzring mit oder ohne zusätzliche Klebefläche abdichtend befestigt und bei Bedarf mit einem zusätzlichen verstellbaren Gürtel gehalten, den man in entsprechende Halterungen am Beutel einhängt (Abb. 18.23 b–i).

Die gleichen Beutel können auch über Fisteln oder über kurze Drains geklebt werden, um Körpersäfte, Wundsekrete oder Blut aufzufangen.

18.17. Befestigung von Drains

In den Körper eingelegte Schläuche („Drains") müssen so befestigt werden, daß sie weder hinein- noch herausrutschen können. Um dieses zu verhindern, gibt es verschiedene Möglichkeiten:

1. Man führt während der Operation einen Faden mit einer Nadel durch die Haut, verknotet ihn und knüpft den Schlauch in die freien Fadenenden ein (Abb. 18.24).

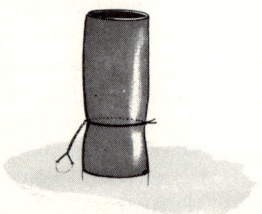

Abb. 18.24 Sicherung eines Drains durch Einknüpfen in eine Hautnaht

Befestigung von Drains 275

2. Man sticht durch den Schlauch eine große Sicherheitsnadel und befestigt sie mit Pflasterstreifen an der Haut (Abb. 18.25). Muß auf Luftdichtigkeit eines Drains geachtet werden, darf dieses Verfahren natürlich nicht angewandt werden.

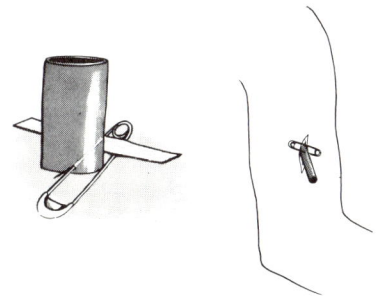

Abb. 18.25 Sicherung eines Drains durch Sicherheitsnadel

3. Man führt einen Heftpflasterstreifen einmal oder mehrmals spiralig oder zirkulär um den Schlauch und klebt die freien Pflasterenden in verschiedenen Richtungen auf die Haut (Abb. 18.26)

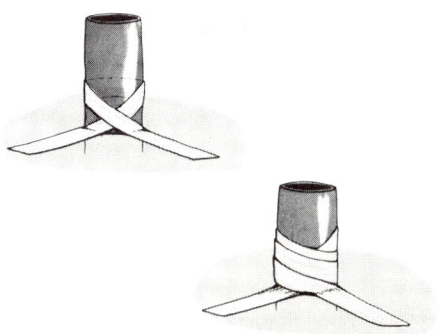

Abb. 18.26 Sicherung eines Drains durch spiralig angelegte Pflasterstreifen

4. Man befestigt am Drain Heftpflasterstreifen in Längsrichtung und klebt sie auf der Haut strahlenförmig auf. Diese Pflasterabschnitte können durch Querpflaster auf der Haut verstärkt werden. Zirkuläre Pflasterstreifen am Drain sichern die Längspflaster (Abb. 18.27).

5. Man legt über das Drain eine Muffe. Dazu schiebt man ein kurzes Schlauchstück, das sich eben gerade über das Drain führen läßt, bis an die Austrittsstelle. Die Muffe fixiert das Drain, sie selbst wird durch Naht oder nach Durchstich einer Sicherheitsnadel mit Pflaster an der Haut befestigt (Abb. 18.28).

6. Das Problem der Befestigung eines Drains läßt sich gelegentlich wenigstens zeitweise dadurch beheben, daß man z.B. einen Ballonkatheter einlegt.

Führt eine Fistel in eine größere Wundhöhle, aus der sich viel Sekret (z.B. Dünndarmsaft) oder Eiter entleert, so wird ein Ballonkatheter eingeführt und aufgeblasen. Der Ballon verhindert das Herausrutschen des Drains. Durch leichten Zug am Katheter kann der Kanal abgedichtet werden, so daß sich das Sekret, ohne die Haut zu berühren, abziehen läßt. Je nach Notwendigkeit wird wegen des geringen Lumens der Ballonkatheter eine Pumpe zur Absaugung angeschlossen (Abb. 18.29). Um die Drains legt man in Höhe ihrer Austrittsstelle eingeschnittene sterile Kompressen oder industriell gefertigte sterile Lochkompressen.

18.18. Befestigung eines Blasenkatheters

Nach Einführung der Ballon-Blasenkatheter erübrigt sich heute meist die Fixation eines Katheters am Penis mit Pflasterstreifen. Diese reizen die empfindliche Haut und erschweren die Pflege. Sollten noch einfache Katheter befestigt werden müssen, so geht man folgendermaßen vor: Man bereitet zwei 2 cm breite Heftpflasterstreifen mit besonderen Einschnitten vor, wie sie Abb. 18.30a oder besser 18.30b zeigen. Die Einschnitte kommen an den Übergang vom Penis zum Katheter. Diese Heftpflaster werden in Längsrichtung vom Rumpf

Befestigung eines Blasenkatheters 277

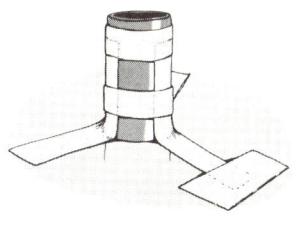

Abb. 18.27 Sicherung eines Drains durch Pflasterstreifen in Längsrichtung und zirkuläre und quere Verstärkungen

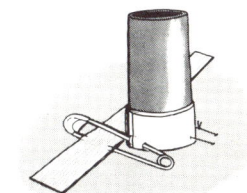

Abb. 18.28 Sicherung eines Drains durch Muffe und Sicherheitsnadel oder Naht

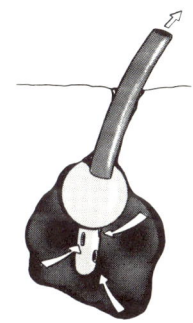

Abb. 18.29 Drainage durch einen Ballonkatheter

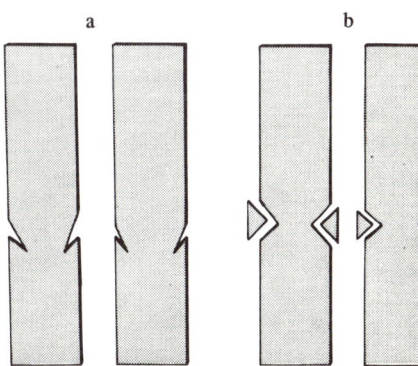

Abb. 18.30 Eingeschnittene (a) oder ausgeschnittene (b) Pflasterstreifen zur Befestigung eines Blasenkatheters am Penis

278 Sonderverbände

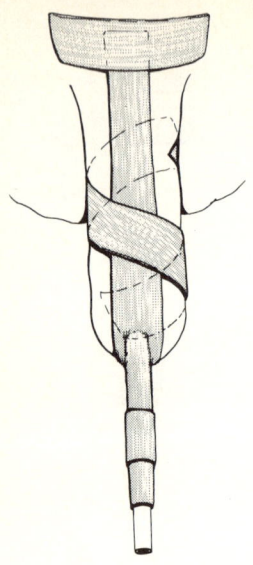

über den Penisschaft zum Katheter geführt und angeklebt. Ein spiralig gelegter Heftpflasterstreifen fixiert zusätzlich die Längsstreifen am Penis, ein zirkuläres Heftpflaster fixiert sie am Katheter (Abb. 18.31).

Abb. 18.31 Befestigung eines Blasenkatheters am Penis mit Pflasterstreifen

Eine andere Möglichkeit, den Katheter am Penis festzukleben, zeigt Abb. 18.32. Hierbei wird das Pflaster, welches in Längsrichtung auf den Penis und den Katheter geklebt wird, in Höhe der Glans penis

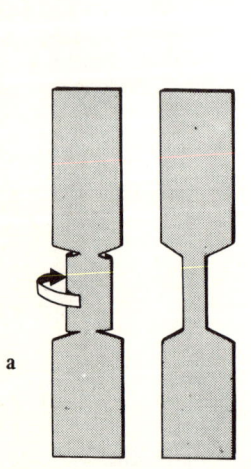
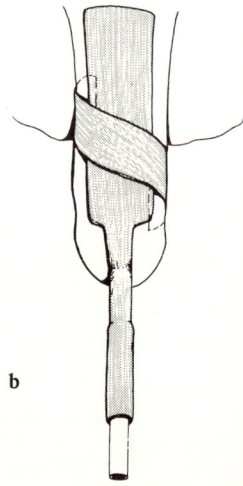

Abb. 18.32a u. b Befestigung eines Blasenkatheters am Penis

derart eingeschnitten und umgeschlagen, daß über die empfindliche Haut der Glans keine Klebemasse des Pflasters zu liegen kommt.

In Abb. 18.33 wird eine Befestigungsart gezeigt, bei der sich die Urethraöffnung besser pflegen läßt. Durch einen Katheter kommt es sehr schnell zur eitrigen Urethritis mit Absonderung. Der vorgelegte Tupfer fängt die eitrig-schleimige Flüssigkeit auf. Nach Entfernung des Tupfers kann man die Urethraöffnung leicht inspizieren und reinigen. Die Sicherheitsnadel am Umschlagpunkt des Heftpflasters wird durch ein Pflasterstück, welches in dieser Höhe zirkulär um den Katheter geführt wurde, hindurchgesteckt.

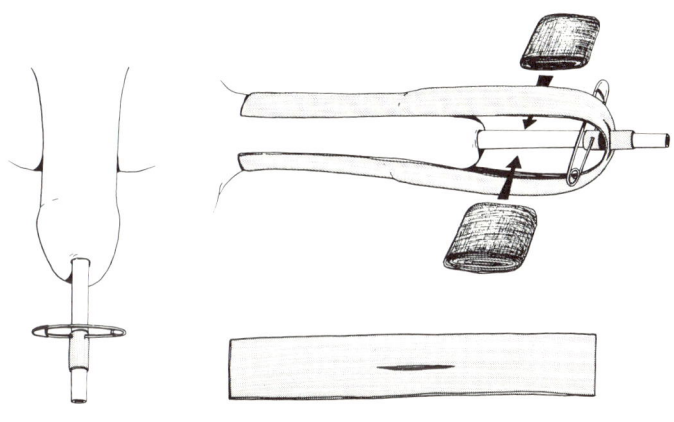

Abb. 18.33 Befestigung eines Blasenkatheters (s. Text)

18.19. Befestigung eines Venenkatheters

Nachdem die Venae-sectio-Wunde (z.B. im Bereich der Ellenbeuge) durch Hautnähte wieder verschlossen worden ist, wird der Venenkatheter vom Arzt in eine Hautnaht eingeknüpft (Abb. 18.34). Durch zwei gegensinnig eingeschnittene Tupfer werden die Wunde und die Austrittsstelle des Katheters verbunden (Abb. 18.35). Die Tupfer werden mit Heftpflasterstreifen fixiert (Abb. 18.36)

Damit an dem Katheter und seinem Hautfaden nicht durch Unachtsamkeit oder durch Unruhe des Patienten gezogen wird, stellt man sich mit Heftpflasterstreifen eine Zugentlastung her. Dazu gehören entweder 1–2 quere Pflasterstreifen über den Katheter oder man legt den Katheter auf folgende Weise in eine Heftpflasterschlinge (Abb. 18.37–18.39).

Der Katheter wird nahe seiner Austrittsstelle mit einem Pflasterstreifen, dessen nicht klebende Seite zur Haut und dessen klebende Seite zum Katheter gewandt ist, unterfahren. Die Pflasterenden schlägt man nun auf die Gegenseite um und klebt sie dort auf die Haut fest. In gleicher Weise befestigt man auch Nadeln oder kurze Plastikkatheter, die perkutan in die Vene eingeführt wurden. Besitzen diese Kanülen am Ende einen Flügel, so kann man diesen durch einen eingeschnittenen Pflasterstreifen stecken und damit die Kanüle auf der Haut fixieren (Abb. 18.40). Der abgeschnittene Pflasterstreifen wird zum Einschnitt derart gefaltet, daß die nicht klebenden Flächen einander gegenüber stehen. Von unten her schneidet man den Streifen durch die klebende Fläche hindurch mit einer Schere ein.

Befestigung eines Venenkatheters 281

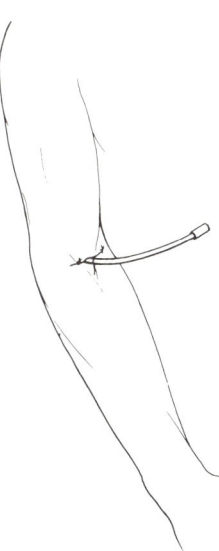

Abb. 18.34 Der Venenkatheter wird in einen Hautfaden eingeknüpft

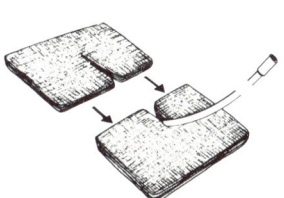

Abb. 18.35 Abdeckung der Wunde und der Austrittsöffnung des Katheters mit 2 eingeschnittenen Tupfern

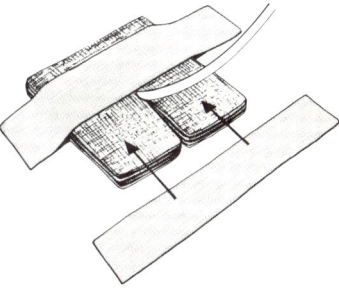

Abb. 18.36 Fixierung der Tupfer mit 2 Heftpflasterstreifen

Sonderverbände

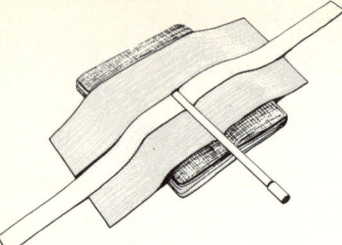

Abb. 18.37 Ein längerer, schmaler Pflasterstreifen wird unter den Katheter gelegt

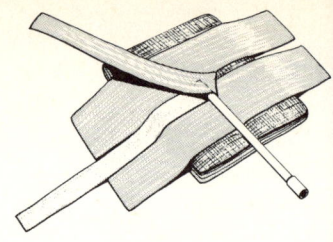

Abb. 18.38 Der Pflasterstreifen unter dem Katheter wird umgeschlagen

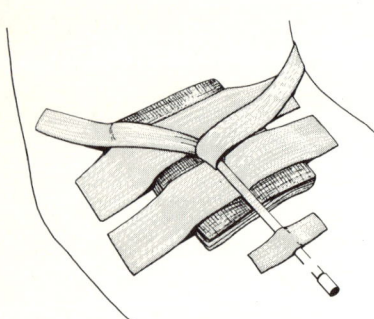

Abb. 18.39 Abschlußansicht eines gut fixierten Venenkatheters

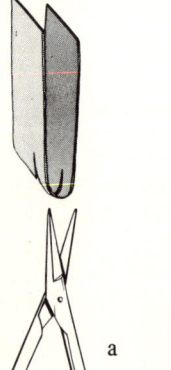
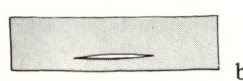
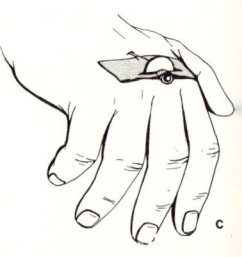

Abb. 18.40 Vorbereitung und Ausführung der Fixation einer Flügelkanüle oder eines Venenkatheters mit „Flügel"

19. Fehler und Gefahren in der Verbandtechnik

M. Knörig

Häufig beobachtete Fehler in der Verband-, Lagerungs- und Extensionstechnik entstehen sowohl durch Unachtsamkeit wie auch durch Unkenntnis. In den einzelnen Kapiteln ist bereits auf einige Fehler hingewiesen worden. Da diese nicht selten bleibende Gesundheitsstörungen verursachen können, werden noch einmal die Fehlermöglichkeiten beim Anlegen von Verbänden aller Art und bei der Lagerung zusammenfassend und ergänzend aufgezeigt.

Der Verlauf einer Wund- und Frakturheilung sowie der Erfolg einer Operation sollen durch vermeidbare Fehler nicht störend beeinflußt werden. Sogenannte „narrensichere" Verbände erleichtern die Pflege und verringern die Gefahren von Komplikationen, besonders wenn man dazu noch den häufigen Personalwechsel (meistens 3mal in 24 Stunden) und die meist schwach besetzten Wochenenddienste berücksichtigt.

Grundsätzlich sind mehrere einfache Regeln zu beachten:

1. Man frage sich immer: Was soll mit diesem oder jenem Verband oder mit dieser Lagerung oder Extension erreicht werden, und wie erzielt man mit einem Minimum an Belastung für den Patienten und mit einem Minimum an materiellem und technischem Aufwand ein Maximum an Erfolg?
2. Schutz-, Stütz- und Druckverbände dürfen nie so fest angelegt werden, daß eine blauviolette Verfärbung des distalen Körperteils auftritt (Stauung) oder sogar der Körperteil weiß wird (Blutsperre).
3. Die Endbefestigungen der Schutz-, Stütz- und Druckverbände dürfen nicht auf der Wunde liegen. Verbände müssen so sicher fixiert sein, daß sie sich nicht lockern und nicht verrutschen können.
4. Offene Verletzungen, offene Hauterkrankungen und Operationswunden werden stets zunächst mit sterilen Verbandstoffen, kleinere oberflächliche Hautdefekte mit antiseptisch wirkenden Wundschnellverbänden abgedeckt.

Allein die tägliche Übung und der Wille, immer wieder hinzuzulernen und sich fortzubilden, bringen gewandte, umsichtige und verläßliche Mitarbeiter hervor, die beim Anlegen der verschiedensten Verbände in der heutigen umfangreichen allgemeinärztlichen, chirurgischen und orthopädischen Praxis und in der Klinik so dringend benötigt werden.

Ein noch so gut ausgeführter Wund-, Schlauch-, Schienen- oder Gipsverband an der oberen Extremität kann niemals die Katastrophe eines abgestorbenen Fingers wiedergutmachen, wenn man vergessen hat, bei Arm- und Handverletzungen (Frakturen, Entzündungen und großflächigen Verletzungen, Verbrennungen sowie Bienen- und Wespenstichen) Ringe und enge Armbänder zu entfernen. Durch das Ödem der Wundumgebung können Finger so stark anschwellen und sich selbst durch einen Ring derart abschnüren, daß der Finger nach kurzer Zeit durch völlige Blutsperre für immer verloren ist. Abb. 19.1a und b zeigen, wie es gelingen kann, einen Ring von einem geschwollenen Finger zu entfernen, wenn an diesem Finger selbst keine Wunden vorliegen.

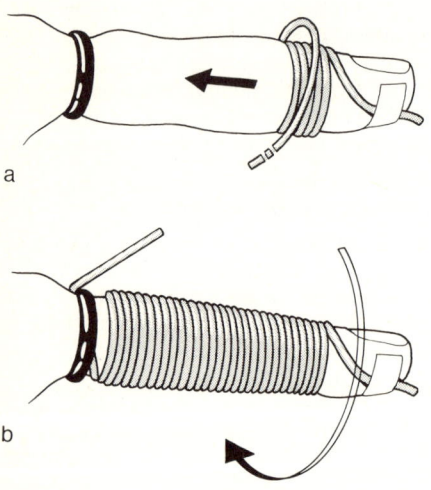

Abb. 19.1a u. b Auswickeln eines geschwollenen Fingers zum Entfernen eines Ringes (aus: REIFFERSCHEID, M.: Chirurgie, 2. Aufl. Thieme, Stuttgart 1972)

Man wickelt vom Nagelbett her langsam und unter mäßigem Zug einen Faden in Richtung auf den Ring und bis an den Ring heran so um den Finger, daß eine Fadenwicklung direkt neben die andere zu liegen kommt. Den Anfang des Fadens hält man gut fest oder fixiert ihn mit einem kleinen Pflasterstreifen an der Fingerkuppe. Durch diese Auswickelung wird die Gewebsflüssigkeit handwärts ausgepreßt. Nach schneller Entfernung des Fadens ist es nun meist möglich, den Ring vom dünner gewordenen Finger abzuziehen. Läßt er sich auch auf diese Weise nicht entfernen, muß er mit einer Kneifzange geöffnet werden.

In der Reihenfolge der bereits dargestellten Abschnitte der Verbandtechnik wird nun auf die häufigsten Fehler und Gefahren hingewiesen.

Fehler bei der **Wundabdeckung** (Kap. 8) sind hauptsächlich Verstöße gegen die Asepsis. Schon der erste Verband oder die Verbandwechsel werden häufig unsachgemäß unter Nichtbeachtung steriler Bedingungen gemacht. Steriler Verbandstoff darf nie mit den Fingern aus den Trommeln geholt oder mit unsterilen Instrumenten angefaßt und aufgelegt werden. Auch eitrige Wunden müssen steril verbunden werden. Die Einstellung, daß es sich doch sowieso um eine Eiterung handele und man nichts mehr verderben könne, führt bei septischen Wunden oft zu einer sträflichen Nachlässigkeit in den Forderungen der aseptischen Verbandtechnik.

Diese gefährliche Fehlerquelle läßt sich weitgehend durch den Gebrauch von Verbandsets ausschalten. Jeweils für den Bedarf eines Verbandswechsels werden Tupfer, Kompressen, Schere und Pinzette selbst eingepackt und sterilisiert. Beim Gebrauch dient das Sterilisationspackpapier zunächst als Arbeitsunterlage und nimmt den entfernten Verband auf. So wird einer Keimausbreitung wirksam begegnet.

Wund- oder Verbandsets werden auch in verbrauchsgerechten Zusammenstellungen von der Industrie steril geliefert.

Werden Verbandstoffe nicht ausreichend fixiert, so rutscht der Verband bei späteren Bewegungen des Kranken, scheuert und stört den Heilverlauf durch unnötige Schmerzen.

Es sei hier auch noch einmal daran erinnert, daß Watte und Zellstoff nicht unmittelbar auf Wunden gelegt werden dürfen. Bei der Wundversorgung sind ihre Reste schwer aus der Wunde zu entfernen.

Stark eingeblutete und dadurch starr gewordene zusätzliche Auflagen aus Zellstoff, Watte oder Mull sind nicht nur unansehnlich, sondern auch gefährliche Wegbereiter für Wundinfektionen von außen. Derartige Verbände sind ideale Nährböden für Bakterien und müssen daher gewechselt werden.

Ebenso ist das besonders gut gemeinte Auflegen von dicken Verbandstofflagen aus Zellstoff oder Mull fehlerhaft, weil dadurch die Luft vom Wundbereich ferngehalten wird. Es entstehen feuchte Kammern durch die behinderte Wasserverdunstung der Haut oder der offenen Wunden.

Salben und Puder werden, wenn sie in bestimmten Fällen auf Wunden geeignet sind, viel zu dick aufgetragen. Man glaubt irrtümlich, viel hilft viel. Die zu dicken Salbenbeläge oder Puderkrusten verhindern den Abfluß des Wundsekretes, es kommt zur schädlichen Eiterstauung in der Wunde mit Fieber und zur Verzögerung der Heilung. Die Haut in der Wundumgebung weicht auf, die Infektion breitet sich unter Umständen aus. – Sekundär heilende Wunden mit reichlicher Eiterabsonderung dürfen aus den gleichen Gründen nicht nur einmal am Tag mit einem Verband versehen werden. In entsprechenden Fällen muß man sie mehrmals in 24 Stunden (auch des Nachts) neu verbinden.

Vor der Anwendung von reizenden Klebstoffen mancher Pflaster oder Verbandkleber frage man den Patienten nach Hautüberempfindlichkeiten. Ekzematös veränderte Haut oder Personen mit blasser Haut und rötlichem Haar neigen zu unangenehmen Überempfindlichkeitsreaktionen auf Klebstoffe mit lokaler Blasenbildung oder sogar mit einer die gesamte Haut befallenden Allergie.

Auf feuchter, fettiger oder stark behaarter Haut halten Heftpflaster nicht. Die entsprechenden Hautabschnitte reinigt man am besten mit einem Äthertupfer. Ist mit häufigen Verbandwechseln an behaarten Stellen zu rechnen, so rasiert man diesen Bereich, um dem Patienten das schmerzhafte Abziehen der Pflaster zu ersparen. Pflasterstreifen dürfen nie zirkulär um eine Extremität gelegt werden, ein spiraliger Verlauf des Heftpflasters schützt vor Abschnürung und Stauungen.

Bei **Dreiecktuchverbänden** (Kap. 9) wird immer wieder beobachtet, daß diese zu locker angebracht werden. Bei der Anwendungsform des Dreiecktuches als Krawatte rutscht der Verband leicht ab, wenn die Krawatte nicht fest angezogen und nicht genau über dem größten Umfang liegt. Besonders häufig wird das auseinandergefaltete Dreiecktuch als Armtragetuch verwandt. Dabei wird jedoch fälschlicherweise der obere Zipfel über die gesunde Schulter, der herabhängende Zipfel nach oben über die kranke Schulter geschlagen und verknotet. Die richtige Anwendungsweise zeigt Abb. 9.4a–c.

Bindenverbände (Kap. 10) bergen manche Fehlermöglichkeiten in sich: Beim Anlegen von Bindenverbänden wird die Binde zu Beginn nicht richtig geführt. Der Bindenkopf liegt nicht oben auf dem Bindenanfang, sondern fälschlicherweise auf der entgegengesetzten Seite. Dadurch ist die Binde bei den nachfolgenden Bindengängen schlecht zu führen, die Binde läuft nicht „von selbst". Die richtige Haltung zeigt Abb. 10.3.

Die Binde rutscht leicht ab, wenn beim 1. Kreis-Festhaltegang der Zipfel nicht eingeschlagen und übergewickelt wird (s. Abb. 10.6). Der fortgeführte Spiralgang an den Extremitäten bildet sogenannte Tüten und gibt keinen Halt und keinen tadellosen Sitz des Verbandes.

Der Bindenkopf beim Umschlaggang (180°) wird nicht locker umgeschlagen, sondern zu fest angezogen, und es folgt eine Schnürung. Bindengänge sollen niemals über verletzten Stellen oder Knochenvorsprüngen umgeschlagen werden. Der Achtergang führt durch stärkeres Anziehen der Binde leicht zu Stauungen. Die einzelnen Bindengänge sollen sich zu zwei Drittel bedecken.

Beim Anwickeln der Binde wird nicht, wie es richtig wäre, von körperfern in Richtung zum Herzen, sondern in entgegengesetzter Richtung gewickelt, es entstehen Stauungen. Nur ganz bestimmte Ausnahme-Bindenverbände werden von körpernah (proximal) nach körperfern (distal) angelegt.

Wenn ein Bindenverband über Gelenke angelegt wird, muß man daran denken, die Gelenke in der Stellung zu halten, in der sie nach Fertigstellen des Verbandes verbleiben sollen, da sonst bei nachträglichen Veränderungen der Gelenkstellung der Verband verrutscht und sich lockern oder schnüren kann.

Beim Desault-Verband tritt sehr leicht eine Ekzembildung durch Schweiß in der Achselhöhle, Ellenbeuge und bei Frauen unter den Brustfalten durch fehlende Puderung und fehlende Mulltücher auf. Durch zu straffes Anlegen der Bindenzügel und durch mangelnde oder fehlende Polsterung am Ellenbogen entstehen Druckstellen.

Vor dem Aufbringen **elastischer Pflasterverbände** (Kap. 11) erkundige man sich bei dem Patienten nach eventuell vorhandenen Hautüberempfindlichkeiten. Bei allergisch reagierenden Personen kommt es sonst durch den länger liegenden Pflasterverband zu Hautschäden in Form von Blasen und Ekzem. Wenn man, wie vielfach zu beobachten ist, bei elastischen Pflasterverbänden die einzelnen Touren unter gleichzeitigem Abziehen des Pflasters von der Rolle anlegt, werden die einzelnen Gänge viel zu stramm angezogen, weil man beim Ablösen der einzelnen Pflasterschichten von der Rolle relativ viel Zugkraft ausübt und diese ohne Kontrolle direkt auf die zu wickelnde Extremität überträgt.

Man zieht immer erst eine gewisse Länge des Pflasterstreifens im voraus von der Rolle ab und führt dieses abgerollte Stück dann mit kontrolliertem Zug um die Extremität. Beim Anlegen der elastischen Pflastertouren müssen sich die einzelnen Bindengänge breit genug überlappen. Auf keinen Fall dürfen zwischen den einzelnen Bindengängen an irgendeiner Stelle Lücken entstehen, in die hinein sich später mit Sicherheit Hautschwellungen drängen. An vorstehenden Körperteilen wie z.B. an der Tibiakante der konischen unteren Extremität entsteht beim Anwickeln ein besonders starker Zug an der oberen Kante der elastischen Pflasterbinde. Um in diesem Abschnitt Druckschäden an der Haut zu vermeiden, schneidet man die elastische Pflasterbinde im oberen Abschnitt 1/3 ein.

Wenn man **Schlauchverband** (Kap. 12) als Unterzug unter Gips- oder anderen Verbänden verwendet, wird häufig der Fehler gemacht, daß irgendeine, nicht die wirklich passende Größe über die Extremitäten gezogen wird. Als Folge entstehen bei zu weitem Schlauchverband Falten, bei zu engem tritt eine Schnürung auf. Über diese Gleichgültigkeit kann sich der Patient natürlich erst beklagen, wenn der Gips fertig ist und die durch den falschen Schlauchverbandunterzug hervorgerufenen lästigen Gefühle nicht bald verschwinden.

Bei der Abmessung der Länge eines geplanten Schlauchverbandes wird oft nicht die notwendige, große Aufdehnung und Verkürzung in Längs- und Querrichtung beim Überstülpen, beim Drehen und Verankern berücksichtigt; der abgeschnittene Schlauchverband ist folglich zu kurz.

Die Einschnitte in einem Schlauchverband dürfen nicht zu knapp bemessen werden, sonst schnürt und scheuert der Schnittrand unangenehm, wenn man die Zipfel über einen Körperteil (Handgelenk, Achselhöhle usw.) verknoten will.

Hauptfehler beim Anlegen der **Gipsverbände** (Kap. 13) sind mangelhafte Polsterung vorspringender Knochenabschnitte und Dellenbildung durch Fingereindrücke in den weichen Gips. Unsachgemäßes Halten beim Gipsen erzeugt auch auf der Innenseite des Gipses unregelmäßige Vorwölbungen, die Druckstellen erzeugen. Wird an umschriebenen Abschnitten eines Gipses über Druck geklagt, wonach man auch regelmäßig und sorgfältig fragen muß, so soll man sich auf keinen Fall auf seine gute Gipstechnik verlassen, sondern lieber alsbald den Gips an dieser Stelle fenstern und nachsehen. Meist findet sich doch eine beginnende Druckstelle. Die Kanten des Gipsfensters werden mit dem Rabenschnabel umgebogen. Wenn die Schmerzstelle infolge ungenauer Lokalisation durch ein kleineres Fenster nicht erfolgreich freigelegt ist, sondern das Fenster immer weiter gemacht werden muß, so empfiehlt es sich aus Vorsichtsgründen, den Gips zu entfernen und einen neuen Gips anzulegen. Ist erst einmal ein Dekubitus aufgetreten, so dauert seine Heilung meist Wochen und Monate. An ungünstigen Stellen bleiben eingezogene, dünne Narben zurück, die unter Umständen die Funktion des Gliedmaßenabschnittes stark behindern.

Durchblutungsstörungen im Gipsverband können einmal gleich nach der Verletzung oder Operation oder nach einigen Tagen auftreten. Bei frischen Verletzungen, die einen zirkulären Gips erfordern, sollte der Gips grundsätzlich in Längsrichtung gespalten werden. Besser ist es jedoch, ihn schalenförmig aufzuschneiden und die obere und untere Schale mit einer Mullbinde wieder locker anzuwickeln. Dabei ist zu beachten, daß nicht nur der Gips aufgeschnitten wird. Eine Abschnürung der Extremität kann auch durch eine unnachgiebige Polsterung hervorgerufen werden. Deshalb muß auch sie bis auf den letzten Faden durchgeschnitten werden, so daß im Bereich der Schnittlinie die blanke Haut zu sehen ist!

In gleicher Weise wird der Gips gespalten, wenn der Kranke über kribbelndes Gefühl in den Fingern oder Zehen klagt, diese jedoch selbst warm und gut durchblutet erscheinen. Die Ursache dieser Mißempfindungen ist ein Druck des Gipsverbandes auf Nerven, die im Bereich von Knochenvorsprüngen verlaufen und dort wenig gepolstert sind. Das ist z.B. der Fall beim N. fibularis am Fibularköpfchen und beim N. ulnaris im Bereich des Olecranon. Auch hier wäre es falsch, längere Zeit zu warten und nur eine Hochlagerung der eingegipsten Extremität vorzunehmen in der Erwartung, daß damit eine Abschwellung zu erzielen und die Beschwerden zu beheben wären. Eine genaue Beobachtung ist unerläßlich. Beim Verdacht auf eine Durchblutungs- oder Nervenstörung infolge eines Gipsverbandes muß der Arzt sofort verständigt werden. Gerade hier bei der Betreuung und Überwachung der Patienten in Gipsverbänden ist eine gute Zusammenarbeit zwischen Arzt und allen Mitarbeitern unerläßlich.

Außerdem ist jeder Patient nach dem Anlegen eines Gipsverbandes auch von den ärztlichen Mitarbeitern ausdrücklich darauf hinzuweisen, daß er sich sofort bei Empfindungs- und Durchblutungsstörungen der Finger- oder Zehenspitzen, die immer von Gips freigelassen werden müssen, melden soll, und zwar auch des Nachts. Es empfiehlt sich, dem Patienten neben diesen mündlichen Erklärungen einen entsprechenden Merkzettel zu übergeben. Ein Beispiel findet sich S. 295 — außerdem halte man sich streng an den alten Grundsatz: Ein Patient, der über seinen Gips oder über seinen Verband klagt, hat immer Recht!

Verbrennungen unter dem Gips treten ein, wenn die Temperatur des Tauchwassers für die Gipslonguetten und -binden zu hoch gewählt und dazu ein zu dicker Gips angelegt wurde. Zusätzliches Unheil bedeuten warme Föne, Rotlichtlampen und Wärmebögen, die zum schnelleren Trocknen großflächiger Gipse allzu gern eingesetzt werden.

Schwerwiegende Komplikationen wie Druckgeschwüre, Verbrennungen und Zirkulationsstörungen mit Absterben von Gliedmaßenabschnitten sind nicht nur für den Arzt, das Pflegepersonal und den Patienten unangenehm, sondern haben oft auch Folgen in der Haftpflicht.

Auf die richtige Stellung der Gelenke ist beim Eingipsen zu achten. Meist werden Gipse in physiologischer Mittelstellung der Gelenke angelegt. Fehlstellungen der Gelenke führen während des oft sehr langen Heilungsverlaufes zu Beschwerden und zu nicht wiedergutzumachenden Schäden im Bewegungsausmaß der Gelenke, wenn der Gips später abgenommen worden ist. Besonders sind Spitzfußstellungen zu vermeiden. Soll nur ein Teil einer Gliedmaße ruhiggestellt werden, achte man darauf, daß die benachbarten Gelenke in ihrer Bewegung nicht durch zu lang angelegte oder überstehende Gipsabschnitte behindert sind. So müssen z.B. beim Unterarmgips der Ellenbogen und beim Unterschenkelgips das Kniegelenk frei beweglich sein.

290 Fehler und Gefahren in der Verbandtechnik

Häufig wird der Fehler gemacht, Gipsschienen mit trockenen Mullbinden anzuwickeln. Diese trockenen Mullbinden saugen die Feuchtigkeit aus dem Gips auf, laufen ein und umschnüren den Gliedmaßenabschnitt. Man wickle deshalb grundsätzlich mit gut durchfeuchteten Mullbinden an, die sich beim Trocknen etwas lockern und Platz für eine Schwellung lassen. Besser ist es, nur elastische Mullbinden zu verwenden. Auch Stärkebinden, die um Gipsschienen oder andere Verbände gewickelt werden, schrumpfen leicht. Sie werden daher am besten mit einer kurzen, 2–3 cm langen Rück- und Umschlagtour um den Verband geführt (Abb. 19.2).

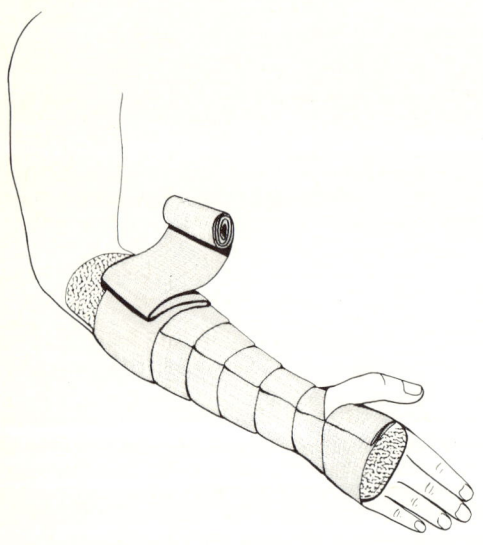

Abb. 19.2 Rück- und Umschlagtour beim Anwickeln einer Stärkebinde

Ist ein Gips angelegt und besteht weiterhin eine Fehlstellung der Extremität infolge eines Knochenbruches, so kann man in manchen Fällen den Gips in Höhe der Bruchstelle einsägen und ihn so weit abknicken, daß der Bruch eine achsengerechte Stellung erreicht (Abb. 19.3 A–F). Den Gipsspalt hält man mit einem Holzstückchen offen. Es wäre fehlerhaft, den Gips nun so zu belassen. Um eine Schwellung in dieses Fenster hinein zu verhindern, muß der Spalt mit feuchten Gipsbinden ausgefüllt werden.

Zusätzliche neue Bindentouren halten nicht auf der glatt gestrichenen alten Fläche des Gipses oder auf einer Oberfläche des alten Gipses, die mit Puder oder Lack behandelt worden ist. Die Ober-

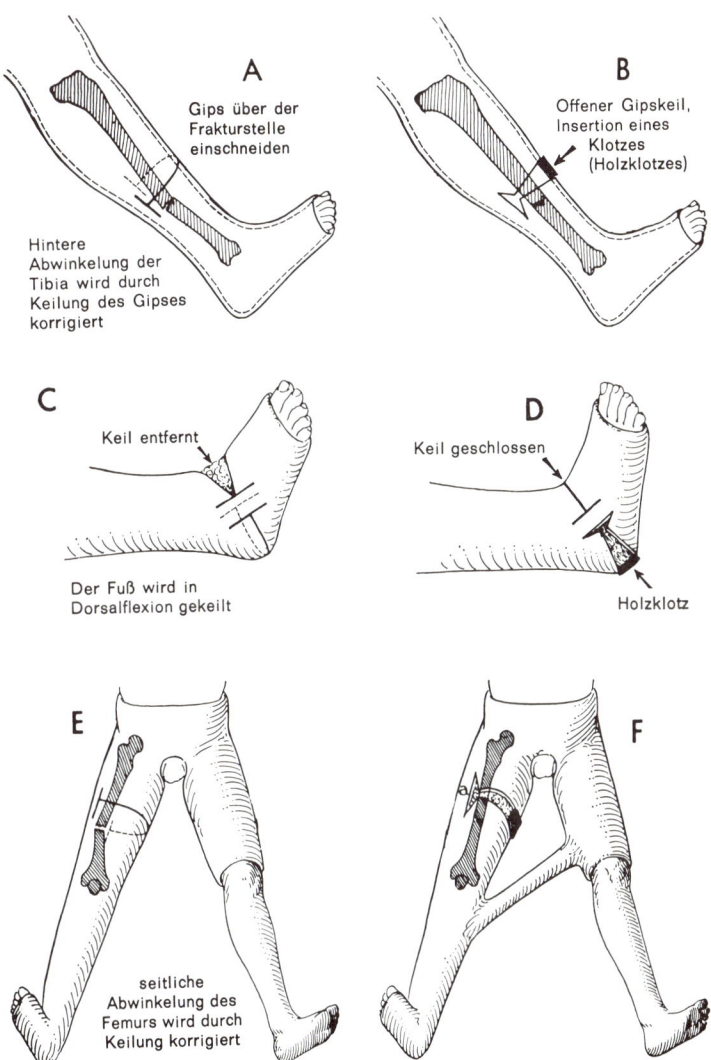

Abb. 19.3 Beispiele für die Korrektur von abgewinkelten Fragmenten durch Keilung eines Gipsverbandes. Die Fußsohle des Gipses wird im allgemeinen bis zu den Zehenkuppen angelegt (aus: COMPERE, E.L., S.W. BANKS, Cl.L. COMPERE: Frakturenbehandlung. Thieme, Stuttgart 1966)

fläche des alten Gipses muß aufgerauht werden, erst dann halten die neuen Gipsbindentouren.

Für den Armabduktionsgips sei noch einmal auf eine genügend lange seitliche Abstützung des Rumpfteiles am Beckenkamm der kranken Seite hingewiesen. Werden die seitlichen Gipslonguetten vom kranken Arm zum Thorax zu kurz gewählt, so drückt der Rumpfteil des Gipses unerträglich in die Flanke. Auf sorgfältige Polsterung der Abstützpunkte am Beckenkamm ist zu achten.

Eine Gipshülse erfüllt ihre Funktion nicht, wenn sie am Oberschenkel zu kurz angelegt wird, der obere Rand muß vorn wirklich bis zur Leistenbeuge und hinten bis zur unteren Gesäßfalte reichen. Der untere Rand wird oberhalb der Knöchel sehr gut gepolstert und anmodelliert, so daß das Fußgelenk frei beweglich bleibt und keine Druck- oder Scheuerstellen an der Achillessehne und an den Knöcheln auftreten. Häufig wird eine Gipshülse bei zu stark gebeugtem Kniegelenk angelegt, der beste Gang mit einer Gipshülse ergibt sich bei einer Kniegelenksbeugung von etwa 170°.

Beim Gehgips muß der Gehstollen in der Verlängerung der Längsachse des Unterschenkels angebracht werden. Das Gehen ist außerordentlich mühsam, und die Gipssohle wird bald zerstört, wenn der Gehklotz an falscher Stelle zu weit hinten oder vorne festgemacht wurde.

Wird der Ausleger für den Knüppelgips im Bereich der Ferse zu früh am weichen Gips angedrückt und befestigt, entstehen leicht Druckstellen an der Innenseite des Gipses.

Das gleiche Problem ergibt sich bei Brückengipsen, wenn das Schienenmaterial zum Verstärken der Gipsbrücken auf zu wenig Lagen des noch weichen Gipses gelegt und mit den nachfolgenden Gipsbindentouren zu stark eingedrückt wird. Dies führt auch hier zu Vorwölbungen auf der Innenseite des Gipses mit Druckstellen. Ehe man Schienenmaterial, feuchte „Schusterspäne" (Furnierstreifen) oder Stäbe mit eingipst, muß die untere, nicht zu dünne Lage des Gipses schon gerade eben abbinden.

Beim Herrichten einer **Braunschen Schiene** (Kap. 14) wird häufig der Fehler gemacht, daß die Bindenwicklung für die Schiene durchgehend zu straff vorgenommen wird. Das gelagerte Bein liegt dadurch mit der Ferse, Wade und Kniekehle auf zu stark gespannter Unterlage. Die Bindentouren an der Schiene müssen so gewählt werden, daß sie an verschiedenen Stellen den anatomischen Gegebenheiten des Beines entgegenkommen.

Eine ideal hergestellte Wicklung für eine Braunsche Schiene würde aus schlaffen Bindentouren für die Auflage der Ferse, aus straffen Bindentouren für die Auflage im Bereich der Achillessehne und aus einer mäßig strammen Wicklung im Bereich der Wadenauflage bestehen. Von der Kniekehle an zum Oberschenkel müßte wieder eine straffe Bindenlage folgen. Wenn die Binde zu locker angebracht ist, hängt bald das Bein zwischen den Stäben der Schiene zu tief durch. An der Außenseite des Unterschenkels kommt es dann sehr leicht im Bereich des Fibulaköpfchens zu Druckstellen mit Fibularisparese.

Bei der Verwendung einer Braunschen Schiene ist auf die richtige Länge für die Ober- und Unterschenkelauflage zu achten. Die Schienenabknickung gehört in die Kniekehle. Eine Ausnahme macht die suprakondyläre Oberschenkelfraktur, bei der der Winkel der Schiene in Höhe der Fraktur und nicht unter dem Kniegelenk liegen muß (Abb. 19.4). Einen sicheren Stand der Schiene erreicht man durch Unterschieben einer Holzplatte (z.B. herausgenommenes Fußbrett des Bettes) oder durch Fixation mit Lochstäben. Steht die Schiene allein auf der weichen Matratze, so kippt sie mit Sicherheit um.

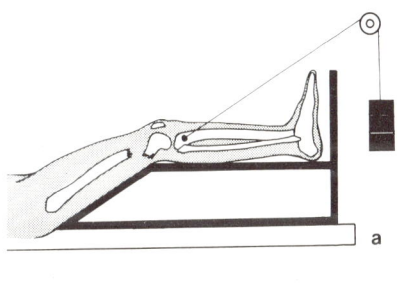

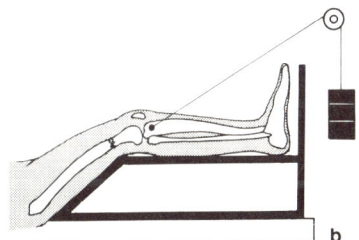

Abb. 19.4 Falsche (a) und richtige (b) Lagerung einer suprakondylären Oberschenkelfraktur auf der Braunschen Schiene

Das auf der Schiene liegende Bein hat die Neigung, sich um die Längsachse nach außen zu drehen. Dabei ist wiederum eine Fibularisparese die schlimmste Komplikation einer solchen Fehllage. Diese kann man durch seitlich angelegte Zellstoffrollen im Bereich der Innen- und Außenseite des Unterschenkels vermeiden. Das Bein und

294 Fehler und Gefahren in der Verbandtechnik

die Zellstoffrollen werden dann auf der Braunschen Schiene mit elastischen Binden festgewickelt. Eine Spitzfußstellung wird durch eine entsprechende rechtwinklige Fußstützung am Ende der Schiene oder durch Aufhängen des Fußes in einem Schlauchverband verhindert.

Beim Lagern eines Beines auf der **Volkmann-Schiene** wird allzu oft vergessen, eine Polsterung unter das Kniegelenk zu legen. Bei gestrecktem Kniegelenk treten bald Beschwerden auf. Eine leichte Beugung von 165–170° durch Unterlegen eines Polsters ist wesentlich besser zu ertragen. Zur Druckentlastung der Ferse denke man an eine Polsterung in Höhe der Achillessehne.

Wenn man selbstgewickelte **Cramer-Schienen** stärker biegt, entsteht durch das starre Verband- und Polstermaterial am Innenwinkel ein Wulst, der zu Druckstellen führen kann. Diesen Wulst sollte man vor der Verwendung der Schiene noch einmal kräftig zusammendrücken. Bei der Herstellung einer Abduktionsschiene aus Cramer-Schienen wird genau wie beim Anlegen des Abduktionsgipses häufig die am Thorax liegende Schiene zu kurz gewählt. Sie stützt sich nicht auf dem Beckenkamm ab, sondern drückt unangenehm in die Weichteile des Rumpfes.

Fingerverletzungen dürfen nicht auf geraden Holzspateln ruhiggestellt werden (Abb. 19.5), in Streckstellung schrumpfen die seitlichen Bän-

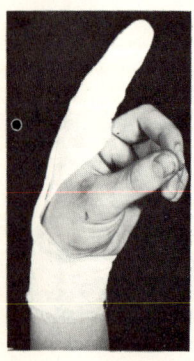

Abb. 19.5 Fehlerhafter Verband eines Fingers mit Fixation in Streckstellung (aus: MOBERG, E.: Dringliche Handchirurgie, 3. Aufl. Thieme, Stuttgart 1972)

der sehr schnell, so daß Bewegungseinschränkungen der Fingergelenke nach Abheilung der Verletzung verbleiben. Finger werden auf gebogenen Metall- oder Gipsschienen in Mittelstellung aller Gelenke fixiert. Nach Möglichkeit werden an der Hand die unverletzten Finger nicht mit in den Schienenverband einbezogen.

Noch ein allgemeiner Hinweis für die Anwendung von Schienenverbänden aller Art: Eine Verletzung ist erst dann ausreichend ruhiggestellt, wenn die beiden benachbarten Gelenke durch eine genügend lange Schiene mit ruhiggestellt werden.

Ein häufiger Fehler beim Aufbau der **Frankfurter Bewegungsschiene** (Kap. 15) besteht immer wieder darin, daß die zum Knie gehörende Rolle senkrecht über dem Knie angebracht wird. Dadurch wird ein viel zu kräftiger Zug nach oben auf das Knie ausgeübt. Die Rolle muß in Richtung auf das Kopfende des Bettes angebracht werden, und zwar mindestens 10—20 cm kopfwärts von einer senkrechten Linie, die man sich zwischen dem Hüftgelenk und dem langen Lochstab (8) über dem Bett denkt. — Man sehe sich vor der Montage Abb. 15.1 genau an! Die Rollen für die Bewegungsschiene sind starre Rollen, Pendelrollen sollten nicht verwandt werden. Das Aufhängeseil am unteren Ende der Bewegungsschiene muß immer senkrecht nach oben geführt werden, wenn der Patient sein Kniegelenk auf der Schiene leicht gebeugt hält. Das Seil darf nicht am unteren Ende des Lochstabgerüstes oder weiter kopfwärts befestigt werden. Nur bei senkrechter Aufhängung des Seiles ist eine ausgiebige Bewegung des Kniegelenkes auf der Schiene möglich. Die Spannung des Fußgurtes der Bewegungsschiene ist nur dann richtig gemessen, wenn der Fuß bei der Kniebeuge maximal fußrückenwärts hochgezogen und bei der Kniestreckung maximal niedergetreten werden kann.

Schwestern und Pfleger sollten beim Betten eines Patienten, bei dem eine **Extension** (Kap. 16) angelegt worden ist, die Lage und den Zug der Streckvorrichtung immer wieder überprüfen. Die Gewichte müssen frei hängen und in Richtung der gebrochenen Gliedmaße ziehen. Die Bettdecke darf nicht auf die Extensionsschnur gelegt werden. Bei Anwendung stärkerer Zugkräfte rutscht der Patient im Laufe des Tages in Richtung des Zuges, so daß dieser mit der Zeit unwirksam wird, sei es, daß die extendierte Extremität am Bett- oder Schienenende anstößt oder daß die Gewichte infolge der Schnurverlängerung irgendwo aufliegen. Deshalb denke man daran, den Gegenzug durch Hochstellen des Bettes zu erhöhen. Häufig wird auch eine Fußkiste für das gesunde Bein vergessen, an der sich der Patient abstützen und wieder in die richtige Lage bringen kann.

Man kontrolliere auch täglich den Extensionsdraht und die seitlichen Fixierplatten, die sich nicht lockern dürfen. Durch einen hin- und herrutschenden Draht kommt es sehr leicht zur Bohrdrahtosteomyelitis.

Sonderverbände (Kap. 18): Bei der Anwendung eines **Nabelbruchpflasters** wird häufig fehlerhafterweise auf den Nabelbruch ein kleiner, zusammengerollter Tupfer gelegt und darüber das Pflaster gespannt. Man glaubt mit dem Tupfer als Pelotte den Bruch besonders gut einzudrücken. Damit stört man aber eine Verklebung der Bruchränder, da der Tupfer wie ein Keil zwischen den Rändern sitzt.

Beim Auswickeln einer Extremität zum Anlegen einer **pneumatischen Blutleere** rutschen häufig die ersten Schlingen der Gummibinde beim straffen Anziehen nach. Die erste Tour der Gummibinde muß recht stramm angezogen werden, denn die weiteren Windungen können mangelnde Spannung der ersten Schlaufe nicht ersetzen. Zwischen die einzelnen Windungen dürfen sich keine Hautfalten einklemmen, sonst entstehen Quetschungen und Druckstellen.

20. Abnahme der Verbände
N. Kaiser

Obwohl die Abnahme der Verbände als sehr einfache und wohl kaum erwähnenswerte Angelegenheit angesehen wird, sollen doch einige spezielle Hinweise gegeben werden.

Die Entfernung der Wundauflagen spielt zumindest in der Klinik eine wichtige Rolle bei dem Begriff des Hospitalismus. Darunter versteht man eine Ausbreitung von Infektionen innerhalb einer Klinik. Spezielle, besonders infektiöse Krankheitserreger werden durch Nachlässigkeit oder Unwissenheit von einem Patienten zum anderen, von Station zu Station oder in den Operationssaal verschleppt. Die gefürchteten Sekundärheilungen häufen sich, bei den Patienten treten neue, zusätzliche Krankheiten auf.

Der Verbandwechsel kann im Bett auf der Station oder, wenn es die räumlichen Möglichkeiten gestatten, in einem besonderen Verbandraum für stationäre und ambulante Patienten vorgenommen werden.

Der Verband wird unter sterilen Bedingungen schonend und vorsichtig gewechselt. Heftpflaster läßt sich ohne wesentliche Schmerzen entfernen, wenn man es durch Betupfen mit „Wundbenzin" oder Äther ablöst, oder wenn man den Pflasterstreifen am Ende anhebt und die Haut darunter vorsichtig in kleinen Abschnitten nach unten drückt.

Gelegentlich wird empfohlen, den Verband an den Stellen, in denen er mit Heftpflaster oder Verbandkleber befestigt ist, ruckartig abzureißen. Dieses Verfahren soll weniger schmerzhaft und unangenehm sein als das langsame Ablösen an den Klebestellen. Im Bereich der Wunde wird der Verband natürlich immer langsam und vorsichtig entfernt.

Eine andere Möglichkeit besteht darin, zunächst den Verband oder seine Befestigung abseits der Wunde mit einer Verbandschere zu spalten oder abzutrennen und später die noch auf der Haut befindlichen Pflasterstreifen nach einem der obengenannten Verfahren abzulösen.

Bei empfindlicher Haut und häufig notwendigen Verbandwechseln empfiehlt es sich, zumindest für einige Zeit das Heftpflaster für den neuen Verband wieder auf die alten, neben der Wunde belassenen Heftpflasterstreifen zu kleben. Dadurch vermeidet man, dauernd neue Hautabschnitte durch das Pflaster zu reizen.

Sind blut- oder eiterdurchtränkte Verbandstoffe mit der Wunde schmerzhaft verklebt, so lassen sie sich durch Begießen mit Wasserstoffsuperoxyd (H_2O_2-Lösung) oder in einem warmen Bad ablösen.

Diese Maßnahmen sollen aber so selten wie möglich angewandt werden, da sie eine sekundäre Infektion der Wunde sehr stark begünstigen.

Der gelöste Verband wird mit sterilen Scheren und Pinzetten oder mit sterilen Einmalhandschuhen, niemals mit bloßen Händen abgenommen. Das alte Verbandmaterial wird in einen Plastikabfallbeutel geworfen, der nach seiner Füllung verschlossen und verbrannt wird. Eine gefährliche Keimverbreitung durch einen offenen Abfalleimer, der in einen Abfallkasten oder in einen großen Plastikbeutel umgefüllt werden muß, wird dadurch vermieden.

Soll die Wunde selbst berührt oder gespreizt werden, so müssen dazu dem Arzt neue, sterile Instrumente gereicht werden.

Zum Zureichen von sterilen Instrumenten und Verbandstoffen sind Kornzangen oder große Pinzetten in einem mit Desinfektionsmittel gefülltem, offenen Standgefäß aufgestellt. Ein eigenes Standgefäß steht auch für die übliche Verbandschere, mit der Verbände an den Rändern, Pflasterstreifen usw. abgeschnitten werden, bereit. Die Verbandschere ist ein Keimreservoir und Keimverschlepper ersten Ranges. Sie gehört nicht in die Kittel- oder Schürzentasche oder in eine Ecke des Verbandwagens, sondern wird zwischenzeitlich nach der Benutzung immer wieder in die Desinfektionslösung gestellt.

Gipsverbände werden mit der oszillierenden Säge in Längsrichtung aufgesägt. Danach biegt man die Schnittränder (meist unter mehr oder weniger großer Schmerzäußerung des Patienten) soweit auseinander, daß die Extremität aus dem aufgebrochenen Gips herausgenommen werden kann. Viel angenehmer und weniger schmerzhaft für den Patienten ist es, etwas mehr Zeit bei der Gipsentfernung aufzuwenden und Gipse an beiden Seiten zu einer oberen und unteren Schale aufzuschneiden, welche sich anschließend mühelos abnehmen lassen.

Beim Aufsägen eines Gipses mit der oszillierenden Säge achte man darauf, nicht zu stark auf die Säge zu drücken. Bei schwacher Polsterung entstehen leicht „Schnitt"-Verletzungen, vor allem in den Abschnitten, in denen die Haut dem Knochen direkt aufliegt (Knöchel, Schienbeinkante).

Merkblatt

Sehr geehrte Patientin, sehr geehrter Patient!

Sie haben einen Gipsverband erhalten.

Bitte, beachten Sie folgende wichtige Hinweise:

Die Finger und Zehen sind zu beobachten. Kontrollieren Sie, ob diese beweglich und normal empfindlich sind.
Finger und Zehen müssen auch warm und gut durchblutet sein.

Wenn Finger oder Zehen sich weiß oder blauviolett verfärben,
wenn Finger oder Zehen unbeweglich oder gefühllos werden,
wenn Sie ein Kribbelgefühl („Ameisenlaufen, Einschlafen") verspüren,
wenn besonders heftige Schmerzen oder Druckstellen eintreten,

ist Herr Dr. ....

oder die Chirurgische Ambulanz der Klinik ....

sofort aufzusuchen.

Falls nichts anderes angeordnet wurde, dann stellen Sie sich, bitte, auf jeden Fall am Tage nach der Versorgung zur Kontrolle des Gipsverbandes wieder beim Arzt vor.

Ich habe ein Merkblatt: Hinweise nach Gipsanlage erhalten und vorstehende Anweisungen verstanden.

................, den ....

....
Unterschrift der/des Patientin(en)

Auf einem zweiten solchen Merkblatt kann man sich mit der Unterschrift des Patienten bestätigen lassen, daß er dieses Merkblatt erhalten hat.

Achten Sie bitte auf folgendes:

Eingegipste Arme müssen hochgehalten (Abb. 1) oder hochgelegt (Abb. 2) werden. Nicht eingegipste Finger mehrmals ganz öffnen und zur Faust schließen (Abb. 3).

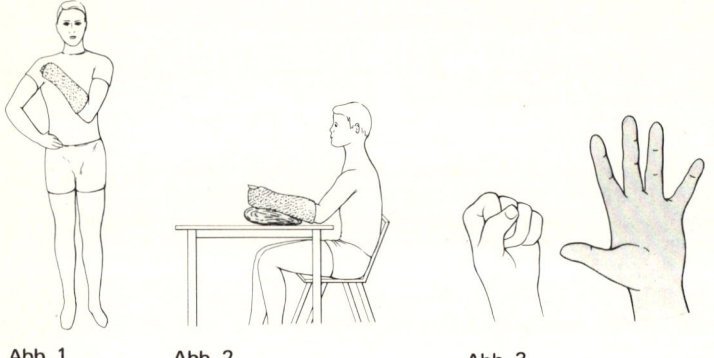

Abb. 1   Abb. 2   Abb. 3

Außerdem
Bei Gipsverbänden bis zur Schulter: Dreimal täglich, z.B. nach jeder Mahlzeit, beide Arme 6x ganz abspreizen (Abb. 4). Nicht eingegipste Finger mehrmals ganz öffnen und zur Faust schließen (Abb. 6).

Bei Gipsverbänden bis zum Ellbogen: Dreimal täglich, z.B. nach jeder Mahlzeit, Arm im Schultergelenk 6x ganz abspreizen, dabei Ellbogengelenk strecken und beugen (Abb. 5). Nicht eingegipste Finger ganz öffnen und zur Faust schließen (Abb. 6).

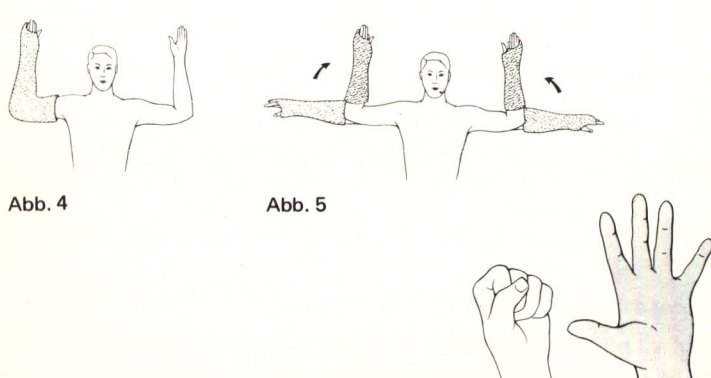

Abb. 4   Abb. 5

Eingegipste Beine müssen beim Sitzen (Abb. 7) und beim Liegen (Abb. 8) hochgelagert werden. Dreimal täglich, z.B. nach jeder Mahlzeit, Bewegungsübungen vornehmen:
Bei Gipsverbänden bis zur Hüfte: Bein je 6 x bis zur Waagerechten anheben (Abb. 9).

Bei Gipsverbänden bis zum Knie: Bein je 6 x in Knie und Hüfte beugen und strecken (Abb. 10). Die nicht eingegipsten Zehen bewegen.

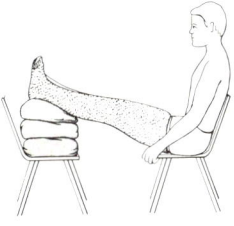
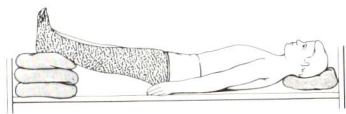

Abb. 7   Abb. 8

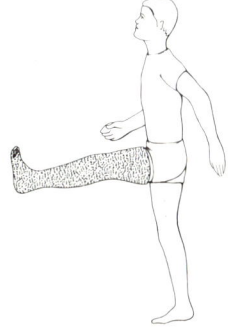
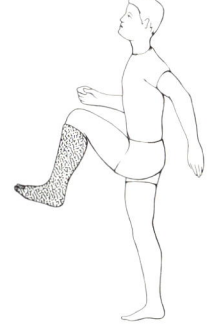

Abb. 9   Abb. 10

Fragen zur Selbstprüfung in der Verbandlehre

1. Zellstoff wird hergestellt aus der Zellulose von
   a) Fichten-, Kiefern-, Birken-, Buchen- und Pappelholz
   b) Eiche-, Ahorn- und Kirschholz
   c) Teak- und Palisanderholz

2. Vliesstoffe sind
   a) Webstoffe
   b) Strickstoffe
   c) nichtgewebte Faserverbundstoffe

3. Das DIN-Kurzzeichen darf auf der Verpackung von Waren angegeben werden, wenn
   a) eine Ware entsprechend den Vorschriften im Normblatt hergestellt wurde
   b) die Ware bis zu 80% den Vorschriften des Normblattes entspricht
   c) eine Ware in der Bundesrepublik hergestellt wurde und nur hier verkauft wird
   d) keine Antwort ist richtig

4. Die Fadendichte bei genormten Mullbinden und genormtem Mull kann je cm^2 betragen
   a) 8, 17, 20, 26 Fäden
   b) 13, 17, 20, 24, 28, 32 Fäden
   c) 15, 20, 25, 30 Fäden
   d) 17, 20, 24 Fäden

5. Die Meterware Mull ist in folgenden Breiten erhältlich
   a) 80, 100, 120 cm
   b) 60, 75, 90 cm
   c) 50, 100, 150 cm

6. In den Röntgenkontrastmull werden schattengebende Kontrastfäden eingewebt. Diese Fäden sind
   a) blau und enthalten Bariumsulfat
   b) grün und enthalten Zinkoxid
   c) rot und enthalten Argentum
   d) schwarz und enthalten Jod

7. Sterile Kompressen werden benötigt für
   a) die Abdeckung von offenen Wunden
   b) den Transport von sterilen Kanülen
   c) die Reinigung der Haut vor i.v.-Injektionen

8. Verbandkompressen mit „Pulp"-Füllung bestehen aus
   a) einer Mullhülle mit Wattefüllung
   b) einer Kombination von Mull und Zellstoff (wie z.B. Zemuko)
   c) einer Vlies- und Zellstoffhülle mit einer Füllung aus Zellstoff-Flocken
   d) keine Antwort ist richtig

9. Die genormten Mullbinden sind
   a) 2,5 m lang und 2, 4, 6, 8, 10 cm breit
   b) 4,0 m lang und 4, 6, 8, 10, 12, 15 cm breit
   c) 6,0 m lang und 4, 6, 8, 10, 15, 20 cm breit
   d) keine Zahlenreihe stimmt

10. Steifgazebinden sind
    a) Leinenbinden
    b) Synthesefaserbinden
    c) gestärkte schnittkantige Mullbinden
    d) gestärkte Idealbinden

11. Elastische Binden (Idealbinden) brachte E. Bender erstmalig 1897 heraus. Sie sind dehnbar, und zwar
    a) um 50%
    b) um 90%
    c) um 120%
    d) um 150%

12. Die Verbandpäckchen sind genormt. Sie werden
    a) mit Verbandstoffen nach Wahl der Hersteller ausgestattet
    b) nach einem festgelegten Schema hergestellt
    c) nicht nach einem festgelegten Schema hergestellt

13. Zinkoxidkautschukpflaster können
    a) bei Röntgenaufnahmen Schatten werfen
    b) für Röntgenstrahlen durchlässig sein
    c) durch Röntgenstrahlen unbrauchbar werden

14. Verband- und Wundpflaster mit Polyacrylatklebern sind
    a) nicht besonders hautfreundlich, sie geben keine Schatten bei Röntgenaufnahmen
    b) hautfreundlich und geben keine Schatten bei Röntgenaufnahmen
    c) hautfreundlich und geben Schatten bei Röntgenaufnahmen
    d) keine Antwort ist richtig

15. Verbandpflaster dürfen *nicht*
    a) für die Befestigung von Wundauflagen verwendet werden
    b) auf offene Wunden geklebt werden
    c) beschriftet und als Klebestreifenetikett verwendet werden

16. Nichtsterilisierte Wundverbandpflaster sind ausgerüstet mit
    a) einer sterilen Wundauflage
    b) Zellstoff-Mullkompressenstreifen
    c) einer Wundauflage, die ein antiseptisch wirkendes Mittel enthält

17. Die meisten Verbandpflaster erhält man in folgenden Breiten
    a) 3, 5, 7 cm
    b) 2, 4, 6 cm
    c) 1 1/4, 2 1/2, 5 cm
    d) 1, 2,5, 4,5 cm

18. Die unsterile Meterware Wundverbandpflaster wird in folgenden Breiten angeboten
    a) 2, 4, 6, 8 cm
    b) 4, 6, 8 cm
    c) 5, 7,5, 10 cm
    d) 3, 6, 9, 12 cm

19. Als Saugmaterial verwendet man
    a) Polsterwatte, synthetische Watte, Holzwolle
    b) Filz, Schaumstoff, Schaumgummi
    c) Verbandwatte, Zellstoff

20. Als Polstermaterial verwendet man
    a) Verbandwatte, Zellstoff, Rohwolle
    b) entfettete Baumwolle, Zellwolle
    c) Filz, Schaumstoff, Schaumgummi, synthetische Watte, nichtentfettete Watte

21. Die Cramer-Schiene ist eine
    a) Drahtleiterschiene
    b) Beinlagerungsschiene mit 2 Ebenen
    c) Beinlagerungsschiene mit angebauter Fußplatte
    d) Notschiene für die Erste Hilfe

22. Bei der Fingerschiene nach Böhler wird
    a) nur ein Finger bis zum Grundglied ruhiggestellt
    b) das Handgelenk in den Verband eingeschlossen
    c) der Unterarm in den Verband mit einbezogen
    d) keine Antwort ist richtig

23. Verbandstoffe werden sterilisiert im
    a) Heißluftsterilisator
    b) Dampfsterilisator (Autoklav)
    c) beide Geräte können dafür eingesetzt werden

24. Einmalverbandstoffe werden gebrauchsfertig von der Industrie geliefert. Sie können
    a) nur einmal für einen Verband benutzt werden
    b) auch mehrfach für einen Verband benutzt werden
    c) wieder aufbereitet werden

25. Unsteril gewordene, nicht benutzte Einmalverbandstoffe können
    a) im Heißluftsterilisator nachsterilisiert werden
    b) im Autoklaven nachsterilisiert werden
    c) nicht mehr verwendet werden und sollen vernichtet werden

26. Ein Schutz- bzw. Wundverband besteht
    a) nur aus einem Bindenverband
    b) nur aus einem Schlauchverband
    c) nur aus einem Druckverband
    d) aus einer Wundabdeckung und dem Befestigungsmaterial

27. Frische Wunden werden
    a) mit einem Wunddesinfektionsmittel bestrichen
    b) steril verbunden
    c) bis zur Versorgung durch den Arzt offen gelassen

28. Zur Beschleunigung der Wundheilung werden
    a) Wundsalben in die Wunde gestrichen
    b) desinfizierende Puder aufgebracht
    c) nicht klebende Verbände aufgelegt

29. Bei primär heilenden Wunden wird verbunden
    a) alle 4–6 Tage
    b) täglich
    c) nur bei stärkerer Nachblutung

30. Eine sterile Wundabdeckung besteht aus
    a) Zellstoffkompressen
    b) Mullkompressen
    c) Verbandwatte

31. Unter einem Mullschleier versteht man
    a) eine Kopfbedeckung aus Mull für die Op-Schwester
    b) einen besonderen Verband bei Verbrennungen
    c) eine Befestigungsart für Verbände

32. Eine nicht klebende Wundauflage bedeutet
    a) ein besonderes Gewebe, das nicht mit der Wunde verklebt
    b) ein Verband ohne eigenen Kleberand
    c) ein Verband aus Filz

33. Die Wundabdeckung mit Plastikfilm ist möglich
    a) bei allen trockenen Wunden
    b) bei Verbrennungswunden
    c) zum Verschluß von Fistelöffnungen

34. Ein Wundschnellverband ist anwendbar
    a) bei allen Wunden
    b) nur bei Fingerwunden
    c) bei allen trockenen Wunden

35. Wasserdichte Verbandstoffe sind geeignet
    a) zur Dauerbehandlung feuchter Wunden
    b) vorübergehend zur Abdeckung der Wunden vor einem Bad
    c) zum Trockenlegen von Bettnässern

36. Die Abmessungen des genormten rohweißen Dreiecktuches betragen
    a) 150 : 100 : 100 cm
    b) 127 : 100 : 80 cm
    c) 136 : 96 : 96 cm
    d) 100 : 75 : 75 cm

37. Unter „Bindenkopf" versteht man
    a) den vordersten, abgehobenen Teil der gerollten Binde
    b) den noch aufgerollten Teil der Binde
    c) die in Zellglas eingeschlagene Binde

38. Die Binde wird in der Regel so angewickelt, daß der Bindenkopf
    a) zum Patienten zeigt und der Bindenwinkel nicht zu sehen ist
    b) zur Helferin bzw. zum Helfer zeigt und der Bindenwinkel einsehbar ist
    c) mit 2 Kreistouren festgelegt werden kann

39. Wenn ein Verband angelegt werden soll, dann
    a) sitzt oder liegt der Patient und der „Verbinder" steht
    b) sitzt die Helferin bzw. der Helfer, der Patient steht
    c) sitzen beide (Patient und „Verbinder")
    d) gibt es keine bestimmte Sitzordnung

40. Beim „Kreisgang" werden
    a) die Bindentouren immer in derselben Höhe angelegt
    b) die Bindentouren herzwärts verschoben
    c) die Bindentouren fußwärts verschoben

41. Beim „Schraubengang" liegen die einzelnen Bindentouren
    a) übereinander
    b) dachziegelartig aufeinander und decken sich zu 1/2 bis 1/3
    c) kreuzweise übereinander

42. Beim Achtergang werden
    a) sich die einzelnen Touren auch zum Teil nicht decken
    b) die einzelnen Touren nach der Figur einer 8 gewickelt
    c) die einzelnen Touren übereinandergelegt, sie dürfen weder herzwärts noch fußwärts verschoben werden

43. Beim Bindenverband sollen die Bindentouren immer
    a) den bequemsten Weg nehmen
    b) den kürzesten Weg nehmen
    c) den längsten Weg nehmen

44. Ein Bindenverband wird in der Regel
    a) herzwärts gewickelt
    b) fußwärts gewickelt
    c) in Richtung Fingerspitze gewickelt
    d) gewickelt, wie man gerade möchte

45. Ein Desault-Verband wird angelegt
    a) bei einer Unterarmfraktur
    b) bei einer Oberarmfraktur
    c) bei Brustkorbverletzungen

46. Der Unterschenkelkompressionsverband dient
    a) zur Behandlung einer Unterschenkelthrombose
    b) zur Entlastung des Fußes
    c) zur Besserung venöser Rückflußstörungen

47. Beim Anlegen eines Unterschenkelkompressionsverbandes führt man die Binde
    a) von den Zehengrundgelenken über den Knöchel kniewärts
    b) vom Knöchelbereich über die Fußsohle zurück über den Knöchel in Richtung Knie
    c) vom Knie abwärts bis zur Fußsohle

48. Ein gut sitzender Unterschenkelkompressionsverband zeigt sich daran
    a) daß die Zehen weiß werden
    b) daß die Zehen normale Farbe zeigen
    c) daß die Zehen eine leicht bläuliche Verfärbung aufweisen, die beim Umhergehen verschwindet

49. Vor der Anlage eines Unterschenkelkompressionsverbandes soll der Patient
    a) kräftig umherlaufen, um die Durchblutung zu bessern
    b) sein Bein eine Stunde hochlagern
    c) sein Bein in einem Fußbad erwärmen

50. Bei einer Knöcheldistorsion wird ein elastischer Pflasterverband angelegt
    a) im Bereich des Knöchels
    b) vom Vorfuß über den Knöchel bis zur Wade
    c) vom Vorfuß über den Knöchel bis unterhalb des Kniegelenks

51. Für den elastischen Pflasterverband im Knöchelbereich nimmt man
    a) eine 6 cm breite Binde
    b) eine 8–10 cm breite Binde
    c) eine 12–15 cm breite Binde

52. Schlauchverbände können
    a) nur an Extremitäten angelegt werden
    b) nur an Extremitäten und am Kopf angelegt werden
    c) am ganzen Körper angelegt werden

53. Mit Schlauchverbandmaterial kann man
    a) nur Schutzverbände herstellen
    b) Schutz-, Druck- und Stützverbände herstellen
    c) nur Abschnürverbände herstellen

54. Mit Netzverbandmaterial kann man
    a) Wundauflagen befestigen
    b) Druckverbände herstellen
    c) Abschnürverbände herstellen

55. Das Tauchwasser für Gipsbinden soll eine Wärme haben von
    a) 15°
    b) 20°
    c) 25°
    d) 30°
    e) die Temperatur ist uninteressant

56. Die Tauchzeit für fixierte Gipsbinden beträgt bei
    a) 2 m Binden = 2 Sekunden
    b) 2 m Binden = 3 Sekunden
    c) 2 m Binden = 4 Sekunden
    d) 2 m Binden = unbegrenzt

57. Die offene Zeit (Arbeitszeit) beträgt bei fixierten Gipsbinden
    a) 2 – 3 1/2 Minuten
    b) 2 – 6   Minuten
    c) 4 – 10   Minuten
    d) 20–30   Minuten

58. Die Abbindezeit einer fixierten Gipsbinde beträgt
    a) 10—15 Minuten
    b) 20—30 Minuten
    c) 35—50 Minuten
    d) 24—48 Stunden

59. Ein Gipsverband kann erst voll belastet werden, wenn er ganz trocken ist. Die Trockenzeit beträgt
    a) 12—18 Stunden
    b) 15—20 Stunden
    c) 24—48 Stunden
    d) 30—60 Stunden

60. Zum Aufbiegen der Gipsverbandränder benutzt man folgende Instrumente
    a) Entenschnabel
    b) Rabenschnabel
    c) Hebelseitenschneider
    d) oszillierende Säge

61. Eine aus mehreren Lagen Gipsbinden gelegte Schiene nennt man
    a) Schienengips
    b) Lagengips
    c) Gipslonguette
    d) keine Antwort ist richtig

62. Ein Schulter-Arm-Gipsverband (Abduktionsgips) läßt sich am besten anlegen
    a) wenn der Patient steht
    b) wenn er liegt
    c) wenn der Patient in Narkose versetzt wird

63. Beim Abduktionsgips wird der Ellbogen der kranken Seite gehalten
    a) im Winkel von 150°
    b) im Winkel von 30°
    c) im Winkel von 90°

64. Ein Oberarmgipsverband wird angelegt
    a) ohne Polster
    b) mit Polsterung unter dem Schlauchverband
    c) mit Polsterung über dem Schlauchverband

65. Die Longuette für den Oberarmhängegips wird gewählt
    a) 4- bis 6fach
    b) 8- bis 12fach
    c) 16fach

11 Most/Kaiser, Verbandlehre

66. Die dorsale Unterarmgipsschiene wird angelegt
    a) von den Fingergrundgelenken bis zum Ellenbogen
    b) von den Fingermittelgelenken bis zum Ellenbogen
    c) von den Fingergrundgelenken bis zur Unterarmmitte

67. Die dorsale Unterarmgipsschiene wird fixiert
    a) mit elastischen Mullbinden
    b) mit elastischen Pflasterbinden
    c) mit Schlauchverband

68. Ein Oberarmfaustgipsverband wird angelegt
    a) bei Brüchen der Mittelhandknochen
    b) beim Bruch des Kahnbeines
    c) bei Brüchen von Elle und Speiche nahe dem Ellbogengelenk

69. Die Stacksche Schiene dient
    a) zur Behandlung des Strecksehnenausrisses am Finger
    b) zur Lagerung des Beines beim Knöchelbruch
    c) zur Lagerung des Armes beim Speichenbruch

70. Bei der Anlage eines Becken-Bein-Gipsverbandes
    a) steht der Patient
    b) sitzt der Patient
    c) liegt der Patient

71. Im Becken-Bein-Gipsverband sind die Beine gespreizt
    a) symmetrisch um je 40°
    b) symmetrisch um je 20°
    c) auf der kranken Seite 40°, auf der gesunden Seite 20°

72. Bei der Herstellung des Beckengipses wird begonnen
    a) mit dem Beinteil der gesunden Seite
    b) mit dem Beinteil der kranken Seite
    c) mit dem Rumpfteil

73. Beim Beckengips besteht die dorsale Gipslonguette für das kranke Bein
    a) aus 6–8 Lagen
    b) aus 12 Lagen
    c) aus 16 Lagen

74. Ein Oberschenkelgips reicht von
    a) der Gesäßfalte bis zu den Zehenspitzen
    b) von der Gesäßfalte bis zum Knöchel
    c) von der Mitte des Oberschenkels bis zu den Zehenspitzen

75. Die besonderen Gefahrenpunkte eines Unterschenkelgipses liegen in
    a) Druckstellen an der Ferse
    b) Druck auf den Fibularisnerv
    c) Scheuerstellen in der Kniekehle

76. Der Gehabsatz für einen Gehgips wird angebracht
    a) in der Mitte der Fußsohle
    b) nahe der Ferse
    c) in Verlängerung der Unterschenkelachse

77. Metallschienen werden zur Ruhigstellung von Extremitäten benötigt. Bei der Verwendung
    a) müssen sie gepolstert sein
    b) können sie bei Bedarf teilweise gepolstert werden
    c) können sie ungepolstert angewickelt werden

78. Eine Abduktionsschiene kann verwendet werden bei Verletzungen
    a) des Schlüsselbeines
    b) des Schulterblattes
    c) des Oberarmkopfes
    d) des Oberschenkels bei Kindern

79. Auf der Braunschen Schiene liegt
    a) das Bein in Streckstellung
    b) das Bein in halbgebeugter Stellung
    c) der Arm abgewinkelt in Höhe von 90°
    d) keine Antwort ist richtig

80. Bei der Lagerung eines Beines auf einer Metallschiene müssen Zusatzpolster
    a) unter der Kniekehle und dem Achillessehnenansatz liegen
    b) nur unter der Kniekehle liegen
    c) nur unter dem Achillessehnenansatz liegen
    d) überhaupt nicht verwendet werden

81. Metall- und Schaumstoffschienen sind
    a) sterilisierbar im Heißluftsterilisator
    b) sterilisierbar im Dampfsterilisator
    c) nicht sterilisierbar, weil sie dann verformt werden
    d) nur abwaschbar

82. Die Stumpfextension nach Amputationen wird angelegt
    a) um den Amputationsstumpf zu verlängern
    b) um das Zurückziehen der Muskulatur zu verhindern
    c) um Schmerzen zu lindern

83. Die Stumpfextension nach Amputationen wird hergestellt
    a) durch einen aufgeklebten Schlauchverband
    b) durch Pflasterstreifen
    c) durch eine Drahtextension

84. Der Rucksackverband besteht in der Anlage
    a) eines breitflächigen Pflasterverbandes
    b) eines besonderen Bindenverbandes
    c) eines mit Watte gefüllten Schlauchverbandes

85. Der Rucksackverband wird angelegt
    a) bei der Oberarmkopffraktur
    b) beim Schulterblattbruch
    c) beim Schlüsselbeinbruch

86. Die Verknotung des Rucksackverbandes liegt
    a) auf dem Brustbein
    b) auf dem Rücken
    c) in der rechten Achselhöhle

87. Bei einer Blutsperre am Oberarm wird die Manschette aufgepumpt
    a) etwas über den höchsten Blutdruckwert
    b) auf 300 mm Quecksilbersäule
    c) auf 600 mm Quecksilbersäule

88. Wenn ein Patient über Schmerzen unter dem Gipsverband klagt
    a) lagert man die Extremität mit dem Gips hoch
    b) gibt man schmerzstillende und abschwellende Medikamente
    c) öffnet oder entfernt man den Gips

89. Kribbelnde Gefühle im Fuß nach der Anlage eines Oberschenkelgipses bedeuten
    a) Gipskrümel an der Fußsohle
    b) Kühleffekte durch den nassen Gips
    c) Durchblutungsstörungen oder Druck auf Nerven

90. Wenn Sie alle Fragen richtig beantwortet haben, bedeutet das
    a) daß sie richtig geraten haben
    b) daß sie fleißig gelernt haben
    c) daß sie in der Auflösung vorzeitig nachgesehen haben

Lösungen der Fragen

1	a	31	c	61	c
2	c	32	a	62	a
3	a	33	a	63	c
4	d	34	c	64	c
5	a	35	b	65	b
6	a	36	c	66	a
7	a	37	b	67	a
8	c	38	b	68	b
9	b	39	a	69	a
10	c	40	a	70	c
11	b	41	b	71	b
12	b	42	b	72	c
13	a	43	b	73	b
14	b	44	a	74	a
15	b	45	b	75	b
16	c	46	c	76	c
17	c	47	a	77	a
18	b	48	c	78	c
19	c	49	b	79	b
20	c	50	b	80	a
21	a	51	b	81	b
22	b	52	c	82	b
23	b	53	b	83	a
24	a	54	a	84	c
25	b	55	b	85	c
26	d	56	a	86	b
27	b	57	a	87	b
28	c	58	b	88	c
29	a	59	c	89	c
30	b	60	b	90	a

Literatur

Bimler, R.: Bewegungstherapie und frühfunktionelle Frakturbehandlung der unteren Extremität. Limburg 1970

Blount, W.: Knochenbrüche bei Kindern. Thieme, Stuttgart 1957

Böhler, L.: Verbandlehre für Schwestern, Helfer, Studenten und Ärzte, 2. Aufl. Maudrich, Wien 1971

Compere, E.L., S.W. Banks, Cl.L. Compere: Frakturenbehandlung. Thieme, Stuttgart 1966

DIN-Normblätter. Beuth, Berlin

DIN Taschenbuch 101, Medizin 2: Normen über Erste Hilfe, Verbandstoffe, Krankenhauswesen, Infusion, Injektion, Laboratoriumsmedizin, Hämatologie, hrsg. von DIN Deutsches Institut für Normung e.V. Beuth, Berlin 1976

von Esmarch, F.: Die erste Hülfe bei plötzlichen Unglücksfällen. Ein Leitfaden für Samariter-Schulen in sechs Vorträgen. Vogel, Leipzig 1893

Eufinger, H.: Die Chirurgie, ihre Kliniken und Lehrer an der Christian-Albrechts-Universität zu Kiel. Hirt, Kiel 1954

Eufinger, H.: Kleine Chirurgie, 4. Aufl. Urban & Schwarzenberg, München 1969

Fuchs, F.: Die Helferin des Chirurgen, 11. Aufl. Thieme, Stuttgart 1972; 12. Aufl. 1974

Härter, R., K. Fawer: Praxis der Gipstechnik, hrsg. von O. Wicki. Thieme, Stuttgart 1977

Hellner, H., R. Nissen, K. Voßschulte: Lehrbuch der Chirurgie, 6. Aufl. Thieme, Stuttgart 1970

von Hofmeister, F.: Verbandtechnik, 5. Aufl. Urban & Schwarzenberg, München 1940

Jaeger, F.: Verbandlehre, 12. Aufl. VEB Barth, Leipzig 1960

Jancke, E., H. Stowasser: Leitfaden der Verbandstoffkunde. Hundt, Hattingen 1962

Kaiser, N., M. Knörig: Erste Hilfe. Verbände. 2. Aufl. Ehrenwirth, München 1978

Köhnlein, H.-E., S. Weller, W. Vogel, J. Nobel: Erste Hilfe. 3. Aufl. Thieme, Stuttgart 1972; 4. Aufl. 1975

Knörig, M.: Fehler in der Verbandtechnik mit entsprechenden Hinweisen. Krankendienst 39 (1966) 281–284

Krömer, H.: Erfahrungen mit einem Merkblatt bei Gipsverbänden. Chirurg 4 (1976) 250–251

Lange, M.: Orthopädisch-chirurgische Operationslehre, 2. Aufl. Bergmann, München 1962

Lawin, P.: Praxis der Intensivbehandlung. Thieme, Stuttgart 1970; 3. Aufl. 1975

Moberg, E.: Dringliche Handchirurgie. 3. Aufl. Thieme, Stuttgart 1972

Most, E.: Verbandlehre. In: Das gesunde und das kranke Kind, 11. Aufl., hrsg. von W. Catel, F.H. Dost, W. Kübler, J. Oehme. Thieme, Stuttgart 1977

Plšek, J.: Elastoplast in der Sportchirurgie. Beiersdorf, Hamburg 1970

Reifferscheid, M.: Chirurgie, 2. Aufl. Thieme, Stuttgart 1972; 3. Aufl. 1974

Riedel, E.: Verbandstoff-Fibel. Deutscher Apotheker-Verlag, Stuttgart 1975

Schoberth, H.: Funktionelle Verbände, 2. Aufl. Beiersdorf, Hamburg 1976

Schwaiger, M., G. Rodeck, I. Staib: Kurzes Lehrbuch der Allgemeinen Chirurgie. Thieme, Stuttgart 1969

Stenger, E.: Verbandlehre. Urban & Schwarzenberg, München 1969

Steudel, J.: Der Verbandstoff in der Geschichte der Medizin. Jubiläumsschrift der Firma Dr. Degen & Kuth, Düren

Technische Lieferbedingungen. Bundesamt für Wehrtechnik und Beschaffung, Koblenz

Wanke, R., R. Maatz, H. Junge, W. Lentz: Knochenbrüche und Verrenkungen. Urban & Schwarzenberg, München 1962

ZDv 49/23: Verbandlehre (Lehrschrift), hrsg. vom Bundesministerium f. Verteidigung. Mitter, Frankfurt/M.

Cellona-Almanach, 4. Aufl. (Nachdruck). Lohmann KG, Fahr am Rhein 1970

Elastofix Netzverbände. Beiersdorf AG, Hamburg 1975

Pflaster. Herstellung, Eigenschaften, Indikationen. Beiersdorf AG, Hamburg 1970

Pflaster, Verbandmittel, Einmalartikel. Herstellung, Eigenschaften, Indikationen. Beiersdorf AG, Hamburg 1974

Plastrona-Fibel. Hartmann AG, Heidenheim/Brenz 1972

Stülpa-Fibel. Hartmann AG, Heidenheim/Brenz 1972

Stütz- und Entlastungsverbände, 2. Aufl. Lohmann KG, Fahr am Rhein 1964

tg, ein fortschrittlicher Spezialverbandstoff, eine moderne Verbandtechnik, 3. Aufl. Lohmann KG, Fahr am Rhein

Sachverzeichnis

A
Abbindung 268
ABC-Pflaster 42
Abduktionsgips 155
− Breitlonguette 158
− Winkelstellung 156
Abduktionsschiene 51 f, 202 f
Abnahme der Verbände 297 ff
Abschnürverband 65
Achselhöhlenverband 127 ff
Achtergang 84, 86
Acrylastic 26
Adaptic 19
Allzwecktücher 17
Aluminium 16
Aluminiumband 49
Aluminiumfolie 252
Amputationszugverband 222
Anus praeter, Verschluß 269 ff
Applikator 43, 106 ff
Armschienenverband 117, 201
Armtragetuch 77
Armverband 114
Artiflex 45
ASCHE Verband 95
Aufschneideschiene 153
Augenverband 90 ff
− doppelseitiger 92 f
− einseitiger 91
Augenwatte 44
Ausmodellieren, Becken-Bein-gips 177
− Fußgips 183
− Gipshülse 188
− Oberschenkelgips 181
− Unterschenkelgips 182
Außenkompresse 15
Autosana 48
Autosana-Kompressen 47

B
Badegips 149
Ballonkatheter 276 f
Band-Aid-Butterfly 41
Baumwolle 3
Becken-Bein-Gips 172 ff

Beckenbänkchen 173
Beckenkompressionsverband 224, 246
Befestigung, Blasenkatheter 276 ff
− Drain 274 ff
− Venenkatheter 280 ff
Beinlagerungsschiene 51
Beinschiene 203
− Polsterung 199
Bewegungsschienen 207
Bindanetz 44
Binde 19
− elastische 22
Bindenabschluß 81
Bindenverband 80 ff
− Grundformen 84 ff
Bindenwickelmaschine 82 f
Bindoplast 26
Biplatrix 29
Blankoplast 39
Blasenkatheter, Befestigung 276 ff
Blätterteig 146
Blenderm 39
Blutleere 267 ff, 296
Blutsperre 268
bmp-Universalbinde 23
Böhler-Schiene 50, 54, 203
Bonline 17
Brandwundentuch 35
Branolind 19
Braunsche Schiene 53, 203 f, 292
Breitlonguette, Abduktionsgips 158
− Gipskorsett 197
Brückengips 189
Brustverband 78

C
Cambric Binde 22
Capsiplast 42
Cellamin 30
Cellona 29
Cellona-Creme 31
Chemiefaser 5
Clauden 21
Comprilastic 25
Cornina Hornhautpflaster 42
Cornina Hühneraugenpflaster 42
Cramer-Schiene 51, 294

Crutchfield-Klammer 226
Cura-Tüll 19
Curaplast 41
Curapont 41
Curatest 42
Cutiplast 41

D

Dachziegelverband 256
Dalzofoam 47
Daumenverband 88
Dekubitus 255 f
Dermicel 39
Dermiclear 39
Dermilite 39
Desault-Verband 94, 132 ff
Desinfektionsmittel 66
Diakon 25
DIN-Kurzzeichen 8
Drahtextension 289 ff
– Bohrstellen 230
– Bügel 229
– Zubehör 229
Drahtleiterschiene 51
Drain, Befestigung 274 ff
Dreiecktuch 76, 286
Druckverband 65
Duka-Zellstoffmullkompressen 14
Durapore 39
Durelast 25

E

Einmalpolster 47, 199
Einmalverbandstoff 64
Einstreu-Gipsbinde 29
Elastofix 44
Elastomull 20
Elastoplast 26
Ellenbogenverband 140
Elodur 25
Eloflex 25
von Esmarch 32
Extension, Draht 229
Extensionstisch 172
Extraplast 26

F

Fächerverband 84
Fadendichte 9
Faserverbundstoffe 6
Faustgips 168

Fäustling 118
Faustverband 265
Fensterödem 190
Fensterverband 67
Fersenkissen 206
Fertigverband 70
Feuchte Verbände 251
Fil-Zellin 14
Filz 70, 147
Finger-Netzverband 138 f
Fingerextension 228
Fingergips 170
Fingerlinge 117
Fingerschiene nach Kienle 50
Fingerschienenverband 200
Fingersteife 265
Fingertütenverband 266
Fingerverband 88 f
First-Aid-Schnellbandage 206
Fixierbinde 20
Fixomull 39 f
Flachs 3
Folie 252
Fucidine-Gaze 19
Fuß-Netzverband 140 f
Fußgips 183
Fußverband 119

G

Gamaschenzugverband 223
Gazofix 21
Gehabsätze 185
Gehgips 185
Gehrollen 185
Gehstollen 185
Gesichtsmaske 127
Gestrick 11
Gips, gebrannter 27
Gips-Kunstharzbinde 30
Gipsbett 191
Gipsbinde 27 ff
– Abbindezeit 146
– fixierte 29
– Frühbelastbarkeit 147
– Tauchwassertemperatur 144
– Tauchzeit 145
– Trockenzeit 147
Gipsbohrer 151
Gipsbrei 151
Gipshülse 187

Gipsinstrumente 149 ff
Gipskorsett 193 ff
Gipslack 31
Gipsschale 190
Gipsschere 151
Gipsschuh 182
Gipsstanze 151
Gipstechnik 144 ff
Gipsverband 31
- Allgemeines 143
- Becken-Bein-Gips 172 ff
- Brückengips 189
- bei Fingerbruch 170
- Fußgips 183
- Gehgips 185
- Gipshülse
- Gipsschuh 182
- Hals 153
- Kahnbeinbruch 167
- Knüppelgips 188
- Mittelhandbruch 168
- Oberarm 159, 160, 162
- Oberschenkel 180
- Polsterpunkte 148
- Tragezeiten 144
- U-Schiene 184
- Unterarm 163 f
- Unterschenkel 182
- zirkulärer 152
- - aufgeschnittener 152
Gittertüll 18, 71
Glisson-Schlinge 226
Gummifadenbinde 23

H
Haftelast 21
Halsgips 153
Halskrawatte 260
Hand, Bindenverband 86
- Netzverband 139
- Tuchverband 78 f
Handschuhe 112
Hansamed 41
Hansaplast 40
Hansapor steril 41
Hartmannplast 39
Hauttransplantation 252 f
Heftpflasterextension 213
Heilaplast 40
Heilpflaster 42

Hexelite 30, 143
H_2O_2-Lösung 297
Hobelspanverband 84
Hornhautpflaster 42
Höschenverband 134 ff
Hospitalismus 297
Hüftverband 141
Hühneraugenpflaster 42

I
Idealbinde 22
Idealplast 26
Ileostomie 269
Ileostomiebeutel 273
Imprägnierung 31
Infusionsschutzschiene 201 f

J
Jodoform 21
Jodoform-Gaze 19
Johnson's Verbandkompresse 14

K
Kahnbeinbruch 167
Karaya-Ring 270, 272
Kinnschleuder 125 f
Kissentupfer 56
Klebefolie 252
Klettenmanschette 247
Knochenbruchbehandlung, Ruhigstellung 144
Knüppelgips 188
Kolostomie 269
Kolostomiebeutel 270 f
- Entfernung 272
Kompresse 12 ff, 67
- feuchte 58
- Herstellung 58
- metallisierte 16
- sterilisierte 15
Kompressionsbinde, Sterilisation 61 f
Kompressionsverband, Hochlagerung 101
- Knie 100
- lokaler 98, 100
- Unterschenkel 96
Komprevit 15
Komprex 46, 48
Kopfextension 226 ff
Kopfmütze 89 f

Sachverzeichnis

Kopfverband 89, 120 ff
– Fertigware 112
Kornährenverband 86
Kosmoplast 40
Kragen-Manschetten-Verband 263 f
Kreisgang 84
Kreuzgang 84
Kunstharzverband 30, 143
Kunststoffemulsion 31

L

Lastobind 25
Lastocomp 48
Lastodur 25
Lastotel 20
Latexemulsion 20
Latexschaum 51
Lein 3
Leukoclip 41
Leukoclip porös 41
Leukofix 39
Leukoflex 39
Leukoplast 37, 39
Leukopor 39
Leukosilk 39
Leukotest aus Leukosil 42
Light Cast 30
Litex 14
Lochstabgeräte 236 f
Lohmann Dauerbinde 25
Lohmann Gelenkverband 25
Lohmann Verbandkompressen 14
Lomafix 39
Longuetten 145, 153

M

Mädchenfänger 228
Magenfenster 178, 196
Mammaverband 129 ff
Medic-Armfessel 247
Mefix 39 f
Mehrfingerverband 113
Mercurochrom 274
Merkblatt nach Gipsanlage 299
Mesoft Sterile Schlitzkompressen 18
Metalline 16
Metalline Drainkompresse 18
Metalline Tracheokompresse 18
Metallinetücher 252
Micropore 39
Mitella s. Armtragetuch 77
Mitra Hippokratis s. Kopfmütze

Mittelhandbruch 168
Molinea 17
Mollelast 20
Moltopren 47
Mullbinde 19
Mullkompresse 67
Mullschleier, selbstklebender 70
Mulltupfer 56

N

Nabelbinde 20, 23
Nabelbruchpflaster 41, 256 ff, 295
Nackenverband 93
– großer 124 f
– kleiner 122 f
Neofract 30
Netzverband 44, 136
Netzverbandstoffe, handelsübliche 137
Neugeborenes, Oberarmfraktur 264 f
Nobecutan 72, 274
Novalind 17
Novex 31
Nylon 6, 15

O

Oberarmgips 159
– Bewegungsübung 162
– Verstärkung 160
Oberarmhängegips 161
Oberschenkelextension, Draht 229
– vertikale 214
Oberschenkelgips 180
Ohrenverband 93
– einseitiger 124
OP-Kompressen 10
Ortopedia-Fingerschiene 50

P

PAD-Kompressen 14
Panelast 26
Papyrus Ebers 1
Pehalast 20
Perlon 6, 15
Pflaster 37 ff
– breitflächiges 40
– gestrichene 37
Pflasterbinde, elastische 24, 26 f
– längselastische 24
– längs-querelastische 26 f
– querelastische 24
Pflasterverband, elastischer 101

Plastikbandage 206
Plastikfilm 71
Plastrona 29
Plastrona-superschnell 29
Platrix 29
Polsterfilz 45 f
Polsterpunkte bei Gipsverbänden 148
Polsterwatte 44, 147, 198
− synthetische 45
Polyacrylkleber 39
Polyamid 6, 15
Polyplast 39
Porelast 26
Porodress 26
Porofix 37, 39
Porofix-Klammerpflaster 41
Poroplast 40
Porotest 42
Präpariertupfer 56, 58
Puder 66
Pulp 15
Pur-Zellin 56

Q
Quengelverband 226

R
Rabenschnabel 149
Rahmenverband 67
Rauchfuß-Schwebe 245
Regal 14, 17
Rhena Varidress 25
Rheumapflaster 42
Ring, festsitzender, Entfernung 284
Rohbaumwolle, Verarbeitung 4
Rolta 45
Rondoflex 20
Röntgenkontrastfäden 10
Roselastic 23
Rosidalbinde 25
Rucksackverband 261 ff
Ruhigstellung bei Knochenbruchbehandlung 144
Rumpfverband 136

S
Salbe 66
Samariterschule 32
Sandsäcke 204

Saniplast 26, 39 f
Saugmaterial 44
Schädeldachverband 89
Schanz-Krawatte 260
Scharpie 1
Schaumgummi 46
Schaumgummi-/Schaumstoffschienen 51
Schaumgummischiene 205
Schaumstoff 47
Schaumstoffpolster 198 f
Schaumstoffschiene 205
Schiene 49
Schienenverband 198
Schildkrötenverband 84, 87
Schlangengang 84
Schlauchgaze 21
Schlauchmull 43
Schlauchverband 43, 106 ff
− Abnahme 113
− Anlegen 107
− Befestigung 111
− Drehen 107, 109
− Fertigware 117
− Schließen 107, 110
− Spannen 107, 109
− Verankerung 107, 110
Schlauchverbandsstoffe, handelsübliche 115
Schlauchzugverband 216
Schleuderverband 93
Schlingtupfer 56
Schlitzkompresse 17 f
Schnellbandage, aufblasbare 205
Schnittkante 21
Schraubengang 84
Schuherhöhung 185
Schulter-Arm-Gips 155
− Winkelstellung 156
Schultze-Schiene 203
Schusterspäne 189
Schutzkissen 206
Schutzverband 65
Secutex 20
Segeltuch 40
Segufix-Bandagen 248
Serpentinengang 84
Silberfolie 252
Silkafix 39
Sofnet 14
Sofratüll 19

Sachverzeichnis

Solvaline 16
Sorbacel 19
Spiralgang 84
Spreizbrettchen 214
Spreizer 151
Spreizvorrichtung 217
Stabilisierungsrahmen 205
Stack-Schiene 172
Stahlwolle 253
Stärkebinde 21
Steifgazebinde 21
Sterilisation 51 ff
Steri Strip 41
Still-Zellin 14
Stomahesive-Adhäsionsverband 217
Streckverband 40, 212
– nach Amputation 222
– Finger 228
– Kopf 226 ff
– Oberschenkel 214, 299
– Heftpflaster 213
– Schlauchzugverband 216
Streifenverband 67
Strips 73
Stülpa 43
Stumpfextension 222
Stützverband 65
Surgifix 44
Synthesefaser-Vliesstoff 14

T

Tabotamp 19
Tamponade 21, 60
Telatrast 10
Testpflaster 42
– aus Leukoplast 42
tg 43
tg-fix Netzverband 44
Transelast 20
Transpore 39
Traumaplast 40
Tricofix 43
Tricoplast 26
Tricotschlauchbinde 22
tubegauz 43
Tubinette 43
Tubiton 43
Tuchverband 78
Tulle-Gras-Lumière 19
Tupfer, Herstellung 55 ff

U

U-Schiene 184
Ulcovarin 31
Umschlagtour 84
Uniflex 23
Unterarm-Fingergipsschiene 164
Unterarmgipsschiene, dorsale 163
– volare 164

V

Varicex 31
Varix 31
Vaseline 19
Venenkatheter, Befestigung 280 ff
Verband, Abnahme 297 f
– Dekubitus 255 f
– feuchte 251
– Fingersteife 265
– Hauttransplantation 252 f
– Oberarmfraktur, Neugeborenes 264 f
– Verbrennung 251 f
– Wundruptur 253 f
Verbandklammer 81 f
Verbandknoten 77
Verbandmulll 10
Verbandpäckchen 32 ff, 67
– Bundeswehr 36
Verbandpflaster 38 ff
Verbandstoffe, DIN-Normen 9
– nichtklebende 71
– sterilisierte 12
– wasserdichte 74
– wundfreundliche 12
Verbandstoffsterilisation 61 ff
Verbandstofftrommel 61
Verbandtechnik, Fehler 283 ff
– – Achsenstellung 290
– – Allgemeines 283
– – Bewegungsschiene 295
– – Bindenverbände 286
– – Blutleere 296
– – Braunsche Schiene 292
– – Cramer-Schiene 294
– – Dreiecktuch 286
– – Extensionen 295
– – Gipsverbände 288 ff
– – Nabelpflaster 295
– – Pflaster 287
– – Schlauchverband 287

Verbandtechnik, Fehler, Volkmann-Schiene 294
– – Wundabdeckung 285
– Selbstprüfung 302
Verbandwechsel 67
Verbandzellstoff 44
Verbrennung 251 f
Vioform 21
Viscotex 14, 17
Vliesstoff 6
– metallisierter 16
Volkmann-Schiene 53, 203 f, 294

W

Wasserdichte Verbandstoffe 74
Wasserstoffsuperoxid 297
Watte, geleimte 45
Watteträger 59
Wiener Watte 45
Wundabdeckung, Desinfektionsmittel 66
– Fehler 285
– feuchte 66
– Gittertüll 71
– mit Kompression 67
– Mullkompressen 67
– nicht klebende 71
– Plastikfilm 71
– Puder 66
– Salben 66
– Wechsel 67
– Zellstoffmullkompressen 71
Wundabdeckungsbefestigung, Fensterverband 67
– Mullschleier 69
– Rahmenverband 67
– Streifenverband 67
Wundauflage 11
– antiseptisch imprägnierte 40
– Herstellung 55 ff
– zentrale 40

Wundheilung, primäre 66
– sekundäre 66
Wundinfektion 67
Wundnahtpflaster 41
Wundruptur, Verband 253 f
Wundschnellverband 38, 72
– elastischer 72
– Strips 73
Wundtextil, atraumatisches 16
Wundverband 40 f, 65
Wundverschluß, nahtloser 75

Z

Zehenverband 89
Zehenzugverband 228
Zelletten 56
Zellstoff 5
Zellstoffflocken 15
Zellstoffmullkompresse 13, 71
Zellstofftupfer 55
Zellulose 5
Zemuko 14
Zetuvit 15
Zevelko 15
Zinkleim 31 f
Zinkleimverband 249
Zinkoxid 31
Zinkoxidkautschukpflaster 37 f
Zinkpaste 274
Zugverbände 212
– nach Amputation 222
– Finger 228
– Gamaschen 223
– Schlauch 216
– Zehen 228
Zusatzpolster 49, 200
Zwangsverband, immobilisierender 247 f

Firmenverzeichnis

1 Arthros, Wiesbaden
2 Beiersdorf AG, Hamburg
3 Blank KG, Bonn
4 B. Braun, Melsungen
5 Camelia Chemische Union, Nürnberg
6 Continental Pharma, Kleve
7 Deutsche Abbott, Ingelheim/Rhein
8 Dr. Degen & Kuth, Düren
9 Drägerwerk AG, Lübeck
10 Ethicon GmbH, Hamburg
11 Hageda AG, Köln
12 Hartmann AG, Heidenheim/Brenz
13 Hefa-Frenon GmbH, Werne
14 Internationale Verbandstoff-Fabrik Schaffhausen, Neuhausen am Rheinfall/Schweiz
15 Johnson & Johnson GmbH, Norderstedt
16 Dr. Paul Koch KG, Neuffen
17 Kreussler & Co, GmbH, Wiesbaden
18 Löwens Pharma, Düsseldorf
19 Lohmann GmbH & Co, KG, Neuwied
20 Lux-Plastik, Murnau
21 Medic-Eschmann, Hamburg
22 Medimex, Hamburg
23 3M Deutschland GmbH, Neuss
24 Mölnlycke GmbH, Düsseldorf
25 Franz Müller, Engelskirchen
26 Ortopedia GmbH, Kiel
27 Pfau-Wanfried GmbH, Melsungen
28 Röhm & Haas, Darmstadt
29 Roussel GmbH, Frankfurt (jetzt: ALBERT-ROUSSEL, WIESBADEN)
30 Sander GmbH, München
31 Ernst Schultze GmbH, Hanau
32 F. u. W. Schumacher, Krefeld
33 Sterimed GmbH, Saarbrücken
34 W.J. Teufel, Stuttgart
35 Vorwerk & Sohn GmbH u. Co., KG, Wuppertal-Barmen
36 Dr. Wüsthoff & Co., Wermelskirchen

Praxis der Gipstechnik

Von R. Härter, Herisau/Schweiz und K. Fawer, Zürich/Schweiz

*Ein Leitfaden „aus der Praxis für die Praxis"
mit 208 mehrfarbigen Abbildungen.*

Herausgegeben von Dr. O. Wicki
Wolhusen/Schweiz

1977. 160 Seiten, 237 Abbildungen
davon 208 mehrfarbig, 15,5×29 cm
Plastikeffektheftung DM 39,80
ISBN 3 13 545601 3

Inhaltsverzeichnis:

*Allgemeiner Teil:
Material und Verarbeitung*

Gipszimmereinrichtungen: Allgemein-Praktiker, Allgemein-Spital, Orthopädische Spezialklinik, Gipswagen
Instrumente
Abdeck- und Polstermaterialien: Abdeckmaterialien, Hautschutzmaterialien, Polstermaterialien, Wundverband-Materialien
Ergänzungsmaterialien: Verstärkungsmaterial, Ringe und Haken, Absätze, Schuhe und Bügel
Gipsbinden: Rohstoff, Arten und Abmessungen, Aufbewahrung, Anwendung
Allgemeine Gipstechnik: Ausdehnung der Gipsfixation, Lagerung zum Gipsen, Hautschutz- und Polstertechnik, Wundverband, Beanspruchung des Gipsverbandes, Konstruktion der Gipsfixation, Fehler beim Gipsen
Lagerung und Beobachtung des Patienten im Gips: Lagerung, Beobachtung, Sicherheitsmaßnahmen
Korrektur und Entfernung des Gipsverbandes

*Spezieller Teil:
Extremitätengipse*

Obere Extremität
Unterarm-Fixationen: Finger-Hand-Schiene, Vorderarmschiene, Radiusschiene, Faustgips
Oberarm-Fixationen: Gepolsterter offener Oberarmgips, Ungepolsterter offener Oberarmgips, Zirkulärer Oberarmgips, Hängegips, Thorax-Abduktionsgips
Untere Extremität
Unterschenkel-Fixationen: Gepolsterter offener Unterschenkelgips, Gespaltener Liegegips, Geschlossener Unterschenkelgips, Calcaneusgips
Oberschenkel-Fixationen: Primär offener Oberschenkelgips, Geschlossener Oberschenkelgips, Kniehülse und Zinkleimverband
Gehgips: Gipsschuh, Befestigen von Gehflächen, Überhöhungsmaß
Spezialgipse: Sarmiento-Gips

*Spezieller Teil:
Orthopädische Gipse*

Orthopädische Gipse an den Extremitäten: Redressionsgipse, Brettchengips, Gipsstiefel und Halluxschiene
Thorax-Fixationen: 3-Punkte-Gips, Aufrichtegips, Gipsmieder, EDF-Korsett, Gipsliegeschale
Beckenbeingipse: Beckenbeingips, Gipshose
Kopf-Fixationen: Gipskragen

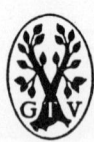

Georg Thieme Verlag Stuttgart